张永杰杂病临证心悟

主 编　张永杰　谢毅强　程亚伟

科 学 出 版 社

北 京

内 容 简 介

本书汇集了张永杰教授在临床、科研、教学等领域取得的成绩，阐发了其临证遣方用药的独到之处，展现了其辨证论治的深厚造诣和创意精华。全书内容分为上、中、下三篇：上篇总结了名医成才之路；中篇收集并总结了临证验案，包括杂病验案和经方应用；下篇汇集了十篇学术报告。全书内容集中体现了张永杰教授临证学术思想，可启发读者中医临床思维，诸多论点和见解亦可拓展临床诊治思路，是一部可提高中医临床水平的著作。

本书可供中医药临床医生及科研工作者阅读参考。

图书在版编目（CIP）数据

张永杰杂病临证心悟 / 张永杰，谢毅强，程亚伟主编.—北京：科学出版社，2022.3
ISBN 978-7-03-068046-4

Ⅰ. ①张…　Ⅱ. ①张…　②谢…　③程…　Ⅲ. ①内科杂病-中医临床-经验-中国-现代　Ⅳ. ①R25

中国版本图书馆 CIP 数据核字（2021）第 025362 号

责任编辑：郭海燕　孙　曼 / 责任校对：王晓茜
责任印制：徐晓晨 / 封面设计：蓝正设计

科 学 出 版 社 出版
北京东黄城根北街 16 号
邮政编码：100717
http://www.sciencep.com
北京中科印刷有限公司 印刷
科学出版社发行　各地新华书店经销
*
2022 年 3 月第 一 版　开本：787×1092　1/16
2022 年 3 月第一次印刷　印张：16 1/4
字数：426 000
定价：98.00 元
（如有印装质量问题，我社负责调换）

《张永杰杂病临证心悟》
编 委 会

序　言

    中医学是一门实践性、经验性很强的学科。中医医案是临床医师思维活动、辨证论治过程的记录，是灵活运用理论指导实践的真实写照，是医疗实践的结晶。学习医案，能够深层次认识中医理论对临证的指导作用；学习医案，能够深层次认知中医病证的演变规律；学习名家医案，能够学习名医综合运用理、法、方、药的诊疗经验与临证思辨特点，启迪思路，开阔视野，快速提高临床诊疗水平。近代名医大家秦伯未在《清代名医医案精华》自序中说："夫医案者皆根据病理，而治疗之成绩，亦中医价值之真凭实据也。"

    海南老友张永杰教授，全国名中医，国务院政府特殊津贴专家，全国老中医药专家学术经验继承工作指导老师，海南中医药界代表性名医，是海南省中医药及卫生科技领域中具有很高声望和影响力的学术带头人。《张永杰杂病临证心悟》一书，汇集了张永杰教授在临床、科研、教学、药物研究等多个领域取得的突出成绩，阐发了他处方用药的独到之处，展现了其辨证论治的造诣水平和创意精华。该书既是一部临证的实录，也可作为独特的临证教材，能启发中医的临床思维，训练辨证论治的能力，尤其是很多独到的论点和见解，给人启迪。该书是汇集当代名老中医临证思维的一笔宝贵财富，是拓展临证诊治思路、提高中医临床水平的参考书，适合各级中医业者阅读参考。

    没有涓涓细流，何来滚滚江河？地方代表性医家经验的整理和研究，是中医学术研究的重要部分。感谢张永杰教授为此所做出的不懈努力，欣慰之余，爰以为序。

山西中医药大学

王世民　庚子年夏

目　　录

上篇　名医成才之路

张永杰，主任中医师，教授，首届全国名中医，国务院政府特殊津贴专家，海南省有突出贡献优秀专家，全国老中医药专家学术经验继承工作指导老师，广州中医药大学硕士研究生导师；中华中医药学会常务理事，海南省中医药学会常务副会长，海南省委、省政府直接联系重点专家等；先后获"中国首届百名杰出青年中医"、"全国中青年医学科技之星"、"海南省最具社会价值十大杰出医疗卫生专业技术人才"、"中国医师奖"、首届"全国名中医"、海南省"十佳好医护"、"中国好医生"等称号或奖项。

张永杰从事中医药临床与科研工作 40 余年，擅长运用中西医结合辨证与辨病方法治疗内科多种疑难病证，尤其对冠心病、心律失常、病毒性心肌炎、高血压病、糖尿病及其并发症、急慢性支气管炎、风湿性疾病、痛风，以及神经内分泌失调、亚健康综合征等多种疑难杂证的治疗与调理具有丰富的临床经验，疗效显著。

张永杰在临床、科研、教学、药物研究等多个领域取得突出业绩，近年来主持完成省部级科研立项课题 5 项，获卫生部（现为国家卫生健康委员会）及国家中医药管理局科学技术进步奖各 1 项，获省部级科学技术进步奖 4 项，主持完成中药新药及保健食品研发项目 20 余项。以第一作者或独著在国家核心期刊及统计源期刊发表学术论文 65 篇，曾 6 次获全国中医药优秀期刊优秀论文一等奖、二等奖。出版专著 3 部。多次担任国家和省内各类评审工作专家组组长或评委，是海南省中医药及医学卫生科技领域具有很高声望和影响力的学术带头人。

1. 初入杏林，崭露头角

张永杰，祖籍山东省海阳市，出生于书香世家，从小身受古典文化熏陶，习经史，学诗文。1977 年国家恢复高考，他以优异的成绩考入山东中医学院（现山东中医药大学），从此开始了从医的漫漫长路，并于 1985 年攻读心血管专业研究生。师从名医，研习经典，博览众书，为今后临床科研工作打下了坚实的基础。

1988 年张永杰获医学硕士学位，在青海省中医院从事临床与科研工作，任青海省中医药研究所所长。其长期担任省级药物研究所所长和国家药物临床试验基地负责人，凭着多年对药物药性的探究，谙熟各种药物的特性和药理。医药兼通，临床与科研并茂。青海地处世界屋脊青藏高原地带，由于高原的大气压和氧分压降低，空气稀薄，气候寒冷干燥，日温差大，紫外线辐射强等因素综合作用于人体，使之发生一系列复杂的适应性或代偿性变化，高原肺病、脑病、心脏病等各种急性慢性高原病多发，中医药对于治疗由此引发的各类急慢性高原病，有其独特的疗法和疗效。同时青海地处青藏高原，受地理环境和生态环境的影响，有着丰富的中药、藏药资源，冬虫夏草、麝香、大黄、川贝母、红景天等药用植物、动物和矿物共 2000 余种，且具有无污染、无毒害、有效成分含量高等特点。以青海地区气候特点为研究基础，在海拔 6000m 的青藏高原开展科研工作，申请了"青海高原特高海拔低氧、低压环境对人体系统生理功能影响及高山病的研究"课题，并于 1992 年荣获青海省科学技术进步奖三等奖。1997 年"中日联合阿尼玛卿山医学科学考察——人在特高海拔的高山生理及急性高山病研究"的项目获卫生部科学技术进步奖三等奖。

2. 熟读经典，勤耕不倦

张永杰教授常说："经典著作是中医理论的源泉，为医之道，首先学好四大经典著作，这是根本。"古人云："以铜为镜，可以正衣冠；以古为镜，可以知兴替；以人为镜，可以明得失。"熟读经典原文，斟字酌句。记住它，背诵它，就能在临床上触发思绪，吃透精神，熟能生巧，别出心裁。临床经验用文字表现很难全面，而读书的人对同样的文字之理解，又会受到文化水平、临床经验、阅历、判断力和想象力等多种因素的影响。因此，要还原到作者所需要用文字表达的实际情况，其准确性就比较差。现在我们无法走到已故的前辈名家面前，由他们通过实际病例讲解总结成文字的东西，既无名师亲授的可能，那么就只有通过精读，反复读，以至背诵，再在临床上去反复揣摩，从中悟出真谛。张永杰教授常教导学生"中医药学历史悠久，博大精深，茫如泱海。各名家都有其长，但拘于一家之术。难免有偏，博览综合，才能全面发展"。他平时省吃俭用，订购大批医籍杂志，每年订杂志数十份之多，孜孜不倦地学习其中的精华。他任中医院院长、书记期间业务工作繁忙，闲暇时间苦读摘记。有人曾问他已成名成家了，还看那么多书干啥？他说："论语中的'学而优则仕，仕而优则学'，对谁都适合。"他师古而不泥古，结合病情特点，临证善于发挥。善用经典方，如仲景用桂枝加葛根汤治疗太阳病项背强几几，对他很有启发，他用葛根治疗颈椎病、高血压病、脑血管病引起的头项强痛、眩晕，疗效显著。

攻读医书，如何才见成效？张永杰教授认为，第一步是读懂，力求辨释文理、明晰医理；第二步是读熟，在反复研读中抓重点，熟记背诵；第三步是融会贯通，在把握理论的基础上反复临证应用，让理论和实践互参互证。他说："达到第三步，才能真正做到由博返约，深入浅出，最终厚积薄发。"

3. 大德无量，仁者有德

勤勉临床，是张永杰教授对自己的要求。从医40年来，他一直以"历代名医为样，誓做一名好医生"自勉。这与其少时师从中医名家，深受五千年传统文化熏陶，工作后又长期从事中医药行业有很大关系。他认为，"历代医家钻研医道医术呕心沥血，对患者无论贵贱一视同仁，我自学医问道以来，耳濡目染犹如身临其境，但尚感远不及古人分毫，仍须苛求自身弘扬国粹，使行医济民而问心无愧"。

是的，医者以德为先，术者以正为范。张永杰教授就是这样一个人，始终牢记"医者父母心，视病人如亲人"的从医准则。行医40载，张永杰教授长年坚持出诊，节假日也不例外，风雨无阻。每逢出诊慕名者众多，往往要忙到中午一两点钟，连午饭都顾不上吃，而他已习以为常。

张永杰教授坚持每年送医下乡近十次，到保亭、琼中、儋州等偏远贫困地区义诊，赢得了良好的声誉。由于医德高尚，廉洁行医，张永杰教授在当地有口皆碑。他对待患者不论妍媸贵贱，一视同仁，还全心为患者着想，想方设法为贫困患者节省医药费。因此，患者逢人便说"张教授技术精、医德好，我们就信他"。

张永杰教授常说，从医者所从事的事业是患者生命所托、健康所系，医德医术建设是永无止境的。"矢志医学展宏图，执着追求无止境"，张永杰教授常以此自勉。

4. 桃李芬芳，誉满杏林

传、帮、带是中医育人的好渠道。张永杰教授对学生、徒弟，就像对自己的孩子一样，诚心、热情、无私。他教育学生，要做良医，先学做人，无德不可从医。他说医以本事救人，一定要脚踏实地，掌握技术。不能一知半解，道听途说，口若悬河，夸夸其谈，否则只会误人生命。至今还有许多学生、徒弟上门请教，或呈论文指导，或要求其帮忙推荐发表，他均热情接待。徒弟们说有这样的恩师，他们终生难忘。如今他桃李芬芳，乐在其中。

张永杰教授具有强烈的责任感与使命感，他常感慨中医人才匮乏。几年来，在他的推动和努力下，他指导很多医生顺利完成了进修班研究生课程。作为广州中医药大学硕士研究生导师，近年来带教培养硕士研究生 2 名，均以优异成绩毕业；2 名学生在科研、临床能力和中医基本功等方面均得到不断进步，获优秀研究生称号，本人也被评为优秀带教导师，并被广州中医药大学、海南医学院特聘为中医学教授。2008 年、2012 年、2017 年张永杰教授分别被国家中医药管理局确定为第四、第五、第六批全国老中医药专家学术经验继承指导老师，培养出 6 名学术继承人，均以优异成绩通过国家专家组验收出徒，并在跟师期间晋升为主任中医师。同时他被国家批准设立张永杰全国名老中医专家传承工作室，共培养出国家重点专科学术带头人 6人，全国优秀中医临床研修人才 3 名，硕士研究生 7 人。张永杰教授为中医药事业的发展，培养了一批优秀中青年医生和后备人才，有多名已走上学科带头人的岗位。为了栽培新人，他多次主动让贤，把诸多重要奖项的评选让给年轻有为的医生，以鼓励他们努力进取，为年轻医生的成长铺就一条阳关大道。

"时至今日，我仍不敢有丝毫惰怠。"张永杰教授说。他一周出诊六次、不定期外出讲学、研究撰写著作、帮学生修改论文……如今，花甲之年依旧是超负荷工作。在他看来，"全国名中医"不是一项花冠，而是一份责任，激励着自己继续扛起中医大旗，担起传道之责、救命之重任。

5. 领军治学，身体力行

张永杰教授不仅是临床大家，也是海南唯一的国家中医药重点学科建设专家委员会委员。他曾先后数次入选国家中医临床研究基地建设专家指导组成员、国家药物临床研究机构资格认定专家组成员及中国首届及第二届"国医大师"评审委员会委员，多次担任国家新药评审专家、国家科技项目评审专家，长期担任海南省科学技术进步奖、科技成果转化奖和自然科学基金项目评审专家等。

从学医到行医，张永杰教授一心所向的就是承继传统中医"衣钵"，并把传统中医与现代医学紧密结合起来推向纵深。多年来，他亲自主持并完成多项省部级科学技术进步奖，由他主持研发的中药新制剂、新产品达 10 多种，均经临床验证并获生产批准。他独树一帜，观点鲜明，坚持发展与创新的意识成就了他擅长运用中西医结合辨证与辨病方法治疗内科多种疑难杂症，尤其是冠心病、心律失常、病毒性心肌炎、高血压病、糖尿病、神经内分泌失调、亚健康综合征等，他的济世救人、言传身教已经成为一段"知名中医"的佳话。

继承国术，创新实践，围绕发展传统优势打造核心竞争力，"以名医带名科，以名科创名院"，为医院快速发展闯出新天地。目前，海南省中医院已经形成由张永杰教授领衔的专家团队，他们精于临床，各有特色，成为新一代中医名医群体，为海南中医药发挥了医、教、研的骨干作用。同时，在张永杰教授的积极支持下，医院领导班子还把"引进"和"培养"相结合，不断加强医院整体实力，以中医的辨证论治方法和中医悬壶济世的精神服务于广大患者。

　　作为医者，他医术精湛，医德高尚，一心只为患者解除病痛，无作功夫形迹之心；作为学者，他严谨笃学，追求卓越；作为师者，他诲人不倦，甘当人梯。他用实际行动践行了一名医务工作者服务大众、普救含灵之苦的忠诚誓言。在市场经济的大潮中，他恪守职责，坚守廉洁。他虽已功成名就，但仍虚怀若谷，淡泊名利，坚持低调做人。而在中医事业上，他呕心沥血，却不求回报，只讲奉献。在他身上，我们看到了一个中医师的大医精诚，看到了当代中医人的职业情怀和高尚品质！

中篇 临证验案

第一讲 杂病验案

医案是临床诊病的真实写照，本讲记载临床各科杂病验案近 150 例，主要针对临床常见的内科杂病及部分疑难病（如慢性萎缩性胃炎、胆汁反流性食管炎、糖尿病并周围神经病变、腰椎间盘突出症、功能性发热、再生障碍性贫血、高血压病、心脏病、心脑血管意外及后遗症、慢性疲劳综合征、神经症）的辨证治疗进行了系统性的总结。每案均有按语，对案例进行理法方药的分析，论理透彻，辨证清晰，用药独特，疗效显著。

虚劳

案一 虚劳（慢性疲劳综合征）

何某，女，41 岁。

初诊

主诉：气短，疲乏 3 个月。

现病史：患者于 3 个月前因长期工作劳累后而出现纳差，气短，身体疲惫，倦怠，畏寒，四肢冰凉，并伴有腰膝酸软，月经失调。神清，精神差，小便清长，大便正常，饮食差，睡眠差，舌淡红，苔薄腻，脉沉细。

诊断：虚劳。

证型：脾肾不足。

治则：补肾健脾益气。

方药：自拟经验方加减：

合欢皮 15g　玫瑰花 15g　炒酸枣仁 15g　黄芩 10g　百合 20g　柏子仁 15g　首乌藤 15g　炒蒺藜 15g　益母草 30g　丹参 20g　王不留行 15g　泽兰 15g　茯神 20g　醋香附 10g　天麻 15g　白术 15g　桑寄生 15g　红景天 15g　绞股蓝 15g　炙甘草 10g　大枣 15g　白豆蔻 10g　炒麦芽 10g　炒神曲 10g

7 剂，水煎服，日 1 剂。

二诊

1 周后复诊，自诉上诉症状好转，上药再服 7 剂。

按语：适当的劳作，包括脑力及体力的劳动，为人的正常生活及保持健康所必需。但烦劳过度则有损健康，因劳致虚，日久而成虚劳。患者长期从事劳累工作，未能得到良好的休息，日久而损伤机体正气，则致虚劳。

历代医籍对虚劳的论述甚多。《素问·通评虚实论》所说的"精气夺则虚"可视为虚证的提纲。而《素问·调经论》所谓"阳虚则外寒，阴虚则内热"，进一步说明虚证有阴虚、阳虚的区别，并指明阴虚、阳虚的主要特点。《难经·十四难》论述了"五损"的症状及转归，因此虚劳患者的诊治应以扶正为主。患者气短、乏力为主要症状，结合舌脉则可辨病以气虚为主，病位在脾，故以红景天、白术、大枣、豆蔻、桑寄生为主补脾益气；睡眠不足，则身体正气难以恢复，故以合欢皮、玫瑰花、炒酸枣仁、首乌藤、柏子仁、茯神以滋养心阴以助睡眠；再加益母草、丹参、王不留行、泽兰、香附活血化瘀调整月经；甘草调和诸药。

案二　虚劳（慢性疲劳综合征）

陈某，女，42岁。

初诊

主诉：气短2年。

现病史：患者2年前无明显诱因出现气短，稍做工作或者锻炼则感疲惫，时常叹息，月经量少2年，饮食减少，食后胃脘不舒，形体消瘦，睡眠一般，大小便正常，舌质淡，苔薄白，脉迟缓。

诊断：虚劳。

证型：肺脾气虚，肺气不足。

治则：健脾益肺，益气生津。

方药：太子参30g　白术20g　茯苓15g　墨旱莲15g　牛膝15g　桑寄生15g　白及15g　菟丝子15g　益智仁15g　金樱子15g　沙苑子15g　丹参20g　鸡血藤20g　杜仲15g　醋香附15g　五指毛桃（粗叶榕）30g　红景天15g　绞股蓝15g　黄芩15g　珍珠草（叶下珠）15g　炙甘草10g　大枣（若羌小枣）15g

7剂，水煎服，日1剂。

二诊

时常头晕，舌质淡，苔薄白，脉迟缓。拟方：

太子参30g　白术20g　茯苓15g　墨旱莲15g　牛膝15g　桑寄生15g　菟丝子15g　益智仁15g　金樱子15g　沙苑子15g　丹参20g　珍珠草（叶下珠）15g　杜仲15g　醋香附15g　红景天15g　五指毛桃（粗叶榕）30g　绞股蓝15g　黄芩15g　炙甘草10g　大枣（若羌小枣）15g　泽兰15g　通草10g　鸡血藤20g　炒王不留行15g

7剂，水煎服，日1剂。

三诊

胃纳尚可，舌尖绛红，苔薄腻，脉弦滑。拟方：

太子参30g　白术20g　茯苓15g　珍珠草（叶下珠）20g　牛膝15g　桑寄生15g　菟丝子15g　益智仁15g　金樱子15g　沙苑子15g　丹参20g　鸡血藤20g　醋香附15g　红景天15g　绞股蓝15g　五指毛桃（粗叶榕）30g　黄芩20g　炙甘草10g　泽兰15g　大枣（若羌小枣）15g　通草10g　益母草20g　墨旱莲15g　炒王不留行15g

7剂，水煎服，日1剂。

四诊

头晕消失，体重增加，舌尖红，苔薄腻，脉弦滑。拟调理肝胃，清热。拟方：

太子参30g　白术20g　茯苓15g　墨旱莲15g　牛膝15g　桑寄生15g　菟丝子15g　益智仁15g　金樱子15g　沙苑子15g　丹参20g　五指毛桃（粗叶榕）30g　醋香附15g　红景天15g　绞股蓝15g　黄芩20g　炙甘草10g　泽兰15g　酒萸肉15g　大枣（若羌小枣）15g　通草10g　炒王不留行15g　珍珠草（叶下珠）20g

7 剂，水煎服，日 1 剂。

按语： 五脏所伤而致虚损者，无非气虚、血虚、阳虚、阴虚四者，正如《杂病源流犀烛·虚损痨瘵源流》说："五脏虽分，而五脏所藏无非精气，其所以致损者有四：曰气虚、曰血虚、曰阳虚、曰阴虚。"又说："气血阴阳各有专主，认得真确，方可施治。"患者气短、乏力、食后胃脘不舒，为肺脾气虚，肺气不足，则气短；脾气虚衰，不能使水谷精微滋养四肢，则致乏力；脾气不足，不能助胃气消化水谷，水谷停滞胃脘，则致食后胃脘不舒。治宜太子参、白术、茯苓补益脾肺、益气生津，为方中主药，脾肺之气得生，气虚症状自消。脾气不足，水谷精微难以转换，生血之源减少，则肝藏血不足，月经量少，在滋补脾气之时以墨旱莲、牛膝、桑寄生、菟丝子、炒王不留行等滋补肝肾、活血养血，余药随病情改变随症加减。

案三 虚劳（子宫内膜癌术后后遗症）

廖某，女，55 岁。

初诊

主诉： 子宫内膜癌手术、化疗后。

现病史： 患者 5 年前阴道出血（已闭经 4 年），到某医院做子宫刮片疑"子宫内膜腺癌"，立即手术根治。术后病检示子宫内膜腺癌Ⅰ级，侵及浅肌层，淋巴结 3 枚，未见癌组织。术后化疗两个疗程，用 PVB（顺铂+长春碱+博来霉素）方案。现症：纳呆，全身乏力，恶心欲吐，头昏，晨起口苦，大便干。查其面色萎黄，声音低怯，舌质淡，苔薄白，脉沉细。

诊断： 虚劳。

证型： 气血双虚，瘀毒阻络。

治则： 益气养血，化瘀通络。

方药： 枳朴六君子汤加味：

枳壳 10g　厚朴 10g　太子参 30g　白术 15g　茯苓 30g　陈皮 10g　法半夏 10g　黄芪 60g　当归 10g　白芍 15g　女贞子 30g　桂枝 15g　炒麦芽 30g　乌梢蛇 10g　蜈蚣 2 条　甘草 15g

12 剂，水煎服，日服 1 剂。

二诊

患者服后精神好转，过食生冷则胃脘部不适，晨起口黏，有时头昏。舌质淡红，苔薄白，脉沉细。阴道有少量浅黄色分泌物，无臭味，阴道分泌物及刮片未见癌细胞。此乃气虚瘀血阻络兼病久肾虚所致。法当益气化瘀通络，养血补肾。故前方加何首乌、黑芝麻各 30g，12 剂，水煎服，日 1 剂。

三诊

患者服前方病情尚平稳。近 20 多天来全身乏力加重，胃脘隐痛，左下腹部隐痛，口苦，口黏，纳可，二便调。查：舌质淡红，苔黄薄，脉沉细弱。此乃病久气血愈虚，气虚血瘀，瘀阻不通，不通则痛。法当益气化瘀、健脾和胃、通络止痛，故初诊方去陈皮、当归、女贞子、乌梢蛇、蜈蚣，加姜黄 15g、葛根 30g，12 剂，水煎服，日 1 剂，服完随诊后诉诸症俱退，病情稳定。

按语： 虚瘀交织日久成积。血不循经，溢于脉外，而见血证。以健脾益气、化瘀散结为法，枳朴六君子汤加乌梢蛇、蜈蚣等化瘀解毒之品扶正祛邪。方药行之有效。

案四 虚劳（亚健康状态）

叶某，女，33 岁。

初诊

主诉： 乏力 4 个月余。

现病史：患者自行剖宫产术后，痰多，倦怠乏力，饮食纳少，睡眠不佳，大小便尚可。遂前来就诊。患者舌质淡红，苔白腻，脉弦滑。

诊断：虚劳。

证型：气血两虚。

治则：健脾益气，养血安神。

方药：当归 10g　赤芍 10g　熟地黄 10g　川芎 6g　党参 15g　茯苓 15g　白术 10g　炙甘草 6g　茯神 10g　远志 10g　酸枣仁 20g　木香 6g　龙眼肉 10g　生姜 10g　大枣 10g　黄芪 30g　煅龙骨（先煎）10g

7 剂，日 1 剂，水煎服。

二诊

1 周后复诊，自述效果良好，睡眠改善佳，且精神较之前旺盛，提出购买阿胶服用的要求。因与方子思路不违背，故答允。在原方服用 2 周后，自述症状基本痊愈。

按语：因剖宫产术后气血大幅消耗，故而患者一派虚象。然遇见患者要思考病位及病势，当下患者一派虚象，且病位不仅在气分，更深入血分。因气血两虚，且肝经精血不足，而影响肾精。此乃"肝肾同源"之故。故而本方选用八珍汤合归脾汤组合。固护脾土又充养气血。因气血两虚导致的虚劳症状从表面上看症状多样，酷似一身皆病，其实皆因气血不足，表现因人而异。本方之中，当归、赤芍、熟地黄、川芎入血分补血活血；黄芪、木香补气行气；茯苓、白术、党参、大枣为伍固护脾土；龙眼肉、酸枣仁充盈肝血，使魂可内藏；远志、茯神、煅龙骨安神。诸药合用，将症状一一解决。

案五　虚劳（心律失常）

孙某，女，32 岁。

初诊

主诉：心悸 3 天。

现病史：患者近 3 天频发心慌心悸，自觉乏力，气短，故来求医。患者自述月经量少，饮食尚可，睡眠差，患者舌淡，脉细。

诊断：心悸。

证型：心气虚。

治则：益气养阴，调补气血。

方药：柴胡 15g　瓜蒌皮 10g　薤白 10g　五味子 10g　麦冬 15g　西洋参 15g　川芎 15g　炒酸枣仁 30g　白术 15g　酒女贞子 15g　丹参 20g　桂枝 10g　白芍 10g　黄芪 30g　益母草 20g　茯神 15g　川芎 15g　炙甘草 10g　鸡血藤 30g　龙眼肉 20g　牛膝 15g　大枣 15g

7 剂，水煎服，日 1 剂。

二诊

自述前往医院检查心电图后并无冠心病等心脏病病变，服用药物后自觉舒畅。遵医嘱再服 7 剂。

按语：生脉散出自《内外伤辨惑论》，药物组成有人参、麦冬、五味子，现在常用西洋参代替人参。西洋参益气生津；麦冬甘寒，养阴生津，清热除烦；五味子酸敛，敛肺止汗，滋肾生津。本患者虽然不是胸痹之证，但是虚实夹杂，因此运用瓜蒌、薤白宽胸理气，同时方中暗含理中丸方义；然则患者体弱，故而在本方之中运用归脾汤调补气血，也安神助眠。因此效果较好。

案六 虚劳（更年期综合征）

汤某，女，37 岁。

初诊

主诉：月经周期紊乱 2 个周期。

现病史：患者近半个月来经量或多或少，近日又出现阵发性的肢体颤抖，周身疼痛不适，伴见面色潮红，烘热汗出，失眠，口苦，渴喜凉饮。患者舌质红，苔薄黄，脉弦略数。

诊断：虚劳。

证型：阴虚内热。

治则：滋阴清热。

方药：柴胡桂枝干姜汤方加减：

柴胡 10g　黄芩 10g　半夏 10g　天花粉 15g　生石膏 30g　知母 10g　桂枝 10g　粳米 10g　炙甘草 10g

5 剂，水煎服，日 1 剂，3 次/日。

二诊

患者诉服药后效果佳，夜寐转佳，但仍喜凉饮，上方去桂枝，加生地黄、玄参、龙骨、牡蛎、远志、茯神各 10g，再进五剂后，诸症悉平。

按语：患者症状为典型的阴虚证，不但体现在月经紊乱上，也体现在面色潮红、烘热汗出、渴喜凉饮上。白虎汤原可清阳明气分之热，加桂枝透邪外出，使其溃不成军、邪热势孤则愈。选小柴胡汤是因为具备小柴胡汤证，本方之妙，在于石膏与桂枝相配，天花粉与粳米、知母之配。综观《伤寒杂病论》仲景将石膏配桂枝主要用于两大方面：其一，内有水饮邪气，日久郁而化热，形成饮中挟热之势，用桂枝通阳化饮，配石膏以清饮中之郁热，如小青龙加石膏汤证，木防己汤证等；其二，寒邪外束，内有伏热，形成"寒包火"之势。"寒包火"，一是先感于寒，寒邪闭遏使阳气不宣，以致郁而化火；二是先有伏热在内，复又外感寒邪，以致伏热不得外达。前者如小青龙汤证，后者如白虎加桂枝汤证。只要具有"寒包火"之证机，就必须用石膏清其内热，桂枝引其邪热而外出。此外，柴胡同样具备清热的功效，而天花粉生津止渴，对于阴虚症状有较好的治疗效果。

痹证

案七 痹证（类风湿关节炎）

王某，女，32 岁。

初诊

主诉：晨起关节僵硬麻木 1 年余。

现病史：患者 1 年前无明显诱因出现晨起关节僵硬麻木，无红肿、疼痛，未予治疗。现晨起关节依然僵硬麻木，伴手指瘙痒，晨起热敷好转，皮肤黏膜未见破损，神清，精神可，纳食尚可，月经尚可，大便次数增多，舌淡红，苔白腻，脉细滑。

诊断：痹证。

证型：寒湿阻络。

治则：祛湿通络。

方药：桑枝 15g 鸡血藤 30g 桑寄生 15g 豨莶草 15g 川牛膝 10g 赛谷精草 10g 海桐皮 15g 酒女贞子 15g 墨旱莲 15g 丹参 15g 威灵仙 15g 伸筋草 15g 络石藤 15g 益母草 20g 王不留行 15g 首乌藤 20g 红景天 15g 绞股蓝 15g 炙甘草 5g 五指毛桃（粗叶榕）20g 沙苑子 15g 大枣（若羌小枣）10g

7剂，水煎服，日1剂。

二诊

关节僵硬麻木稍见好转，舌脉大致同前。

初诊方去海桐皮、酒女贞子、绞股蓝、沙苑子、丹参，加皂角刺 10g，刘寄奴、苏木、石见穿、海风藤各 15g，王不留行加 5g。7剂，水煎服，日1剂。

按语： 类风湿关节炎是一种对称性的以关节炎性改变为主的自身免疫性疾病，属于中医"痹证"范畴，治疗以痹证治则治法为主。隋代《诸病源候论》对痹病的多种临床表现进行了描述，在病因学上提出了"由血气虚，则受风湿，而成此病"的观点，《丹溪心法》提出了"风湿与痰饮流注经络而痛"的观点，丰富了痹病的病机理论。《医宗必读》对痹病治疗原则做了概括，主张分清主次，采用祛风、除湿、散寒法治疗，行痹应参以补血，痛痹应参以补火，着痹应参以补脾补气。风、寒、湿、热病邪流注肌肉、筋骨、关节，经络壅塞，气血运行不畅，肢体筋脉拘急、失养为本病的基本病机。患者以关节僵硬麻木为主，热敷后好转，结合舌脉，辨证为寒湿之邪壅滞关节，故方以祛湿通络为主，久病缠绵，导致肝肾亏虚，以滋补肝肾为辅。故方中以桑枝、鸡血藤、伸筋草、络石藤、首乌藤、豨莶草、海风藤、石见穿祛湿通络、利关节；寒湿阻络，血脉不行，兼以活血通络为法，具有更好的疗效，故方中佐以益母草、王不留行，同时兼以补益肝肾、祛邪外出，故佐以川牛膝、墨旱莲、威灵仙、红景天、大枣、沙苑子、绞股蓝、五指毛桃。综观本方，祛邪为主，活血、补益肝肾为辅，考虑全面，使病邪去而正气盛。

案八 痹证（痛风）

张某，女，65岁。

初诊

主诉：肩膀酸痛1个月余，伴自汗2周。

现病史：患者于1个月前无明显诱因自觉肩膀酸痛，且出汗量较大。前往医院检查显示，尿酸 631.7μmol/L，三酰甘油 20.9mmol/L。回忆饮食习惯，较爱食虾蟹与动物内脏。饮食、大小便无明显异常。舌淡红，苔厚腻，脉细滑。

诊断：痹证。

证型：着痹。

治则：除湿通络，祛风散寒。

方药：白芍 10g 防风 10g 浮小麦 30g 茯苓 15g 白芷 10g 透骨草 15g 威灵仙 15g 五指毛桃 20g 桑枝 20g 鸡血藤 20g 桔梗 10g 酒女贞子 15g 墨旱莲 15g 甘草 5g 大枣 10g 土茯苓 20g 忍冬藤 20g 豨莶草 20g 苍术 15g 糯稻根 20g 制黄精 15g 决明子 15g

14剂，日1剂，水煎服。

二诊

2周后复诊，自述服药后肩膀酸胀缓解，出汗依旧。

初诊方加黄芪 30g，白术 10g 组成玉屏风散。再加羌活 10g、独活 10g、蜈蚣 6g、僵蚕 6g。再服1个疗程。汗症缓解，但肩膀酸痛仍有，较之前减轻。继续随诊治疗。

按语： 患者食用海鲜与动物内脏等高嘌呤食物过多，诱发了痛风。在中医观点中，过食肥甘厚腻形成内湿，阻滞肌肉经络，不通故疼痛不已。在诊疗思路上应考虑祛风除湿，分别从上焦、中焦、下焦入手。故运用浮小麦、防风、五指毛桃、糯稻根、白术为伍先将汗症缓解，调和营卫，再运用独活、羌活、威灵仙、桑枝、豨莶草、苍术等祛内风；因考虑到将湿浊之气通过下焦排出，故选用土茯苓、黄芪等利水之药。

颤证

案九　颤证（高血压病）

温某，男，47岁。

初诊

主诉：发现高血压病多年，左侧面部及上肢麻木，伴手颤抖。

现病史：患者患有高血压病、多发性脑梗死，心功能三级，慢性肾功能不全多年，经住院治疗后，服尼莫地平片、美拉洛尔、尿毒清等药。现发现左侧面部及上肢麻木，伴双手颤。血压183/103mmHg*，神清，精神差，大小便可，饮食一般，睡眠差，舌质淡红，苔白腻，脉弦滑。

诊断：颤证。

证型：痰湿阻络。

治则：祛痰化湿，活血通络。

方药：天麻15g　鸡血藤30g　桑寄生30g　豨莶草20g　黄芩15g　丹参20g　桃仁10g　赤芍15g　炒蒺藜15g　鸡骨草15g　茺蔚子15g　地龙15g　杜仲15g　罗布麻叶15g　益母草20g　炒决明子15g　茯苓15g　钩藤30g　炙甘草10g　大枣（若羌小枣）15g　忍冬藤30g

7剂，水煎服，日1剂。

二诊

血压150/90mmHg，面部肌肉麻木好转，肢麻，纳食可，睡眠正常，舌淡红，苔白腻，脉弦滑。初诊方加半枝莲15g、黄芪30g、益母草10g。7剂，水煎服，日1剂。

按语：患者患病多年，久病体虚，伤及五脏，五脏功能不全则发为疾病。本病结合舌脉可判断患者以痰湿阻络为主，脾气不升，不能运化痰湿，痰湿瘀阻清窍、经络，气血不通，不能濡养经脉，经络失养，肢体发为麻木、颤抖，故治则以祛痰化湿、活血通络为主，辅以滋补肝肾，使气血得源而生。方中以天麻、鸡血藤、茯苓、钩藤、罗布麻叶为主祛湿化痰；以豨莶草、丹参、桃仁、赤芍、地龙、益母草活血化瘀；辅以桑寄生、炒蒺藜、茺蔚子、鸡骨草、杜仲等药补益肝肾；甘草调和诸药。复诊之后血压下降，症状缓解，证明方药行之有效，故在其基础上加黄芪补气，使气血得源而生，滋养经络之力更盛，更有助于肢体麻木缓解。

不寐

案十　不寐（睡眠障碍）

梁某，男，51岁。

---

* 1mmHg=0.133kPa，后同。

初诊

主诉：失眠多年。

现病史：患者多年前无明显诱因出现间断性失眠，难以入睡，睡眠时间不长，3～4小时，多梦，并伴有遗尿，既往有甲状腺结节性病变史，硬度适中，平时睡眠不佳，舌淡红，苔薄腻，脉弦滑。

诊断：失眠。

证型：阴阳气血失调。

治则：调和阴阳气血。

方药：合欢皮15g　太子参30g　黄芪30g　五指毛桃（粗叶榕）30g　升麻10g　炒酸枣仁30g　茯神20g　首乌藤30g　红景天30g　绞股蓝30g　丹参15g　枸杞子15g　菟丝子15g　酒萸肉15g　益智仁15g　桑寄生15g　补骨脂15g　白芍15g　黄芩10g　炙甘草5g　大枣15g

7剂，水煎服，日1剂。

二诊

诉睡眠改善，睡眠时间得到延长。

按语：失眠是临床常见病证之一，虽不属于危重疾病，但常妨碍人们正常生活、工作、学习和健康，并能加重或诱发心悸、胸痹、眩晕、头痛、中风等病证。顽固性的失眠可给患者带来长期的痛苦，甚至形成对催眠药的依赖，而长期服用催眠药又可引起医源性疾病。中医中药通过调整人体脏腑气血阴阳的功能明显改善睡眠状况，且不引起药物依赖及医源性疾病，因而颇受欢迎。

失眠在《黄帝内经》（简称《内经》）中称为"目不瞑""不得眠""不得卧"。中医认为，失眠的原因主要有两种，一是其他病证影响，如咳嗽、呕吐、腹满等，使人不得安卧；二是气血阴阳失和，使人不能入寐，如《素问·病能论》曰："人有卧而有所不安者，何也？……脏有所伤及，精有所之寄，则安，故人不能悬其病也。"《素问·逆调论》还记载有"胃不和则卧不安"，是指"阳明逆不得从其道""逆气不得卧，而息有音者"。后世医家延伸为凡脾胃不和、痰湿、食滞内扰，以致寐寝不安者均属于此。《难经》最早提出"不寐"这一病名，《难经·四十六难》认为，老人不寐的病机为"血气衰，肌肉不滑，荣卫之道涩，故昼日不能精，夜不得寐也"。汉代张仲景在《伤寒论》及《金匮要略》中记载了用黄连阿胶汤及酸枣仁汤治疗失眠，至今临床仍有应用价值。《古今医统大全》较详细地分析了失眠的病因病机，并对临床表现及其治疗原则做了较为详细的论述。张景岳《景岳全书》较全面地归纳和总结了不寐的病因病机及其辨证施治方法，"寐本乎阴，神其主也，神安则寐，神不安则不寐。其所以不安者，一由邪气之扰，广由营气之不足耳"，还认为"饮浓茶则不寐，心有事亦不寐者，以心气之被伐也"。《景岳全书》中指出："无邪而不寐者……宜以养营气为主治……即有微痰微火皆不必顾，只宜培养气血，血气复则诸症自退，若兼顾而杂治之，则十暴一寒，病必难愈，渐至元神俱竭而不可救者有矣"；"有邪而不寐者，去其邪而神自安也"。《医宗必读》将失眠原因概括为"一曰气盛，一曰阴虚，一曰痰滞，一曰水停，一曰胃不和"五个方面。《医效秘传》将病后失眠病机分析为"夜以阴为主，阴气盛则目闭而安卧，若阴虚为阳所胜，则终夜烦扰而不眠也。心藏神，大汗后则阳气虚，故不眠。心主血，大下后则阴气弱，故不眠，热病邪热盛，神不清，故不眠。新瘥后，阴气未复，故不眠。若汗出鼻干而不得眠者，又为邪入表也"。本方为临床自拟方，其主要以调和阴阳气血为主，以酸枣仁汤合补中益气汤加减为主，以助睡眠，再佐以合欢皮、首乌藤、茯神滋肾水，以红景天、绞股蓝、枸杞子、菟丝子、桑寄生等补益肝肾之阴，助气血得生，患者自述有遗尿症状，故以益智仁、补骨脂缩尿固肾。

案十一 不寐（睡眠障碍）

贾某，女，45 岁。

初诊

主诉：失眠 3～4 年。

现病史：患者 3～4 年来失眠，乏力，头胀头晕，腰背酸困，喜叹气，食纳正常，大小便正常，月经提前，20 天 1 行。舌苔薄白，脉弦涩。诊其为肝气郁结，上火下寒，痰饮不化之失眠（神经衰弱）。本例患者西药多用安眠镇静之类，中医亦多从酸枣仁、柏子仁，即从安神论治，而患者从症状则以肝症为多，而脉弦则为主病在肝，且有寒滞，故先从肝治，并调理三焦水道，以使卫气入于阴。加减柴胡加龙骨牡蛎汤既可疏肝以调卫气之升降，又可化饮邪以调脾胃之升降，且有龙牡之安神镇静，故以治之。

诊断：不寐。

证型：肝郁气滞，水饮内停。

治则：疏肝理气，清上温下，化饮。

方药：柴胡加龙骨牡蛎汤加减：

柴胡 10g　半夏 10g　黄芩 10g　人参 10g　甘草 6g　生姜 3 片　大枣 5 个　桂枝 10g　茯苓 15g　熟大黄 3g　龙骨 15g　牡蛎 15g

7 剂，水煎服，日 1 剂。

二诊

患者服药后，胸满心烦、腰背酸困痛减，但仍失眠头胀。查其舌苔薄白，脉沉缓。此肝郁之象减，而气阴俱虚之象显露。胸满心烦，腰背痛减，脉转沉缓。此肝木之阳气稍达，寒饮之气稍减，而气阴之虚已上升为重要问题，治宜补气养阴，理气化痰，然肝木失达仍较著，故应缓予加减柴胡加龙骨牡蛎汤，复予补气养阴、理气化痰之加减十味温胆汤法交替服用。故以加减柴胡加龙骨牡蛎汤 3 剂和加减十味温胆汤 3 剂：

黄芪 15g　当归 6g　人参 10g　麦冬 10g　五味子 10g　竹茹 10g　枳实 10g　法半夏 10g　陈皮 10g　茯苓 10g　甘草 6g　石菖蒲 10g　远志 10g　生地黄 10g

6 剂，水煎服，日 1 剂。

三诊

患者睡眠明显好转，仍偶失眠。舌苔白，脉沉缓。证、脉未变，且已著效，不更方。继服上方各 4 剂。服用完后复诊诉一切好转。

按语：清代沈金鳌《杂病源流犀烛》云："《灵枢》曰：壮者之气血盛，其肌肉润，气道通，荣卫之行不失其常，故昼精而夜瞑，老者之气血衰，其肌肉枯，气道涩，五脏之气相搏，其荣气衰少，而卫气内伏，故昼不精而夜不眠。《内经》曰：人有卧而所不安者，脏有所伤，及精有所倚，人不能知其病，则卧不安。又曰：肺者，脏之盖也，肺气盛则肺大，不能偃卧。又曰：胃不和则卧不安，夫不得卧而喘者，是水气之害也。郑康成曰：口鼻之呼吸为魂，耳目之聪明为魄，以耳目与口鼻对言，则口鼻为阳，耳目为阴。以耳目口鼻与脏腑对言，则耳目口鼻为阳，脏腑为阴，故阳气行阳分二十五度于身体之外，则耳目口鼻则受阳气，所以能知觉视听动作而寤矣，阳气行阴分二十五度于脏腑之内，则耳目口鼻无阳气运动，所以不能知觉而寐矣。……《纲目》曰：人卧则血归于肝，今血不静，卧不归于肝，故惊悸而不得卧也。"《灵枢》云："卫气者，出其悍气之慓疾，而先行于四末分肉皮肤之间，而不休者也，昼日行于阳，夜行于阴，常从足少阴之分间行于五脏六腑，今厥气客于五脏六腑，则卫气独卫其外，行于阳不得入于阴，行于阳则阳气盛，阳气盛则阳跷陷，不得入于阴，阴虚故目不瞑。"从以上理论可以看出，睡眠与失眠在于卫气是行于阴还是行于阳，而所以行于阳与行于阴在于：一气道涩，五脏之气相搏，二从足少阳之分间行于五脏六腑，三昼夜阴阳，四脏有所伤，五肺气之盛，六胃气不和，七血归于肝。而近世医家治失眠大多从"神不守舍，故不寐"来论治。首先，对于久治不愈的失眠症，要抛弃单纯的安眠镇静、补益的观点，紧紧抓住中医对失眠论述的七个要点，尤应注意升降的理论，根据脉症并治的治法进行治疗。其次，患者长期服用各种西药与中药安神剂，且间服疏肝养血剂，然始终不效。今先用加减柴胡加龙骨牡蛎汤以疏肝化饮，清上温下，至脉转沉缓，虚证为主，实邪为辅，且两方随时间用之，邪得祛，正得复，故愈。

最后，在治疗过程中停止应用其他任何中、西药物，以免干扰。

月经不调

案十二　月经延期（月经不调）

李某，女，38 岁。

初诊

主诉：月经紊乱数月。

现病史：患者长期因工作原因作息不规律，数月前发现月经不调，体质差，每次在排卵期之后，似仅有 1 周为净，平时白带量多，腰膝酸软，舌淡红边有点刺，苔薄腻，脉弦滑。

诊断：月经不调。

证型：肝肾不足。

治则：补肾填精，补肝血。

方药：熟地黄 15g　酒女贞子 10g　墨旱莲 20g　白蒺藜 15g　桑寄生 15g　杜仲 15g　续断 15g　牛膝 15g　仙鹤草 30g　当归 15g　茯苓 15g　麸炒白术 10g　覆盆子 20g　煅牡蛎 20g　醋龟甲 20g　益智仁 15g　鸡冠花 15g　红景天 15g　五指毛桃 30g　炙甘草 5g　大枣 10g

3 剂，水煎服，日 1 剂。

二诊

3 剂之后月经干净，无月经不适，舌质红、苔薄腻，脉弦细。

按语：月经病发生的主要机制是脏腑功能失调，气血不和，导致冲任二脉的损伤。其病因除外感邪气、内伤七情、房劳多产、饮食不节外，还有患者身体素质差，此对月经病的发生也有一定影响。经病的治本大法有补肾、扶脾、疏肝、调理气血等。"经水出诸肾"，故调经之本在肾。补肾在于补益先天之真阴，以填精养血为主，佐以助阳益气之品，使阳生阴长，精血俱旺，则月经自调。即使在淫邪致病的情况下，祛邪之后，也应以补肾为宜。扶脾在于益气血之源，以健脾升阳为主，脾胃健运，气血充盛，则源盛而流自畅。然而用药不宜过用甘润或辛温之品，以免滞碍脾阳或耗伤胃阴。疏肝以通调气机，以开郁行气为主，佐以养肝之品，使肝气得疏，气血调畅，则经病可愈。调理气血当辨气病、血病，病在气者，治气为主，治血为佐；病在血者，治血为主，治气为佐。气血来源于脏腑，其补肾、扶脾、疏肝也寓调理气血之法。上述诸法，又常以补肾扶脾为要。

患者因工作原因作息不规律，长久之下，致脏腑功能失调，患者腰膝酸软，结合舌脉辨证为肾气不足，治以补肾填精、补肝血为主，以二至丸合四物汤加减为方药，佐以桑寄生、杜仲、续断、覆盆子、煅牡蛎、红景天、大枣补益肝肾，养肝血，仙鹤草、鸡冠花收涩止血，防止继续淋漓不净，炙甘草调和诸药。

案十三 月经量少（月经不调）

熊某，女，31 岁。

初诊

主诉：月经不调 3 个月余。

现病史：患者于九月份行人工流产术后，血流不尽。口服黄体酮治疗后，月经量少，含有血块较多，颜色赤黑，宫腔内瘀血排出未尽。因患者认为服用中药副作用较小而就医。无痛经，饮食大小便尚可，睡眠尚可。舌淡白，脉细涩。

诊断：瘀血阻络。

证型：肝郁血瘀。

治则：疏肝理气，活血通络。

方药：茯苓 15g　炒苍术 15g　益母草 30g　泽兰 15g　茜草 15g　丹参 15g　赤芍 15g　墨旱莲 15g　川牛膝 15g　积雪草 15g　炒王不留行 15g　猪苓 15g　鸡血藤 20g　黄芩 15g　刘寄奴 15g　玫瑰花 15g　醋香附 10g　炙甘草 10g　大枣 20g

7 剂，日 1 剂，水煎服。

二诊

1 周后复诊，去积雪草换陈皮，加山药 20g、鸡内金 10g。

三诊

2 周后复诊，患者自述月经血块减少，经量增多，经期恢复。并续随诊调理。

按语：妇人瘀血阻络导致的月经不调在临床较为常见。患者为年轻女性，气血相对充足。人工流产术后宫腔受损出血，然瘀血无法尽数排出体外，且瘀血瘀积体内造成经络不畅，又导致经血通行不畅。故而首先考虑入血分的肝经用药，选择疏肝理气、活血通络，同时固护脾胃的药物。因此，方选茯苓、益母草、炙甘草固护脾土；运用丹参、茜草、鸡血藤、刘寄奴、玫瑰花、炒王不留行活血通络；醋香附为引经药；赤芍、大枣与炙甘草的运用是用来缓解药性的，因担心本方通络太峻猛而施。

案十四 月经周期缩短（月经不调）

吴某，女，43 岁。

初诊

主诉：月经不调数月。

现病史：患者月经不调数月，周期偏短，22 天一个月经周期。经量较少，白带较多，且腰部常有酸痛。经医院检查，妇科 B 超与常规检查未见明显异常，故而求诊，调理月经周期。患者大小便尚可，饮食尚可，睡眠较差。口淡，舌质淡，苔厚腻，脉弦滑。

诊断：月经不调。

证型：肝肾两虚，痰湿内阻。

治则：祛湿通络，补益肝肾。

方药：苍术 15g　泽泻 15g　茯苓 15g　白芷 10g　当归 10g　白芍 10g　熟地黄 15g　菟丝子 15g　山药 20g　黄精 10g　桑寄生 10g　柴胡 10g　合欢皮 10g　炙甘草 5g　大枣 10g　黄芩 15g

14 剂，日 1 剂，水煎服。

二诊

2 周后复诊，自述服药后月经量开始增多，且腰部酸痛缓解，再服 1 周后，患者电话自述病情改善。

按语：因患者月经周期较短，且经量不大，首先考虑气血不充盈或痰瘀阻络。在脉诊与舌诊的过程中患者有明显的痰湿症状，后经问诊患者前期有隐瞒半年前人工流产手术病史。由于手术耗气伤精，因此方选定经汤（《傅青主女科》）加补益肝肾药及疏肝理气之药，本方在此基础上根据患者肝肾亏虚增加了补益肝肾的药物，又因为担心敛邪，故增加祛邪利湿的药物。因为月经不调与肝经有关系，因此在调理月经不调之时根据具体情况选择用药，运用合欢皮、柴胡调节心神且活血行气，对于有肝郁导致失眠的患者较为有效，如果配合茯神、远志，效果更佳。

案十五   月经量少（月经不调）

宁某，女，27 岁。

初诊

主诉：月经不调 2 个月余。

现病史：患者月经量少，轻度痛经，月经周期较规律。患者因感觉中药副作用较小且调理月经有学科优势，故来求诊。患者纳食、睡眠均可，舌质红，苔薄腻，微黄，脉弦细。

诊断：月经量少。

证型：肝肾亏虚。

治则：补益肝肾，清化湿热。

方药：益母草 30g   泽兰 15g   丹参 20g   鸡血藤 15g   桑寄生 15g   补骨脂 15g   巴戟天 15g   川牛膝 15g   赤芍 15g   红景天 15g   绞股蓝 15g   黄芩 15g   淫羊藿 20g   酒仙茅 15g   白芍 10g   玉竹 15g   菟丝子 15g   通草 10g   炙甘草 5g   大枣 15g   茯苓 15g   熟地黄 10g   柴胡 10g   7 剂，水煎服，日 1 剂。

二诊

患者服药后 3 周，月经来时经量增多，但痛经仍然存在，舌质淡红，舌苔有散在瘀点。

初诊方加延胡索 10g、杜仲 10g、川牛膝 10g，以增强活血止痛之功。

三诊

三诊之时电话来述已经痊愈。

按语：患者 27 岁，处于女子四七之时，气血最为充盈，达到鼎盛。但该患者经量较少，另从其脉象舌象观察，患者处于较虚劳的状态，故可以排除痰湿阻络性质。考虑到肝肾亏虚的状态，通过对患者问诊得知，患者工作强度较大，因此考虑运用桑寄生、熟地黄、补骨脂、巴戟天、菟丝子、淫羊藿等补益肝肾，再运用茯苓、泽兰、益母草利水健脾，最后运用鸡血藤和丹参配伍柴胡活血行气，另如此配伍可防止补益药滋腻之弊。

案十六   月经先后不定期（月经紊乱）

赵某，女，50 岁。

初诊

主诉：月经紊乱 2 周。

现病史：患者近半个月来经量或多或少，近日又出现阵发性的肢体颤抖，周身疼痛不适，伴见面色潮红，烘热汗出，失眠，口苦，渴喜凉饮，故来求诊。患者舌质红，苔薄黄，脉弦略数。

诊断：月经先后不定期。

证型：内热蕴表。

治则：解表清里。

方药：生石膏 30g 知母 10g 桂枝 10g 粳米 10g 炙甘草 10g

5 剂，水煎服，日 1 剂。

二诊

服药后显效，身已不抖不痛，夜寐转佳，但仍喜凉饮，因此选用生姜温通。

初诊方去桂枝，加生姜、生地黄、玄参、龙骨、牡蛎各 10g，再服 1 周后，患者自述恢复较好。

按语：白虎汤原可清阳明气分之热，加桂枝透邪外出，使其溃不成军，邪热势孤则愈。本方之妙，在于石膏与桂枝相配。综观《伤寒杂病论》仲景将石膏配桂枝主要用于两大方面：其一，内有水饮邪气，日久郁而化热，形成饮中挟热之势。用桂枝通阳化饮，配石膏以清饮中之郁热，如小青龙加石膏汤证、木防己汤证等；其二，寒邪外束，内有伏热，形成"寒包火"之势。"寒包火"，一是先感于寒，寒邪闭遏使阳气不宣，以致郁而化火；二是先有伏热在内，复又外感寒邪，以致伏热不得外达。前者如小青龙汤证，后者如白虎加桂枝汤证。只要具有"寒包火"之证机，就必须用石膏清其内热，桂枝引其邪热而外出。

案十七　月经量少（月经不调）

陈某，女，40 岁。

初诊

主诉：月经量少 2 年余。

现病史：患者自述月经量少 2 年余，且月经周期较长，5 周一次，经期持续时间也较短，形体消瘦，舌淡红，苔薄腻，脉弦滑，故来求诊。

诊断：月经量少。

证型：气血亏虚。

治则：益气疏肝养心。

方药：太子参 30g 白术 20g 茯苓 15g 墨旱莲 15g 牛膝 15g 桑寄生 15g 白及 15g 菟丝子 15g 益智仁 15g 金樱子 15g 沙苑子 15g 丹参 20g 鸡血藤 20g 杜仲 15g 醋香附 15g 五指毛桃（粗叶榕）30g 红景天 15g 绞股蓝 15g 黄芩 15g 炙甘草 10g 大枣 15g

5 剂，水煎服，日 1 剂。

二诊

患者自述月经量仍较少且有血块，时常头晕，舌淡红，苔薄腻，脉弦滑。上方增活血补血药与理气药。拟方：

太子参 30g 白术 20g 茯苓 15g 墨旱莲 15g 牛膝 15g 桑寄生 15g 菟丝子 15g 益智仁 15g 金樱子 15g 沙苑子 15g 丹参 20g 鸡血藤 20g 杜仲 15g 醋香附 15g 红景天 15g 五指毛桃（粗叶榕）30g 绞股蓝 15g 黄芩 15g 炙甘草 10g 珍珠草（叶下珠）15g 泽兰 15g 通草 10g 藁本 10g 炒王不留行 15g 柴胡 10g 天麻 10g 大枣（若羌小枣）15g

5 剂，水煎服，日 1 剂。

三诊

患者自述月经血块较之前减少，且月经量有所恢复，但仍有少许头晕，胃口转佳，舌尖绛红，苔薄腻，脉弦滑。拟方：

太子参30g　白术20g　茯苓15g　墨旱莲15g　牛膝15g　桑寄生15g　菟丝子15g　益智仁15g　金樱子15g　沙苑子15g　丹参20g　鸡血藤20g　醋香附15g　红景天15g　绞股蓝15g　五指毛桃（粗叶榕）30g　黄芩20g　炙甘草10g　通草10g　珍珠草（叶下珠）20g　泽兰15g　益母草20g　藁本10g　大枣（若羌小枣）15g　柴胡10g　天麻10g　炒王不留行15g

5剂，水煎服，日1剂。

四诊

患者诉头晕消失，体重增加，舌尖红，苔薄腻，脉弦滑。在三诊方基础上调理肝胃、清热：

太子参30g　白术20g　茯苓15g　墨旱莲15g　牛膝15g　桑寄生15g　菟丝子15g　益智仁15g　金樱子15g　沙苑子15g　丹参20g　五指毛桃（粗叶榕）30g　醋香附15g　红景天15g　绞股蓝15g　大枣（若羌小枣）15g　黄芩20g　炙甘草10g　酒萸肉15g　炒王不留行15g　泽兰15g　通草10g　益母草20g

5剂，水煎服，日1剂。

按语：该患者体弱羸瘦，由肝肾亏虚所导致，然深究病位在脾、肾，因此，治宜健脾补肾，同时兼活血疏肝，使脾气充养，则胃口开，气血之源可补，否则虚不受补。头晕与体质瘦弱有一定关系，同时似有外感风邪之象，故而选择天麻、柴胡。在治疗过程中不可操之过急，否则易致虚不受补。

中风

案十八　中风（脑梗死）

李某，女，65岁。

初诊

主诉：四肢无力半年余。

现病史：患者半年前突发腔隙性脑梗死，四肢麻木无力，并伴有构音障碍，精细动作欠佳，吐黄痰，寐差，口渴喜饮。舌质淡，苔黄腻，脉滑。

诊断：中风。

证型：风痰上扰。

治则：清热化痰，活血通络。

方药：半夏白术天麻汤加减：

黄连4g　姜半夏9g　全瓜蒌30g　蒲公英30g　浙贝母10g　玄参10g　陈皮6g　枳壳15g　醋香附10g　合欢皮15g　炒酸枣仁30g　茯神30g　天麻20g　郁金10g　甘草6g　白芍30g　垂盆子30g　枸杞子30g　三七3g

7剂，水煎服，日1剂。

二诊

四肢无力有所减轻，初诊方继续拟7剂，水煎服，日1剂。

按语：中风是由于正气亏虚，饮食、情志、劳倦内伤等引起气血逆乱，产生风、火、痰、瘀，脑脉痹阻或血溢脑脉之外所致，此亦为基本病机。本病是以突然昏仆、半身不遂、口舌喎斜、言语謇涩或不语、偏身麻木为主要临床表现的病证。根据脑髓神机受损程度的不同，有中经络、中脏腑之分，有相应的临床表现。本病多见于中老年人。四季皆可发病，但以冬、春两季最为多见。

《金匮要略》正式把本病命名为中风。认为中风之病因为络脉空虚，风邪中人，其创立的分证方法对中风的诊断、治疗，判断病情轻重和估计预后很有帮助。唐宋以后，特别是金元时期，许多医家以"内风"立论，可谓中风病因学说上的一大转折。其中刘河间力主"肾水不足，心火暴甚"；李东垣认为"形盛气衰，本气自病"；朱丹溪主张"湿痰化热生风"；元代王履从病因学角度将中风分为"真中""类中"。明代张景岳提出"非风"之说，指出"内伤积损"是导致本病的根本原因；明代李中梓又将中风明确分为闭、脱二证，仍为现在临床所应用。清代医家叶天士、沈金鳌、尤在泾、王清任等丰富了中风的治法和方药，形成了比较完整的中风治疗法则。晚清及近代医家张伯龙、张山雷、张锡纯进一步认识到本病的发生主要是阴阳失调，气血逆乱，直冲犯脑，至此对中风病因病机的认识及其治疗日臻完善。

患者以四肢无力半年余为主诉，并自诉是由患腔隙性脑梗死引起，当属"中风"范畴。结合舌脉可辨病证为风痰上扰，治以清热化痰，活血通络，方药以半夏白术天麻汤加减。脾脏虚损，脾气不能升清，聚湿为痰，痰湿互结，瘀阻四肢，四肢失于濡养，则发为肢软，以白芍、陈皮补脾理气，肺为贮痰之器，黄连、枳壳、姜半夏、全瓜蒌、蒲公英、浙贝母清胸中之痰；合欢皮、炒酸枣仁、茯神以助睡眠，垂盆子、枸杞子滋补肝肾。上7剂，针对病因病机，效果显著。

案十九 中风（脑梗死后遗症）

周宗美，男，70岁。

初诊

主诉：脑梗死多年，行走不稳，头昏沉。

现病史：患者多年前患有脑梗死，四肢麻痹不能动弹，曾住院治疗，出院后四肢能活动，但语言不够清晰，大脑昏沉，行走不稳，胃纳可，胃脘不舒，两胁胀痛，胸中烦闷，小便数，睡眠差，近日加剧，靠服用安眠药入睡。苔厚腻，脉弦滑。

诊断：中风。

证型：痰热郁积，心神不调。

治则：清热化痰开窍。

方药：石菖蒲 15g 郁金 10g 清半夏 15g 茯苓 15g 陈皮 10g 厚朴 15g 酒大黄 10g 黄芩 10g 豆蔻 10g 佩兰 15g 红景天 15g 绞股蓝 15g 合欢皮 15g 首乌藤 30g 炒酸枣仁 30g 合欢花 15g 莲子 10g 枳壳 10g 郁李仁 15g 炒莱菔子 15g 泽泻 15g 白术 15g 炙甘草 5g 大枣 10g

7剂，水煎服，日1剂。

二诊

诉行走不稳依旧，但睡眠好转，不用靠安眠药入睡，大脑昏沉感减轻，两胁胀痛感减轻，无胸中烦闷感，遂守上药继续服用。

按语：患者多年前患有脑梗死，导致四肢麻痹，虽经过治疗后有所缓解，但留下了行走不稳等毛病。观其舌脉，为痰浊上阻清窍，气血运行不畅之象，表现为行走不稳，大脑昏沉感；久病情志不调，肝气不舒，郁滞胸中、两胁，则两胁胀痛，胸中烦闷；痰热郁积心胸，心神不调，则睡眠不适，难以入眠。治法则以清热化痰开窍为主，养心安神、疏肝解郁为辅，两法合用，能快速缓解病情，故方中运用石菖蒲、郁金开窍醒脑，清半夏、茯苓、陈皮、厚朴、黄芩祛湿化痰，使无生痰之源，辅以酒大黄以助祛湿，加以合欢皮、炒酸枣仁、首乌藤、莲子养心安神以助睡眠，加以枳壳、豆蔻、佩兰、泽泻、白术以助化湿之力，且能开胃。患病已久，肝肾所伤，加以红景天、绞股蓝滋补肝肾，此乃张老经验所谈。

案二十　中风（脑梗死后遗症）

程某，女，72 岁。

初诊

主诉：昏迷 20 余天，伴双侧肢体瘫痪无力。

现病史：患者 20 余天前晨起在市场买菜时突然诉说头晕头痛后即晕倒在地，不省人事，双侧肢体瘫痪，急送海南省中医院急诊科，呼吸急促，时有停顿，当即行气道切开术，人工机械维持呼吸。入院后做脑 CT 示脑干多发性梗死。经 20 多天抢救治疗而呼吸恢复，已能自主呼吸，拔去气管套管，然昏迷不醒。因经济困难带着胃管、导尿管自行出院。回家后第二天前来求诊。当日见：昏迷，不能进食，四肢瘫痪，大便偏干，小便不能自控。查其舌质暗淡，苔白腻，脉细滑。脑 CT 示脑干多发性梗死。患者年过六旬，气血已亏，脾虚失运，痰湿内生，风挟痰湿，上蒙清窍，内闭脑窍而致中风诸症。

诊断：中风。

证型：风挟痰湿，上蒙清窍。

治则：辛温化痰，开窍通络。

方药：涤痰汤加减：

茯苓13g　法半夏9g　胆南星9g　石菖蒲9g　远志9g　郁金9g　贝母9g　天竺黄6g　陈皮 6g　川芎 9g　桔梗 9g　当归 10g　桃仁 13g　怀牛膝 10g　麦芽 10g

20 剂，水煎服，日 1 剂。

二诊

患者神志渐清，四肢瘫痪状态稍有好转。急则治其标，先予祛痰开窍通络法以治其标，二诊时使痰浊渐轻、窍渐开，继改为标本兼治法，以益气化痰、活血通络法治疗。

按语：该患者突然昏倒，不省人事，当属中脏腑，痰浊壅盛而不黄，舌暗淡而不红，苔白腻而不黄，当属阴闭，多因本为气虚脾失健运，痰湿偏盛，风挟痰湿，上蒙清窍，闭塞脑窍而致上症。故初诊予以辛温化痰、开窍通络法，取涤痰汤加减，方中茯苓、法半夏、陈皮、桔梗、天竺黄燥湿化痰，石菖蒲、远志、贝母、郁金、胆南星开窍豁痰，当归、桃仁、怀牛膝以活血搜风通络。痰祛后，改用补阳还五汤加减以益气化痰通络。至今能扶杖而行，生活自理。血压稳定已无明显头晕、头痛不适，多年来长期坚持服用补气脉通片（药物组成为黄芪、当归、水蛭、地龙、红花、川芎、牛膝、寄生、茯苓、半夏、橘红等）每日 3 次，每次 5 片，以防卒中再发。

消渴

案二十一　消渴（2 型糖尿病）

林某，女，47 岁。

初诊

主诉：口干渴饮 2 周。

现病史：患者 2 年前体检测得空腹血糖 7.56mmol/L，无其余不适，未予重视。2 周前无明显诱因出现口干渴饮，口苦，并伴有胃脘灼热疼痛，小便次数增多而就诊，现测得空腹血糖 8.62mmol/L，舌质红，苔厚腻，脉弦数。既往无特殊病史，父亲患有 2 型糖尿病多年，子女体健。

诊断：消渴。

证型：肺热津伤。

治则：清热润肺，生津止渴。

方药：糯稻根 30g　北沙参 30g　知母 15g　桑叶 10g　黄芩 15g　蒲公英 25g　砂仁 9g　陈皮 9g　木香 9g　天花粉 25g　薏苡仁 25g

7 剂，水煎服，日 1 剂。

二诊

患者诉口干渴饮缓解，胃脘疼痛减轻，余无不适，舌脉大致同前。

以初诊方为主，去木香、砂仁，7 剂，水煎服，日 1 剂。

三诊

患者诉症状全消，未予用药，嘱其低盐低脂饮食，按时监测血糖。

按语： 消渴病是由先天禀赋不足，复因情志失调、饮食不节等所致，阴虚燥热为其基本病机，以多尿、多饮、多食、乏力、消瘦，或尿有甜味为典型临床表现的一种疾病。

消渴病是一种发病率高、病程长、并发症多、严重危害人类健康的病证，近年来发病率更有增高的趋势。中医药在改善症状、防治并发症等方面均有较好的疗效。

在世界医学史中，中医学对本病的认识最早，且论述甚详。消渴之名，首见于《素问·奇病论》，根据病机及症状的不同，《内经》还有消瘅、膈消、肺消、消中等名称的记载。《内经》认为五脏虚弱，过食肥甘，情志失调是引起消渴的原因，而内热是其主要病机。《金匮要略》立专篇讨论，并最早提出治疗方药。《诸病源候论》论述其并发症说："其病变多发痈疽。"《外台秘要》引《古今录验方》说"渴而饮水多，小便数……甜者，皆是消渴病也"，又说"每发即小便至甜""焦枯消瘦"，对消渴的临床特点做了明确的论述。刘河间对其并发症亦做了进一步论述，《黄帝素问宣明论方》说：消渴一证"可变为雀目或内障"，《儒门事亲》说"夫消渴者，多变聋盲、疮癣、痤痱之类""或蒸热虚汗，肺痿劳嗽"。《证治准绳》在前人论述的基础上，对三消的临床分类做了规范，"渴而多饮为上消（经谓膈消），消谷善饥为中消（经谓消中），渴而便数有膏为下消（经谓肾消）"。明清及以后，对消渴的治疗原则及方药，有了更为广泛深入的研究。

综观本病案，患者以口干渴饮、小便次数增加为主要症状，查其空腹血糖 8.62mmol/L，可诊断为消渴，患者以口干渴饮、胃脘灼热疼痛为主，结合其舌脉，可辨病位在肺、胃，胃火旺盛，脾阴不足，耗伤津液，可致口渴多饮；胃阴亏虚，胃气不得通行发为气滞，则致胃脘疼痛；肺受胃火所伤，则津液不能敷布而直趋下行。随小便排出体外，故小便频数量多。治疗宜"清热润肺，生津止渴"，方以消渴方加减，患者口干渴饮，舌质红，因其肺阴所伤，伤津耗液，故用糯稻根、天花粉以生津清热，佐以北沙参、知母、黄芩清泻肺胃之热以增强养阴生津之效。患者胃脘疼痛，辨证以气滞为主，则加以黄芩、蒲公英清泻胃热，陈皮、木香、砂仁疏理胃气，缓解胃脘疼痛。一诊 7 剂药之后，患者症状缓解大半，减去木香、砂仁，因这两味药太过燥湿，恐久服继续伤津耗气。

消渴病是以多饮、多食、多尿及消瘦为临床特征的一种慢性内伤疾病。前三个症状，也是作为上消、中消、下消临床分类的侧重症状。其病位主要与肺、胃（脾）、肾有关，尤与肾的关系最为密切。在治疗上，以清热润燥、养阴生津为基本治则，对上、中、下消有侧重润肺、养胃（脾）、益肾之别。但上、中、下三消之间有着十分密切的内在联系，其病机性质是一致的，正如《圣济总录》所说："原其本则一，推其标有三。"由于消渴易发生血脉瘀滞、阴损及阳的病变，以及发生多种并发症，故应注意及时发现、诊断和治疗。

案二十二　消渴（糖尿病）

严某，男，37岁。

初诊

主诉：糖尿病3年余。

现病史：患者3年前体检发现空腹血糖8.17mmol/l，餐后血糖15～17mmol/l，出现食欲亢进、小便频繁、视物模糊症状。患者口服阿卡波糖治疗。患者因觉得中药疗效较好且副作用较小，故而求诊。患者舌质偏红，苔薄腻，脉弦滑。

诊断：消渴。

证型：中消。

治则：清泄三焦，生津止渴。

方药：黄芩20g　黄连6g　川厚朴15g　法半夏10g　白豆蔻20g　苍术15g　茯苓15g　郁金15g　枳壳15g　白芷15g　红景天20g　绞股蓝20g　合欢皮15g　炒蒺藜15g　丹参15g　佛手15g　鸡骨草15g　玉竹15g　炙甘草10g　珍珠草15g　蔓荆子15g　赤芍15g　皂角刺15g　炒白术15g

7剂，日1剂，水煎服。

二诊

因患者自述血糖监测过程中血糖有所下降，在嘱咐继续服用阿卡波糖的基础上对原方进行调整，二诊过程中，因患者出现心下烦闷，懊恼且焦虑的情况，故初诊方增加疏肝气之药，调和肝脾，兼清湿热。拟方：

柴胡10g　黄芩15g　川厚朴15g　法半夏10g　白豆蔻20g　苍术15g　茯苓15g　白芷15g　红景天20g　绞股蓝20g　合欢皮15g　炒蒺藜15g　丹参15g　佛手15g　玉竹15g　炙甘草10g　蔓荆子15g　赤芍15g　皂角刺15g　珍珠草15g　炒白术15g　黄连6g　吴茱萸30g　夏枯草10g

按语：糖尿病对应中医理论中诸多中医诊断，如"消渴""淋证""关格"等。从疾病病因来看，大部分是因为"痰""热""瘀""积"等因素，分别从上、中、下三焦影响机体。本方选用半夏厚朴汤与半夏泻心汤再配合参苓白术散打底，目的在于固护脾土后清泄体内三焦之邪，同时生津止渴。不但能清利亢盛的胃火，还对于消渴进展过程中造成的瘀积进行化瘀解毒，故用郁金、枳壳、合欢皮。因方中加了降糖效果极佳的黄连，而黄连味苦，性燥，久服易耗气伤胃，故而在打底方剂之时加入参苓白术散，固护脾胃坚实，方可运化食积。又因"瘀积"不仅仅在三焦之中，故而仅仅用郁金、枳壳、柴胡、合欢皮等作用于气分之药不足，还需要用长于化瘀的鸡内金、丹参、皂角刺等从血分活血。这与糖尿病进展到终末期的糖尿病肾病患者的肾功能异常、肾小管功能下降有一定关系，即都属于痰邪阻滞脉络，邪入血分。在本方之中，对于久病耗气的患者，运用红景天、绞股蓝等药材扶正固本。

案二十三　消渴（糖尿病）

李某，男，52岁。

初诊

主诉：患者有糖尿病病史数年。

现病史：患者口燥渴多饮，饮水后复渴，有饮水不能解渴之势。虽多饮但小便却黄，纳食减少，神疲体乏，大便正常。脉大而软，舌质红无苔。

诊断：消渴。

证型：肺胃热盛。

治则：益气养阴，生津止渴。

方药：生石膏40g　知母10g　炙甘草6g　粳米15g　人参10g　天花粉10g

7剂，水煎服，日1剂。

二诊

上方服1周后，口渴大减，体力与精神均有好转。

按语：白虎加人参汤，清热之中兼能益气养阴，功用全在人参一物，能大补元气而生津止渴。本方与白虎汤的主要区别在于津液匮竭。本案患者又元气大伤，口中燥渴程度特别严重，《伤寒论》描述为"大渴，舌上干燥而烦，欲饮水数升者"。若只用白虎汤清热止渴不足以治其本，还必须加用人参益气生津，方能达到治疗目的。

案二十四　消渴（糖尿病）

刘某，男，48岁。

初诊

主诉：患糖尿病已3年，又有肝炎及胆囊炎病史。

现病史：患者口苦口干，渴欲饮水，饮而不解。经现代医疗检查，查出尿糖（++++）。伴有胸胁满而心烦，不欲食，食后腹胀，大便稀溏，每日2～3次。患者舌质红，苔薄白，脉弦。

诊断：消渴。

证型：脾阳不足。

治则：温补脾阳。

方药：拟柴胡桂枝干姜汤方加减：

柴胡14g　黄芩10g　黄连6g　葛根15g　玄参10g　茯苓15g　白术10g　绞股蓝10g　鸡骨草10g　干姜10g　桂枝10g　天花粉15g　牡蛎30g　炙甘草10g

7剂，水煎服，日1剂。

二诊

患者诉服药7剂后，口渴明显减轻，口苦消失。上方加太子参15g，又继续服用近20剂后，诸症全部消失。复查尿糖（－）。

按语：柴胡桂枝干姜汤是小柴胡汤的一个变方，治疗邪传少阳，枢机不利，三焦气寒，津液不布而见"往来寒热，胸胁满微结，心烦，渴而不呕，小便不利，但头汗出"等证。但从临床上看，属于少阳气郁而三焦气寒的病证并不很多见，然而这并不妨碍本方在临床上的广泛运用。从本方的药物组成来看，由于内含甘草干姜汤及桂枝甘草汤两个基本方，所以，常用来治疗少阳气郁而兼脾阳不足或心阳不足之病变。

甘草干姜汤是温补中阳的基本方剂，理中汤和四逆汤都是在此方基础上加味而成。从这个意义上看，柴胡桂枝干姜汤既能清解少阳胆热，又能温补太阴脾寒，所以用来治疗少阳胆热兼有太阴脾寒证（简称"胆热脾寒"）常能获得令人满意的疗效。胆热脾寒的临床特点是既有胸胁苦满或疼痛、口苦咽干、心烦等症，又有脘腹胀满、大便稀溏、不欲饮食等症。这与大柴胡汤治疗少阳病而兼阳明腑实对照而言，恰有寒热虚实鉴别的意义。临床上这种"胆热脾寒"的情况多见于慢性肝胆疾病中，由于长期服用清利肝胆之药而导致脾气虚寒，或日久杂治，以致寒热错杂，舍此方则无他法。

此外，桂枝甘草汤是温通心阳的基本方剂，《伤寒论》中凡是取温补心阳的方剂都以此方为基础，如桂甘龙牡汤、苓桂术甘汤等。所以，从这个意义上讲，柴胡桂枝干姜汤又具有清解少阳胆热和温补心阳的双重治疗作用。

皮肤病

案二十五　皮疹（皮炎）

王某，女，12岁。

初诊

主诉：面部皮疹数月。

现病史：患者数月前无明显诱因出现面部皮疹，不痒，心烦多梦，睡眠时间较晚，作息不规律，二便正常，纳食正常，睡眠差，舌尖红，苔薄腻，脉弦滑。

诊断：皮疹。

证型：火热扰心。

治则：凉血清热。

方药：生地黄10g　牡丹皮10g　赤芍10g　黄芩10g　蒲公英10g　墨旱莲10g　茜草10g　丹参10g　合欢皮10g　茯神木10g　炒酸枣仁10g　柏子仁10g　炒蒺藜10g　甘草2g　大枣20g

7剂，水煎服，日1剂。

二诊

上药7剂后，患者未再新发皮疹，睡眠得到好转，心烦症状减轻，守上方再服用7剂，旧红疹消退，后未再发。

按语：患者为女性儿童，处于生长发育期，阳气旺盛，小儿"阳常有余，而阴常不足"，一旦休息不好或者过食辛辣等，则导致阴不足，阴虚血热，发于皮肤则为皮疹，患者睡眠差，心烦梦多也是血热的表现之一，故以凉血清热为法，运用入血分药生地黄、牡丹皮、赤芍、丹参凉血清热，以黄芩、蒲公英助滋阴，以合欢皮、茯神木、炒酸枣仁、柏子仁、炒蒺藜以助睡眠。

案二十六　疱疹（病毒性疱疹）

王某，男，22岁。

初诊

主诉：腹股沟处瘙痒数日。

现病史：患者腹股沟处生片状疱疹，伴轻微疼痛，反复发作。前来求诊，患者大小便尚可，饮食、睡眠可。舌质淡、苔黄腻、脉弦滑。体格检查：触诊有散在性皮疹，高出皮肤，1.5mm×1mm大小。

诊断：疱疹。

证型：下焦湿热。

治则：祛毒利湿，清热解毒。

方药：苍术 15g　白芷 15g　鸡骨草 15g　紫草 15g　墨旱莲 15g　浙贝母 10g　防风 10g　赤芍 10g　炒薏苡仁 20g　地肤子 15g　白鲜皮 15g　土茯苓 20g　珍珠草 15g　苦参 10g　黄柏 10g　甘草 5g　蒲公英 15g　皂角刺 15g　大血藤 15g　金银花 10g

共 7 剂，日 1 剂，2 次/日，水煎服。

二诊

初诊方加地肤子 30g、白及 30g、黄连 15g、黄柏 30、苦参 15g、蛇床子 15g，煎煮后外洗皮肤。煎服法同上，经 2 周后，患者疼痛消失。

按语： 仙方活命饮出自宋代陈自明的《校注妇人良方》。其祛毒利湿、清热解毒的功效较为完备。本方在此基础上，根据患者的实际情况，予以增加白鲜皮、地肤子、蒲公英等解毒药物以增强功效；再加大血藤、紫草等药促进活血，将毒更有效地排出；另外再结合外洗剂共同作用，因此效果较好。因患者为年轻男性，担心隐瞒不洁性史，且疱疹多为病毒性感染，因此增加土茯苓。观察 2 周后其疼痛消失，然则仍建议其做传染病筛查。

胃痛

案二十七　胃痛（慢性胃炎）

董某，男，48 岁。

初诊

主诉：胃脘痛十余年，加重 5 年。

现病史：胃脘隐痛，缠绵不休，胃酸低，纳食衰少，食则作胀，面色萎黄，形体消瘦。患者胃镜及病理诊断：慢性萎缩性胃炎。近来胃中灼热，口渴引饮，大便干结，舌红苔黄腻，脉弦。

诊断：胃痛。

证型：气滞化火，阴津内伤。

治则：先拟通腑泄热以祛邪，再予滋养胃阴以治本，津液来复，胃气下行，自有效验。

方药：黄芩 10g　黄连 3g　酒大黄 3g　全瓜蒌 15g　枳壳 10g　竹茹 10g　石斛 10g　香橼皮 10g　佛手 5g　白芍 10g　甘草 9g

6 剂，水煎服，日 1 剂。

二诊

按上方进 6 剂，腑气已通，痛缓，口渴大减，胃中亦舒，纳食渐振，舌红少苔。胃火已挫，津液未充。继予以养阴通降法。拟方：

石斛 10g　沙参 15g　麦冬 10g　乌梅 5g　甘草 9g　天花粉 10g　芦根 15g　香橼皮 10g　香附 10g　枳壳 10g　酒大黄 3g

12 剂，水煎服，日 1 剂。

三诊

按上方加减进 12 剂，胃中已无灼热感，痛胀亦除，仍口干口苦，大便时常干结，多食即觉胃中不适。守方加减调治 4 个月，胃痛未作，纳食增加，面色转润，体渐丰腴。在治疗过程中，凡遇大便干结，即配伍酒大黄，其有缓下健胃之功，无攻伐败胃之弊。

按语： 胃中积热，大便干结，舌红苔黄，则宜通腑泄热。胃为阳土，不论外邪内积，一有所阻，则气机郁闭，热自内生，此为有余之火，与燥热相结，传导失司，大便干结。对此运用通腑泄热之法，给邪以出路，取效最捷。

血证

案二十八　血证（毛细胞白血病）

司某，男，40岁。

初诊

主诉：头昏乏力，牙龈出血11年余，脾大4个月。

现病史：患者头昏乏力，牙龈出血11年余，脾大4个月。曾在西安某医院住院5个月，诊断为罕见的"毛细胞白血病"，经多方治疗，效果不著。出院时，心肺未见异常，肝由肋下4cm回缩至2cm，脾由肋下6cm回缩至2cm，表面光滑无压痛，余症无变化。现症状：头晕，面色无华，有时齿衄，唇色淡，皮肤发黄。舌质淡红不鲜，苔薄腻稍黄，脉弦细数。血小板81×10^9/L。

诊断：血证。

证型：脾肾两虚，血亏血瘀。

治则：补益脾肾，养阴止血。

方药：生地黄15g　熟地黄15g　制何首乌30g　鸡血藤45g　当归12g　怀牛膝12g　三七（冲服）3g　鹿角霜12g　肉苁蓉10g　白芍10g　焦山楂15g　阿胶（烊化）10g　麦冬15g
6剂，水煎服，日1剂。

二诊

患者服上方后精神好转，头晕消失，纳食可，但有时仍乏力，劳作后加剧，有时齿衄，面色少华，眼睑色白，二便调，脉较前有力。继以前方去生地黄，加巴戟天、狗脊各10g。此后每次来诊时，均以此基本方稍事加减，增加炙黄芪30g，五味子10g，党参15g，炙甘草、杜仲炭各10g，病情逐渐好转。至7月10日，服药历时2个月，病情稳定，精神佳，困倦乏力大减，血小板数上升至120×10^9/L，纳食可。继用上方为丸善后巩固。

按语：毛细胞白血病，是西医的诊断，据其脉症当属中医"血劳"范畴，该病以脾肾血虚血瘀为特征，治疗上以补益脾肾、养血活血为主，该病历程较长，一旦脉症相合，临证当守方徐图。此案可见，治疗难治病，中医有法可依，有药可用，有效可表。关键在于准确辨证，守方徐图，切不可朝三暮四，动辄易法，而使功废于半途。

髓劳

案二十九　髓劳（慢性再生障碍性贫血）

李某，男，30岁。

初诊

主诉：头晕、乏力、心悸、齿衄近4个月。

现病史：患者4个月前感冒后发热，随即出现颜面及双手苍白，自感乏力，腿软，眼睑浮肿。在当地医院检查发现贫血，经骨髓穿刺诊为慢性再生障碍性贫血。现自觉明显怕冷，头晕耳鸣，乏力，心悸，时有齿衄。舌质淡红，舌苔薄白，脉细稍数。查血常规：血红蛋白38g/L，白细胞2.1×10^9/L，血小板25×10^9/L。

诊断：髓劳。

证型：肾阴阳两虚。

治则：温补肾阳，益肾填精。

方药：党参 12g 白术 10g 茯苓 10g 甘草 10g 当归 12g 川芎 10g 白芍 12g 熟地黄 12g 熟附片 2g 麦冬 10g 法半夏 10g 肉苁蓉 10g 生黄芪 20g 肉桂 3g 陈皮 10g

日 1 剂，水煎服，共 20 剂。

二诊

服药 2 个月余后，患者自觉症状减轻。查血常规：血红蛋白 67g/L，白细胞 1.85×10^9/L。效不更方。原方加减继续服用，血象稳步上升。服药半年余，血红蛋白恢复正常。继续门诊服药，巩固疗效。

按语：证属肾阴阳两虚，以阳虚为主。肾为先天之本，肾主骨，肾虚则见两腿酸软，头晕耳鸣。肾虚则气血生化乏源，而致心悸乏力。阳虚则外寒，为本案特点。患者明显怕冷，此为阳虚表现；患者又有头晕耳鸣症状，说明病位在肾，然其脉细稍数，说明有阴虚症状存在，治疗时应当顾及阴阳两方。阴平阳秘，精神乃治。

不孕证

案三十 不孕证（不孕）

周某，女，30 岁。

初诊

主诉：不孕 2 年。

现病史：患者结婚 4 年，未采取避孕措施且房事正常，未孕，曾检查出多囊卵巢综合征且近年体重增长较快。半年未来月经。因希望怀孕并且调理月经，故而求诊。患者舌暗红，可见瘀点，脉弦滑。

诊断：不孕证。

证型：痰瘀互阻。

治则：活血通络，利湿祛痰。

方药：泽兰 15g 茜草 20g 丹参 15g 赤芍 15g 益母草 20g 红景天 20g 黄芩 15g 醋香附 15g 玫瑰花 15g 炒蒺藜 15g 桃仁 10g 炙甘草 10g 大枣 15g 煅瓦楞子 30g 枳壳 15g 厚朴 15g 白术 15g 通草 10g 茯苓 15g 炒王不留行 10g 姜半夏 15g 川牛膝 15g 白豆蔻 15g

14 剂，日 1 剂，水煎服。

二诊

月经恢复正常，观其舌象，瘀点有所减少。

初诊方减少活血通络之药，增加祛痰除湿之药。拟方：

泽兰 15g 茜草 20g 丹参 15g 赤芍 15g 益母草 20g 红景天 20g 黄芩 15g 醋香附 15g 玫瑰花 15g 炒蒺藜 15g 炙甘草 10g 大枣 15g 煅瓦楞子 30g 枳壳 15g 厚朴 15g 白术 15g 茯苓 10g 姜半夏 15g 白豆蔻 20g 陈皮 10g 蒲公英 15g

按语：因饮食、环境等变化，当下多囊卵巢综合征患者数量增多，且体重与多囊卵巢综合征病情进展往往呈正相关。从中医学的角度理解，多为痰湿阻络胞宫，积久成瘀。因二诊时患者月经周期恢复，因此增加清热利湿之药来清利内部胞宫痰湿，故而选泽兰、茯苓、白术、茜草、姜半夏、白豆蔻、陈皮理气祛湿，再加丹参、赤芍、醋香附与玫瑰花等配伍相须为用。

淋证

案三十一　淋证（肾炎）

马某，男，24 岁。

初诊

主诉：间歇性血尿 3 个月。

现病史：患者已确诊慢性肾炎，现尿蛋白（+−），隐血（+−），微量白蛋白 272mg/L（正常 0～150mg/L），自诉平时乏力，睡眠差，饮食尚可，二便失调。皮肤酒后起红疹，发痒。故而求诊，患者舌淡红，苔腻，脉弦滑。

诊断：淋证。

证型：痰湿下注。

治则：益肾健脾，利湿去浊。

方药：黄芪 30g　白术 15g　制黄精 15g　桑寄生 20g　杜仲 15g　牛膝 15g　茯神 15g　远志 10g　乌药 6g　益智仁 10g　红景天 20g　牡丹 10g　黄芩 15g　苍术 10g　白茅根 15g　紫草 15g　茜草 15g　合欢皮 15g　小蓟 3g　地榆 10g　炙甘草 5g　大枣 10g　黄连 6g　泽泻 10g　茯苓 15g　山药 30g

7 剂，水煎服，日 1 剂。

二诊

患者自述睡眠改善且乏力症状消失，去医院检查后尿蛋白有所下降，但饮食胃口下降些许。初诊方加焦三仙。1 周后，患者自述饮食有改善，并且继续随诊治疗。

按语：慢性肾炎呈年轻化发展，该患者是年轻男性，经检查才发现尿蛋白异常。睡眠不佳，且平时乏力，中医学认为此是痰湿下陷下焦，造成了痰湿下注。在治疗上理清思路，要利湿去浊。同时因该患者所患病是慢性病，要稍温补肾阳以温通经络，制衡湿邪。因此，本方在运用缩泉丸的基础上大量增加健脾利水的药物，如白术、苍术、泽泻、茯苓等，再运用小蓟、地榆、白茅根凉血止血，最后运用山药、红景天、黄精补益肾精。另，黄芪利于固真气，且长于利水。

便秘

案三十二　脾约证（便秘）

刘某，男，28 岁。

初诊

主诉：患者便秘 5 日。

现病史：患者大便燥结，五六日排解一次，每次大便时，往往因努责用力而汗出湿衣，但腹中无所苦。口唇发干，用舌舔之则起厚皮如痂，撕之则唇破血出。因较焦急故而求医。患者舌苔黄，脉沉滑。

诊断：脾约证。

证型：胃强脾弱。

治则：润肠泻热，行气通便。

方药：麻子仁 15g 苦杏仁 10g 白芍 10g 大黄 6g 白蜜 15g 郁李仁 10g 桃仁 10g 玄参 10g 天花粉 10g

7 剂，水煎服，日 1 剂。

按语：麻子仁丸由小承气汤加麻仁、杏仁、芍药和蜜为丸而成，治疗"脾约证"。脾约有两个含义：一约者，穷乏也。津液素亏，脾无津液输布而穷约；二约者，约束也。脾之弱阴被胃之强阳所约束，津液不能还于胃中。为什么会形成脾约？在正常情况下，阳明与太阴相表里，脏腑之气相通，脾能为胃行其津液而使燥湿相济，以维持脏腑间的阴阳平衡。如果阳明胃气过强而太阴脾阴太弱，则胃之强阳反凌脾之弱阴，使脾阴受约而不能为胃行其津液；津液不能还于胃中，胃肠失于濡润而干燥，大便因此而难下。所以，脾约证仍属阳明腑实证之一，但是这种大便难有以下特点：经常性和习惯性的大便秘结，其粪块异常干硬，虽然数日不大便，但无腹满腹痛、潮热、谵语等证。所以本患者不属于承气汤的治疗范围，而应该用麻子仁丸润下通便。

腰痛

案三十三 少阳证（腰痛）

张某，男，33 岁。

初诊

主诉：腰痛 3 年。

现病史：患者腰痛 3 年，伴口干渴欲饮。无其他不适症状等。因认为中药副作用较小，因此前来求诊。患者舌质红绛，脉浮弦有力。

诊断：少阳证。

证型：少阳气郁。

治则：和解少阳。

方药：柴胡 12g 黄芩 10g 半夏 10g 生姜 10g 党参 6g 炙甘草 6g 桑寄生 30g 牡丹皮 10g 白芍 10g

14 剂，水煎服，日 1 剂。

二诊

服药 14 剂后，腰痛减半，照方又服 5 剂而愈。

按语：腰为肾之外腑，所以腰痛多从肾论治。本案不从肾论治，而从少阳论治，是因为考虑到病程已久，而无明显虚实之象，则病本不在肾。《灵枢•本输》指出："少阳属肾，肾上连肺，故将与两脏。"说明了少阳与肾经相通，少阳相火为病也可下伤肾阴。所以，本案用小柴胡汤而治少阳取得出人意料的疗效。

水肿

案三十四 水肿（下肢水肿）

李某，女，48 岁。

初诊

主诉：小便不利伴下肢浮肿半日。

现病史：因与邻居口角，愤怒之余，口咽发燥，乃暴饮凉水，次日胸胁苦满，小便不利，下肢浮肿。故来求医，患者脉沉弦，苔白滑。

诊断：水肿。

证型：少阳证。

治则：和解少阳。

方药：小柴胡汤加减：

柴胡 12g 黄芩 6g 半夏 10g 生姜 10g 党参 6g 大枣 6 枚 炙甘草 6g 桔梗 6g 枳壳 6g 玄参 10g 绞股蓝 10g 鸡骨草 10g

5 剂，水煎服，日 1 剂。

二诊

服药 5 剂后，胸胁满消，上方加茯苓 10g，又进 2 剂，小便自利而下肢肿消。

按语：其病证有胸胁苦满，其病机与少阳气郁不疏、枢机不利、三焦不通有关，所以遵循"有柴胡证，但见一证便是"的原则，以小柴胡汤解郁利枢为主，使其上焦得通，津液得下，胃气因和，表里上下之气得达，则汗出而表证解，二便通而诸症除。

汗证

案三十五　汗证（自主神经功能紊乱）

刘某，男，64 岁。

初诊

主诉：汗出 1 周。

现病史：患者诉汗出 1 周，合外感时邪，寒热交替，两胁苦满，伴咳嗽有痰，口苦，心烦，患者因而求诊。舌质淡，苔白滑，脉弦。

诊断：汗证。

证型：太阳少阳合病。

治则：疏解少阳，兼解表。

方药：柴胡桂枝汤加减：

桂枝 10g 芍药 10g 大枣 10g 白术 10g 防风 10g 柴胡 12g 黄芩 10g 半夏 10g 生姜 6g 党参 9g 生石膏 15g 炙甘草 9g 鱼腥草 10g 桔梗 6g

3 剂，水煎服，日 1 剂，3 次/日。

按语：太阳少阳两经同时受邪，起病即见两经证候，如头痛、发热、口苦、咽干、目眩、胸胁苦满等。论太阳与少阳合病，今人治汗出，多从阴虚论治，一般不从阳邪考虑。殊不知少阳本寓相火，邪入少阳，则气郁火蕴；至夜间目合之时，阳入于阴，阳热内迫，则里热更甚，里热甚则逼津外出，亦往往导致汗出。此亦属于少阳枢机不能主阴阳表里气机出入之变，所以用小柴胡汤解郁利枢而能止其汗出。另再加桂枝汤调和营卫，玉屏风散固护卫表。因此，本方疗效较好。

鼻渊

案三十六 鼻渊（鼻窦炎）

钱某，男，21 岁。

初诊

主诉：鼻窦炎 5 年。

现病史：患者患慢性鼻窦炎 5 年，皆因外感而诱发，发则头痛，流涕黄浊而腥臭。此次发病已 2 周，饮食及二便皆正常，但恶风寒。前来求医，舌质淡、苔白，脉滑。

诊断：鼻渊。

证型：痰湿阻络。

治则：化痰祛湿，通窍止痛。

方药：薄荷 10g 苍耳子 6g 防风 10g 白术 10g 柴胡 12g 黄芩 9g 桂枝 9g 白芍 9g 生姜 9g 半夏 9g 党参 6g 大枣 5 枚 炙甘草 6g

7 剂，水煎服，日 1 剂。

二诊

服 3 剂药后复诊，患者自述服药盖被子后即周身微有汗出，每次服药都如此，3 剂服尽，则头痛、浊涕霍然大减。5 年来所服各种中西药都未达到如此好的效果。

在原方内加黄连 3g、陈皮 10g，续服 3 剂而愈。

按语：本病可以在《素问·气厥论》中寻找缘由："胆移热于脑，则辛頞鼻渊。鼻渊者，浊涕下不止也。"恶风寒者，营卫不和之故。胆热上蒸于脑，因此鼻渊浊涕上蒙清窍。因此，运用小柴胡合疏风解表通鼻窍的同时，要清利痰湿，因此用了白术、半夏、陈皮。

腹泻

案三十七 腹泻（慢性结肠炎）

陆某，男，42 岁。

初诊

主诉：慢性结肠炎 5 年余。

现病史：患慢性溃疡性结肠炎已 5 年。腹痛腹泻，午后为甚，大便有黏液，轻则每日 3~4 次，重则每日 7~8 次，往往因过食生冷或精神紧张而加重。伴见口苦心烦，失眠，口渴欲饮，不思饮食，小便短少，下肢肿胀。舌边尖红，苔白厚，脉弦而缓。

诊断：腹泻。

证型：肝胆郁热证。

治则：疏肝利胆，解郁散热。

方药：茯苓 15g 白术 10g 山药 30g 柴胡 10g 黄芩 6g 桂枝 12g 干姜 12g 花粉 12g 玄参 10g 牡蛎 20g 炙甘草 10g

7 剂，水煎服，日 1 剂。

二诊

服药 7 剂后，腹泻减为每日 1~2 次，腹痛减，精神好转，续上方加党参 9g，又连服 20 余剂，诸症皆消。后纤维结肠镜检查，示溃疡愈合。

按语：患者肝胆郁热，因此，治疗本病，先清除肝胆郁热，再和脾胃。肝胆瘀久化热，除要疏通肝胆之气、清泄胆腑之热外，还要针对长久腹泻的情况酌情思考病情，因此选择山药、茯苓、白术、炙甘草，有参苓白术散之方义，此外，除久泻恐伤胃气外，还恐伤阴，因此，加玄参、天花粉以缓急固阴。故成此方。

郁证

案三十八　郁证（神经症）

曾某，女，28 岁。

初诊

主诉：乏力 3 周。

现病史：患者自觉矢气频作，睡眠极差，月经延后，经量少，质清稀，平时乏力倦怠，舌质暗红，苔薄腻，脉弦滑、涩。

诊断：郁证。

证型：肝气不舒，血脉瘀滞。

治则：疏肝理气，行气止痛。

方药：合欢皮 15g　炒蒺藜 15g　茯神 15g　茯苓 15g　炒酸枣仁 30g　柏子仁 15g　柴胡 10g　黄芩 15g　鸡骨草 15g　益母草 30g　泽兰 15g　茜草 20g　赤芍 15g　炒王不留行 15g　炒白术 15g　首乌藤 30g　天麻 15g　白芷 15g　川芎 15g　丹参 15g　炙甘草 8g　大枣 20g

7 剂，水煎服，日 1 剂。

二诊

自述月经有所改善，经量有所增多，但仍感较为疲劳，在此基础上选择归脾汤的部分药物及运用其思路，加入远志以安神，另加赤芍、当归、黄芪，去炒王不留行、鸡骨草、炒蒺藜。

再复诊，自述睡眠改善，月经已经恢复正常周期。

按语：本方其实包含五仁丸方义，也包含了半夏白术天麻汤方义，此外还对归脾汤方义有所选择，主要是祛湿健脾、疏肝和胃。最后湿邪渐渐祛除才逐渐补益气血，以避免滋邪。

案三十九　郁证（更年期综合征）

赵某，女，42 岁。

初诊

主诉：失眠 3 日。

现病史：患者自述因工作压力太大，失眠 3 日，难以入睡且多梦，焦虑，易发怒，情绪易激动。患者舌质红，苔薄腻，脉弦滑。

诊断：郁证。

证型：肝气郁结。

治则：疏肝解郁，养心安神。

方药：小柴胡汤合酸枣仁汤加减：

党参 20g　黄芪 20g　白术 15g　川芎 10g　茯苓 15g　枸杞 15g　合欢皮 15g　炒酸枣仁 30g　酒女贞子 15g　墨旱莲 15g　柴胡 10g　赤芍 15g　鸡冠花 15g　椿皮 15g　醋香附 15g　丹参 15g　益母草 20g　延胡索 15g　炒蒺藜 15g　知母 10g　当归 10g　白芍 10g　荔枝核 15g　白芷 10g　首乌藤 20g　炙甘草 5g　红景天 15g　绞股蓝 15g　远志 10g　茯神 10g　大枣 10g

7 剂，水煎服，日 1 剂。

患者后续打电话自述睡眠改善明显，又服 7 剂以巩固疗效。

按语： 当下工作压力大，精神焦虑较为常见，治疗关键在于调和肝经，疏肝解郁则患者焦虑得到缓解且睡眠改善，而在此过程中仅仅使用小柴胡汤还不够，因患者失眠暗耗肝血，因此选用酸枣仁汤方义加入其中补益肝血。最后加入延胡索、丹参、醋香附等以增强疏肝之效果。因此本方效果较好。

发热

案四十　阳明热证（发热）

成某，男，16 岁。

初诊

主诉：身体发热反复发作 1 周余。

现病史：患者自觉身体发热且伴随气短乏力，大便干结，头晕心悸，耳鸣，面红心烦，既往无便秘史。舌红脉细滑。故而求诊。

诊断：发热。

证型：阳明热证。

治则：清泻热结。

方药：石膏 35g　党参 10g　天花粉 10g　甘草 10g　粳米 10g　知母 10g　蜜桑白皮 8g　侧柏叶 5g　白茅根 8g　前胡 5g　蜜百部 5g　枇杷叶 5g　甘草 8g　大枣 15g　郁李仁 5g　玄参 5g　扁桃仁 6g　苦杏仁 10g

3 剂，水煎服，日 1 剂。

按语： 患者发热，口渴，因"肺与大肠相表里"，故大便干结，甚至可能出现咳嗽的症状，且患者略有阴虚症状，故而在阳明证，还要注意固护阴液，不但运用石膏降热，还运用五仁丸走下焦肠道泻热，即降热的同时还走肠腑泄热，故患者疗效见效快。

感冒

案四十一　伤寒（感冒）

王某，女，54 岁。

初诊

主诉：感冒 3 日。

现病史：患者身体素虚，稍受风寒，即喷嚏频频，流清稀涕如水液状，绵绵不绝，头昏神疲，颇以为苦。故来求诊。患者苔薄质淡，脉细软。

诊断：感冒。

证型：肺肾阳虚。

治则：温肺益肾，摄敛止涕。

方药：炙黄芪 30g　炒白术 10g　怀山药 10g　台乌药 10g　益智仁 10g　苍耳子 10g　辛夷 10g　茯苓 10g　甘草 6g　防风 10g　川芎 10g　红景天 10g

7 剂，日 1 剂，水煎服。

二诊

服药 1 周后清涕即显著减少，再剂而敛。随后嘱服"玉屏风口服液"，每次 2 支，1 日 3 次，连服 1 个月，即获根治。

按语：患者素体虚弱，在诊疗过程中要考虑体质因素。本方主要运用玉屏风散解表散寒，再固表气。因王某素体虚弱，除了治标更要治本，因此本方运用了缩泉丸加减，在乌药的运用上，乌药配川芎治妇人气厥头痛及产后头痛（《本草纲目》）甚效。乌药伍益智仁、山药为"缩泉丸"（《妇人大全良方》），乃治肾经虚寒、小便滑数之名方，对老人尿频、小儿遗尿而偏阳虚者，有温肾祛寒、固涩小便之功。因其具温阳固摄之效，用之移治肺寒或肾阳虚之涕多如稀水，取此三味加于辨治方中，大可提高疗效，此则异病同治之理也。因此，本方标本兼治，故疗效较好。不仅如此，后续嘱咐服用玉屏风口服液继续固表，也有体质方面考虑。本方的使用中没有用桂枝汤，后思索应加桂枝、大枣将收效更佳，特此写出。

案四十二　感冒（上呼吸道感染 1）

林某某，女，40 岁。

初诊　2013 年 12 月 4 日。

主诉：后背发凉间作 3 年，加重 1 周。

现病史：患者平素体虚，动辄汗出，稍摄生不慎受凉容易感冒，且感冒后后背发凉，反复发作，持续 3 年，曾间断口服中药，但病情反复，甚为痛苦。1 周前因汗出受凉以来，一直自觉怕冷，以后背部明显，自觉脊背部发凉，伴咳嗽，咯少量黏痰，稍感口干，手心自觉发热，平素易怕冷，动辄汗出，纳可，睡眠一般，舌质淡红，苔薄少津，脉弦细。

诊断：感冒。

证型：阳气不足，虚热内扰。

治则：温阳益气，清解虚热。

方药：黄芪 10g　白术 10g　防风 10g　桂枝 10g　白芍 10g　生姜 10g　大枣 10g　制附子（先煎）10g　杏仁 10g　厚朴 10g　苍耳子 20g　乌梅 10g　黄连 10g　黄柏 10g　知母 10g　甘草 5g

3 剂，水煎服，日 1 剂。

二诊　2013 年 12 月 8 日。

患者自觉怕冷，出汗的症状明显改善，自觉脊背部发凉明显减轻，咳嗽缓解，偶有咳嗽，咯少量黏痰，稍感口干，舌质红，苔薄黄，脉弦。

初诊方去杏仁、厚朴、知母，加黄芩 10g，3 剂，水煎服，日 1 剂。

三诊　2013 年 12 月 12 日。

患者自觉上述症状消失，无咳嗽，纳可，睡眠佳，舌质红，苔薄黄，脉弦。

二诊方去苍耳子、乌梅、黄连、黄柏、黄芩，加杏仁 10g，6 剂，水煎服，日 1 剂，巩固治疗。后随访半年，病情稳定，无再感冒及怕冷。

按语：患者平素体虚，阳气虚弱，卫外不固，导致外邪袭表，营卫失和，汗出反复，汗为心之液，汗出过多，伤及心阴，形成心阴不足之体；汗出过多，气随津泄，导致阳气更虚。故其病变之机理，既有阳气虚弱，又有虚热内生，故其治疗以桂枝加附子汤温阳益气，调和营卫，配合玉屏风散益气固表，同时以乌梅汤中黄连、黄柏、黄芩清虚热，苍耳子引阳药入督脉，如此阳气复，虚热清后，再给予桂枝加附子汤和玉屏风散巩固治疗，故多年顽疾得以根治。

案四十三　感冒（上呼吸道感染2）

王某某，女，35岁。

初诊　2015年3月20日。

主诉：恶寒1天。

现病史：患者平素怕冷。1天前因值夜班感寒后开始出现恶寒甚，穿羽绒服仍不缓解，发热，自测体温38.3℃，伴头痛，无恶心呕吐，项背疼痛，无鼻塞流涕，无咽痛，口不干，但昏昏欲睡，今日就诊。现症见恶寒，项背疼痛，神疲乏力，纳食、睡眠差，二便调。舌质淡，苔白，脉细沉。

诊断：感冒。

证型：阳虚外感。

治则：温阳解表。

麻黄10g　附子（先煎）10g　细辛3g

2剂，水煎服，日1剂，分3次服用。

二诊　2015年3月22日。

患者诉服完上方第一剂药后，体温降至37.6℃，今日恶寒明显改善，项背疼痛减轻，已无昏昏欲睡之感，微汗出，体温为37.2℃，舌质淡，苔白，脉细。

守初诊原方，2剂，水煎服，日1剂，分2次服用。

三诊　2015年3月24日。

患者神清，精神好转，诉无恶寒、项背疼痛，体温正常，纳食一般，睡眠尚可，舌质淡红，苔薄白，脉平。嘱患者注意避风寒，注意休息，避免劳累。

按语：张师认为感冒虽最常见，但不仅与咳嗽的发生、发展及其他慢性肺系疾病的急性发作有关，而且也与痹症、水肿、心悸、胸痹等多种疾病的病情发展或恶化相关，治疗感冒是中医师的基本功。感冒尤其对抵抗力差的特殊人群如老人与小孩威胁极大。对抵抗力差的特殊人群的体虚感冒除了鉴别气虚或阴虚外，还要注意阳气虚的少阴表证。该病案中，考虑到患者平素怕冷暗示证阳气亏虚，有一分恶寒就有一分表证，结合《伤寒论》"少阴之为病，脉微细，但欲寐也"，使用麻黄附子细辛汤，效如桴鼓。海南地处热带，长期湿热，很多医生会先入为主使用清热解毒的中药，但是对于阳气虚的少阴表证实际上是雪上加霜，适得其反。因此有是证，用是药，临床上要从辨证论治下苦功夫与真功夫。

案四十四　感冒（上呼吸道感染3）

余某某，女，75岁。

初诊　2014年3月25日。

主诉：恶寒、多汗1周。

现病史：1周前患者因着凉后开始出现恶寒，伴咽痛、鼻塞、流涕，伴多汗，自服泰诺感冒片后，鼻塞、流涕改善，但仍恶寒，伴多汗，活动后汗出更多，今日就诊。现症见恶寒，无发热，偶咳嗽，痰少白黏，无咽痛，无鼻塞，无流涕，纳食欠佳一般，睡眠欠佳，小便清，大便调。舌质淡红，苔薄白，脉浮缓。

诊断：感冒。

证型：外感风寒，营卫不和。

治则：解肌发表，调和营卫。

方药：桂枝 10g　白芍 10g　生姜 10g　甘草 5g　大枣 10g

2 剂，水煎服，日 1 剂，分 3 次服用，服后盖被子睡觉。

二诊　2014 年 3 月 27 日。

患者诉汗出有所减少，恶寒减轻，动则汗出，乏力。舌质淡，苔白，脉细。

初诊方加黄芪 30g，7 剂，水煎服，日 1 剂，分 2 次服用。

三诊　2014 年 4 月 3 日。

患者神清，精神改善，诉无恶寒，汗出明显减少，纳食、睡眠正常，大、小便调，舌质淡红，苔薄白，脉细。嘱患者注意避风寒，注意休息，避免劳累，服用玉屏风散 1 袋，每日 2 次，服 15 天。

按语：感冒一年四季均可发病，尤其以春、冬季节为多，起病急，临床起病急，以鼻塞、流涕、咳嗽、发热、恶寒、头痛等症状。"风为百病之长"，外感之病以风为先导，故感冒的主要病因为风邪，风邪伤人体，在不同季节常夹杂当令时气相合为病。张师在该病案中辨证为风寒证，但属表虚证，予桂枝汤治疗取得良效。

案四十五　感冒（上呼吸道感染 4）

陈某，女，60 岁。

初诊

主诉：头痛，鼻塞，肢体酸痛 2 个月余。

现病史：2 个月前因劳累过度而发病，病见头痛头晕，鼻塞流涕，肢体及项背酸疼，咽喉疼痛等，曾服用多种中西药物治疗，病情未见好转。现症见头痛头晕，鼻塞流涕，全身酸楚疼痛，无发热，微恶风寒。诊见面色少华，舌质淡，舌苔白，脉虚而缓。

诊断：感冒。

证型：气虚及外感风邪挟湿。

治则：益气解表，疏风祛湿。

方药：参苏饮化裁：

党参 17g　大枣 15g　炙甘草 6g　桑叶 10g　紫苏叶 8g　续断 10g　救必应 10g　鬼箭羽 10g　蔓荆子 10g　桔梗 10g　前胡 10g　鲜葱白 20g

3 剂，水煎服，日 1 剂。

二诊

服药后症状大减，唯咽喉疼痛，舌脉同前。药已对证，仍守前法调理。于前方去大枣、炙甘草、续断、鲜葱白，加诃子 10g，改党参为 10g，再服 3 剂后病愈。

按语：其证候为气虚外感风邪挟湿。素体虚弱则易感外邪，湿邪阻遏则病情缠绵。头痛、头晕、鼻塞流涕为风邪上犯之征，身体酸痛为湿邪阻遏之象，舌淡脉虚足见其正气不足。气虚则卫表失固不任风邪，加之湿气重着难解，故非寻常感冒药物所能治愈。在治疗时，注意在扶助正气的基础上解表祛邪。方用党参、大枣、炙甘草以益气固表，桑叶、紫苏叶、蔓荆子等发散风邪。川断本为壮腰健肾的药物，但《本经》云其"主伤寒"。它有很好的祛风散湿功效，最宜于感冒挟湿者使用。鬼箭羽、救必应清热解毒祛湿，是广西民间治疗痧证之常用药物。桔梗、前胡宣肺气，葱白通鼻窍。

咳嗽

案四十六　咳嗽（上呼吸道感染 5）

林某，女，34 岁。

初诊

主诉：气短乏力、咳嗽 1 个月。

现病史：患者 1 个月前感受风寒后出现气短乏力，咳嗽，痰多色白，并且经量少，痛经，二便正常，睡眠不佳，皮肤时起疱疹，抵抗力差时易发作，舌淡红，苔薄腻，脉滑。

诊断：咳嗽。

证型：痰湿蕴肺，肺气上逆。

治则：化湿降逆，止咳化痰。

方药：瓜蒌 15g　千里光 15g　浙贝母 15g　黄芩 15g　紫苏 15g　桑白皮 15g　百部 15g　前胡 15g　苦杏仁 10g　蜜枇杷叶 10g　僵蚕 10g　木蝴蝶 6g　牛蒡子 10g　玄参 10g　侧柏叶 10g　桔梗 10g　川射干 10g　炙甘草 5g　大枣 10g　皂角刺 15g　川牛膝 15g　刘寄奴 15g　通草 10g　炒蒺藜 15g　桑椹 15g　益母草 30g

7 剂，水煎服，日 1 剂。

二诊

7 剂药后气短、乏力症状明显好转，不再咳嗽，适逢月经来潮，且经量正常。

三诊

患者诉已无其他不适，舌淡红，舌尖绛红，苔薄腻，脉弦滑。嘱其加强身体锻炼，避风寒、慎起居。

按语：患者因感受风寒后而出现气短乏力，咳嗽，这是由于风寒之邪侵袭肺部，但询问患者是否有"畏寒、恶风"等表证时，患者予以否定，观其舌脉也无表证，说明表证已去，但患者依然咳嗽、乏力，则说明风寒之邪不在表，已入里，但症轻。机体正邪相争，虽邪去大半，但正气耗伤，再加上患者素来抵抗力差，则患病后出现气短、乏力等症。咳嗽，病位在肺，无论外感六淫或内伤所生的病邪，皆侵及肺而致咳嗽，故《景岳全书》说："咳证虽多，无非肺病。"这是因为肺主气，其位最高，为五脏之华盖，肺又开窍于鼻，外合皮毛，故肺最易受外感、内伤之邪，而肺又为娇脏，不耐邪侵，邪侵则肺气不清，失于肃降，迫气上逆而作咳。正如《医学三字经》所说："肺为五脏之华盖，呼之则虚，吸之则满，只受得本脏之正气，受不得外来之客气，客气干之则呛而咳矣；亦只受得脏腑之清气，受不得脏腑之病气，病气干之，亦呛而咳矣。"《素问·咳论》说："五脏六腑皆令人咳，非独肺也。"患者咳嗽是由于肺气上逆所致，以瓜蒌、川射干化痰止咳，苦杏仁、牛蒡子、蜜枇杷叶、浙贝母、前胡降肺气；患者自诉月经量少，结合其症状为瘀血阻滞胞宫所致，方以活血化瘀为主，故以皂角刺、川牛膝、通草、炒蒺藜、益母草活血化瘀，刘寄奴、桑椹滋补肝肾，养肝血以调经。

案四十七　咳嗽（上呼吸道感染 6）

符某，女，37 岁。

初诊

主诉：咳嗽1周。

现病史：患者1周前咳嗽，痰多，色黄，胸口满闷，心烦，二便调，月经量正常，舌淡红苔薄腻，脉弦滑。

诊断：咳嗽。

证型：痰阻气滞，痰热互结。

治则：清热化痰，理气止咳。

方药：瓜蒌仁10g　紫苏10g　蜜桑白皮10g　木蝴蝶5g　川射干10g　胆南星10g　姜半夏10g　茯苓15g　陈皮10g　浙贝母10g　桔梗10g　黄芩15g　千里光15g　炒白术10g　甘草5g　豆蔻10g

7剂，水煎服，日1剂。

二诊

睡眠少，胃纳可，舌淡红，苔薄腻，脉弦滑。前方去黄芩、胆南星、豆蔻，继服3剂善后。

按语： 咳嗽对于西医来说是较为头痛的疾病，但以中医辨证论治之法治疗咳嗽则效果极佳。患者咳嗽由痰阻气滞，气郁化火，痰热互结所致。痰热为患，壅肺则肺失清肃，故见咳嗽气喘、咯痰黄稠；阻碍气机，则胸膈痞闷，甚则气逆于上，发为气急呕恶；痰热扰乱心神，可见烦躁不宁。治宜清热化痰，理气止咳。方中胆南星苦凉、瓜蒌仁甘寒，均长于清热化痰，瓜蒌仁尚能导痰热从大便而下，二者共为君药。姜半夏虽属辛温之品，但与苦寒之黄芩相配，一化痰散结，一清热降火，既相辅相成，又相制相成，共为臣药。治痰者当须降其火，治火者必须顺其气，故佐以杏仁降利肺气以宣上，陈皮理气化痰以畅中，枳实破气化痰以宽胸，并佐茯苓健脾渗湿以杜生痰之源。使以姜汁为丸，用为开痰之先导。正如汪昂《医方集解》所言"此手足太阴之药，治痰火之通剂也。气能发火，火能役痰，半夏、南星以燥湿气，黄芩、栝蒌以平热气，陈皮以顺里气，杏仁以降逆气，枳实以破积气，茯苓以行水气。水湿火热，皆生痰之本也。盖气之亢而为火……火退则还为正气而安其位矣。故化痰必以清气为先也"。诸药合用，化痰与清热、理气并进，使气顺则火降，火清则痰消，痰消则火无所附，诸症悉除。

案四十八　咳嗽（上呼吸道感染7）

龙某某，女，26岁。

初诊 2014年3月25日。

主诉：咳嗽5天。

现病史：患者5天前因劳累后开始出现咳嗽，痰稀白，伴鼻塞，流涕，头痛，肢体酸痛，时感恶寒无发热，自服用感冒药（具体用药不详），鼻塞、流涕改善，今日就诊。现症见咳嗽，痰稀白，偶头痛，肢体酸痛，无汗，纳食欠佳，睡眠欠佳，小便清长，大便每日一次。舌质淡，苔薄白，脉浮紧。

诊断：咳嗽。

证型：外感风寒，肺气上逆。

治则：疏风散寒，降肺止咳。

方药：麻黄10g　杏仁10g　甘草5g　金沸草5g　白前10g　陈皮10g　桔梗10g　百部10g　荆芥10g　防风10g　枳实10g

7剂，水煎服，日1剂。

二诊　2014年4月1日。

患者诉服完上方后咳嗽减少，痰黄白相兼，无明显恶寒，无头痛，睡眠改善，无肢体酸痛，舌质淡，苔白，脉弦。拟方：

荆芥10g　百部10g　陈皮10g　紫菀15g　白前10g　桔梗10g　杏仁10g　浙贝母10g
瓜蒌皮15g

3剂，水煎服，日1剂。

按语： 外感咳嗽西医属上呼吸道感染，多因病毒感染所致，中医中药在治疗病毒感染方面有较大的优势，并积累了丰富的经验。外感咳嗽多为实证，应祛邪利肺，须注意辨别风寒、风热、风燥，针对风寒感冒，张师在选方用药上，选用三拗汤，麻黄宣肺有专长，而《医学心悟》的止嗽散不寒不热，最擅长宣肺止咳。

案四十九　咳嗽（急性气管-支气管炎1）

符某某，女，33岁。

初诊　2014年2月8日。

主诉：咳嗽4个月。

现病史：患者始因感冒后4个多月来，经常咳嗽。西医诊断为急性气管-支气管炎，先用西药抗感染、镇咳2个多月无明显效果，后又间断在多家医院口服中药丸、胶囊及汤剂亦无功，现症见咳嗽，以干咳为主，咳甚有少量白稀痰，咳嗽于夜间与中午刚平卧之时加重，伴头晕心烦，纳食一般，睡眠差，二便正常，舌质淡红，苔薄黄，脉弦细。

诊断：咳嗽。

证型：肺失宣降，痰浊内停。

治则：宣肺化痰，降气止咳。

方药：紫菀10g　百部10g　荆芥10g　陈皮10g　白前10g　旋覆花10g　桔梗10g　半夏10g　茯苓20g　枇杷叶10g　甘草5g

5剂，水煎服，日1剂。

二诊　2014年2月14日。

患者服上方5剂，咳嗽症状无改善，仍咳嗽，咯少量白黏痰，且自觉胸胁苦满，无食欲，余症如上，详问病情，患者自述已服中药20余剂，其药大都和上方相仿。自觉辨证有误，患者咳嗽，伴头晕心烦、胸胁苦满、无食欲，乃邪在少阳，枢机不利，痰饮内阻于胃，上逆于肺所致。故给予和解少阳、疏利气机，佐以化痰止咳。拟方：

柴胡10g　半夏10g　黄芩10g　干姜4g　五味子10g　紫菀10g　丝瓜络10g　旋覆花10g
桔梗10g　茯苓20g　枇杷叶10g　甘草5g

因心中无底，暂先给3剂，水煎服，日1剂。

三诊　2014年2月18日。

患者欣喜告知，服上方1剂，咳嗽大减，3剂尽，咳嗽基本消失，余症亦明显缓解，饮食增加，舌质淡红，苔薄白，脉弦细。因患者咳嗽较久，守上方3剂，巩固治疗。

按语： 仲景《伤寒论》云："伤寒五六日中风……胸胁苦满……心烦喜呕，或胸中烦而不呕……或咳者，小柴胡汤主之……若咳者，去人参大枣生姜，加五味子半升、干姜二两。"初辨只关注咳嗽，宣肺化痰、止咳之品，无效，后详问病史，治疗经过及用药情况，自觉和仲景小柴胡证相似，给予"和解少阳，疏利气机，佐以化痰止咳"，不治咳而咳止。中医治病，切忌头痛治头，要详问病史，明辨病机。

案五十　咳嗽（急性气管-支气管炎2）

符某，男，32岁。

初诊　2019年7月24日。

主诉：咳嗽间作20天。

现病史：患者20天前劳累后开始出现咳嗽，痰少，伴咽痒，时鼻塞，流涕，曾服用感冒药、抗生素及咳嗽水等多种中西药，疗效欠佳，仍咳嗽，咽痒仍未改善，今日就诊。现症见咳嗽，痰少，色黄质黏，咽干，咽痒，无恶寒发热，纳食一般，睡眠尚可，小便黄，舌质红，苔薄黄，脉弦。

诊断：咳嗽。

证型：邪热灼咽，肺气失宣。

治则：清咽宣肺，清热降火。

方药：桔梗10g　炙甘草5g　射干30g　马勃10g　木蝴蝶10g　白僵蚕10g　前胡15g　百部15g　枇杷叶10g　瓜蒌皮15g　黄芩15g　桑白皮20g　鱼腥草20g　千里光15g　侧柏叶10g　浙贝母15g　苍耳子15g　大枣10g

7剂，水煎服，日1剂。

二诊　2019年7月31日。

患者诉咳嗽减轻，痰少，色黄白黏，无咽干，偶咽痒，无恶寒发热，纳食、睡眠一般，小便清长，大便溏烂，舌质淡红，苔薄白，脉弦。

守原方去黄芩15g、桑白皮20g，加茯苓15g、白豆蔻10g，7剂，水煎服，日1剂。

按语：经典的教科书将咳嗽分外感咳嗽与内伤咳嗽，无论外感咳嗽或内伤咳嗽，共同病机是肺失宣肃，肺气上逆。张老师在长期的临床实践中发现，海南地处热带，长期湿热，加上部分患者嗜好烟酒或辛辣炙烤食物，易邪热灼咽，咽为肺之前哨，邪热不祛，导致感冒后咳嗽缠绵不愈，因此创制了清咽利肺汤，通过清咽宣肺，清热降火，对此类咳嗽疗效极佳。方中予桔梗甘草汤，配以射干、马勃、木蝴蝶、白僵蚕清咽，前胡、百部、枇杷叶、瓜蒌皮宣肺止咳，黄芩、桑白皮、浙贝母清肺热化痰，鱼腥草、千里光、侧柏叶清热泻火，佐大枣顾护脾胃后天之本。

案五十一　咳嗽（急性气管-支气管炎3）

邝某某，女，61岁。

初诊　2018年1月29日。

主诉：咳嗽、鼻塞1个月。

现病史：患者1个月前开始出现咳嗽，鼻塞，干咳无痰，自行复用感冒药后症状稍缓解。现症见咳嗽，鼻塞，干咳无痰，时有心慌，乏力，时有双手震颤，纳可，夜寐差，小便频，夜尿频，大便正常。舌暗红，苔薄黄，脉细数。

诊断：咳嗽。

证型：肺阴亏虚，宣降失常。

治则：滋阴润肺，宣肺止咳。

方药：沙参15g　麦冬15g　白扁豆10g　桑白皮10g　玉竹10g　天花粉20g　甘草10g　浙贝母15g　苏子10g　杏仁10g　瓜蒌皮15g　莱菔子10g　厚朴15g　太子参30g　五味子10g

3剂，水煎服，日1剂。

二诊 2018年2月3日。

患者诉鼻塞减轻，仍干咳无痰，时有心慌，乏力，时有双手震颤，纳可，夜寐差，小便频，夜尿3～4次/晚，大便正常。舌暗红，苔薄黄，少津，脉细。

黄芩10g 知母10g 浙贝母10g 桑叶10g 瓜蒌仁30g 瓜蒌皮10g 金银花10g 麦冬10g 橘红10g 桔梗20g 苍耳子10g 辛夷花10g 地黄20g 栀子10g

4剂，水煎服，日1剂。

三诊 2018年2月6日。

患者口干渴、多饮，鼻塞改善，干咳减轻，无心慌，乏力，时有双手震颤，纳可，夜寐差，夜尿频，大便正常。舌暗红，苔薄黄，少津，脉细。

二诊方去瓜蒌仁、金银花、栀子，加黄芪30g、远志10g、紫菀10g，3剂，水煎服，日1剂。

四诊 2018年2月11日。

患者无鼻塞，咳嗽明显改善，无心慌，无下肢乏力，双手震颤较前好转，纳眠可，小便频，二便调。舌暗红，苔薄黄，少津，脉细。三诊方加白芷10g，5剂，水煎服，日1剂。

继服5剂后，患者咳嗽、鼻塞痊愈。

按语：患者素体阴虚，并久咳损伤肺阴，肺失润降故见干咳无痰，口燥咽干，久咳伤气，故见乏力，神疲消瘦，方用沙参麦冬汤养阴清热止咳，生脉饮益气生津。方中沙参、麦冬清养肺胃，玉竹、花粉生津解渴，生扁豆、生甘草益气培中、甘缓和胃，配以桑叶，轻宣燥热，合而成方，有清养肺胃、生津润燥之功。加之太子参、五味子共成补肺益气，养阴生津之效。后期久病耗伤脾气，调补中焦，培土生金。咳嗽的中医辨证多注意病史、咳声、痰的多少和性状及舌苔脉象的变化，新证体实多痰多火，久病体虚多阴虚气虚，根据具体病情临证加减，多能取得良好疗效。

案五十二 咳嗽（慢性支气管炎急性发作1）

吴某某，女，77岁。

初诊 2018年10月20日。

主诉：反复咳嗽、咳痰10余年，加重1周。

现病史：患者10余年前开始出现反复咳嗽、咳痰，每年均有发作，每次持续时间2～3个月，确诊为"慢性支气管炎"。1周前因不慎受凉后再次出现咳嗽，咳痰，痰白量多，易咳出。自行服用消炎药后症状稍改善。现症见咳嗽，咳痰，痰色白，痰量较多，伴有咽痒，时有头痛、胸闷，四肢乏力，无发热恶寒，纳眠一般，二便尚可。舌暗红，苔白腻，脉弦滑。

诊断：咳嗽。

证型：痰湿蕴肺，宣降失常。

治则：宣肺止咳，降气化痰。

方药：桑白皮10g 紫苏子10g 莱菔子10g 黄芩10g 知母10g 浙贝母10g 瓜蒌皮20g 茯苓30g 桔梗20g 紫菀10g 款冬花10g 白芥子10g 甘草5g

5剂，水煎服，日1剂。

二诊 2019年4月29日。

患者诉头痛明显，恶寒，仍咳嗽，咳痰较前减少，偶胸闷，无乏力，纳眠一般，二便尚可。舌暗红，苔白腻，脉弦滑。拟方：

桂枝15g 柴胡10g 干姜5g 桑白皮10g 紫苏子10g 莱菔子10g 黄芩10g 知母10g

浙贝母 10g　瓜蒌皮 20g　紫菀 10g　款冬花 10g　甘草 5g

3 剂，水煎服，日 1 剂。

三诊　2019 年 5 月 4 日。

患者脉象无力，头痛已消失，痰无，咳轻，口干，纳增，舌苔腻大减，恶寒减轻。拟方：

百合 30g　生地 15g　浙贝母 15g　莱菔子 15g　茯苓 15g　元参 10g　桔梗 10g　麦冬 10g　白芍 10g　当归 10g　苏子 10g　甘草 5g

3 剂，水煎服，日 1 剂。

四诊　2019 年 5 月 12 日回访，咳嗽、咳痰已消。

按语：一般讲，有声无痰为咳，有痰无声为嗽，但多为咳嗽并见，故以咳嗽并称。《内经》论述"五气所病……肺为咳"。又云"脾为生痰之源，肺为贮痰之器"。《素问·咳论》云"皮毛先受邪气所致"。"五脏六腑皆令人咳"。强调外邪犯肺或脏腑功能失调，病及于肺，均可导致咳嗽。《景岳全书》曰："咳嗽之要，止唯二证，何为二证；一曰外感，二曰内伤而尽之矣"。咳嗽的病因有外感内伤两大类。内伤咳嗽为脏腑功能失调，内邪干肺，无论何因，均可引起肺失宣降，肺气上逆作咳。考《中医内科学》，内伤咳嗽有痰湿蕴肺、痰热郁肺、肝火犯肺、肺阴亏耗四种。该患者初期属内伤咳嗽痰湿蕴肺，后期耗伤肺阴，用百合固金汤合三子养亲汤，主要是扶正补脏腑，巩固疗效，达到止咳之目的。

案五十三　咳嗽（慢性支气管炎急性发作 2）

何某某，女，52 岁。

初诊　2018 年 4 月 15 日。

主诉：反复咳嗽 10 余年，加重 1 周余。

现病史：患者既往慢性支气管炎病史 10 余年，天气变化及情绪激动时容易发作，曾经过"消炎、止咳、平喘"等治疗，但只能在发作时缓解咳嗽症状。1 周前患者因为下雨后受凉开始咳嗽发作，自服止咳平喘药疗效不佳，在我院检查提示"双肺纹理增粗"，余未见异常，后经人推荐前来就诊。现症见刺激性呛咳，呈阵发性，痰少黏稠，不易咳出，口干口苦，胸胁胀闷，时有疼痛，食可，偶失眠多梦，小便稍黄，大便偏干，舌红，苔少而干，脉弦细数。

诊断：咳嗽。

证型：肝郁阴亏，木火刑金。

治则：疏肝养阴，泻火清金。

方药：柴胡 15g　白芍 15g　枳壳 15g　甘草 10g　生地 20g　北沙参 20g　当归 15g　枸杞子 15g　麦冬 20g　川楝子 15g　桑白皮 15g　地骨皮 15g　酸枣仁 30g　瓜蒌仁 15g　山药 15g

二诊　2017 年 5 月 16 日。

服药后咳嗽明显减轻，发作次数减少，痰少易咳出，胸胁胀闷疼痛减轻，稍口干口苦，偶失眠多梦，舌红，苔薄白，脉弦细。

初诊方去酸枣仁，改生地 15g、北沙参 15g、麦冬 15g，加合欢皮 15g，上方继服 5 剂后，咳嗽消失，继续予上方加减调治半月余，余症消失，且期间咳嗽未再发作，随访半年未复发。

按语：《三家医案合刻》载叶天士语："若内咳之因，由别经干连及肺，当明其因，徒治肺无益。"患者以阵发性刺激性呛咳为主要表现，伴痰少黏稠难咳、口干口苦、胸胁胀闷疼痛、失眠多梦、小便稍黄、大便偏干等症，乃肝失疏泄，气郁日久，化火伤阴，上灼肺金，发为咳嗽。正如《素问》云："肝咳之状，轻则两胁下痛，甚则不可转侧，转则两胁下满。"证属肝郁阴亏，木火刑金；方选四逆散、一贯煎、泻白散三方合用加减。四逆散是治疗肝气犯肺咳嗽之良方，如《伤寒论》云："少阴病，四逆，其人或咳……四逆散主之"，一贯煎养肝阴、泻肝火，泻白散清肺热，三方合用共奏疏肝养阴、泻火清金之功。

案五十四　咳嗽（支气管扩张）

邹某某，女，62 岁。

初诊　2011 年 11 月 30 日。

主诉：咳嗽间作 10 年，加重 1 个月。

现病史：患者 10 年前每当受凉自觉咳嗽，咯白色黏稠痰，咯血，时诊断支气管扩张，给予对症处理可缓解。但因病情反复，从内地迁往海南居住。1 个月前因受凉咳嗽，咯白色黏稠痰，痰中带血丝，色鲜红，伴口干，咽干，纳食一般，恶寒，睡眠一般，舌质淡红，苔薄黄，脉弦细。

诊断：咳嗽。

证型：气阴两虚，肺失宣肃。

治则：益气养阴，宣肺化痰。

方药：太子参 30g　麦冬 20g　五味子 10g　桂枝 10g　白芍 10g　杏仁 10g　厚朴 10g　黄芪 10g　白术 10g　防风 10g　白及 10g　补骨脂 10g　砂仁 10g　甘草 5g

3 剂，水煎服，日 1 剂。

二诊　2011 年 12 月 3 日。

患者服上方 3 剂后，咳嗽减轻，但觉得咽中有痰难咳，无咯血，右肋部疼痛，纳可，睡眠差，舌质淡红，苔薄黄，脉弦细。

初诊方去黄芪、白术、防风、白及、补骨脂、砂仁，加瓜蒌仁 20g、柴胡 10g、黄芩 10g、苏子 10g、白芥子 10g、莱菔子 10g、枸杞子 20g、元胡 10g，4 剂，水煎服，日 1 剂。

三诊　2011 年 12 月 7 日。

患者咳嗽基本消失，咯痰少，现主要感恶寒怕冷，动则汗出，全身困倦乏力，纳差，稍感腹胀，舌淡红，苔薄黄，脉弦细。

二诊方去柴胡、黄芩、苏子、白芥子、枸杞子、元胡，加白术 10g、茯苓 20g、山药 20g、薏苡仁 20g、炒山楂 15g、木香 10g、炒麦芽 10g，3 剂，水煎服，日 1 剂。

四诊　2011 年 12 月 10 日。

患者腹胀减轻，纳食增加，时有全身疼痛，余无明显变化，上方加元胡、香附，继续巩固治疗。

三诊方加元胡 10g、香附 10g，7 剂，水煎服，日 1 剂。

五诊　2011 年 12 月 17 日。

患者症状明显缓解，现咳嗽消失，偶咳少量黄白相间痰，恶寒减轻，但仍有汗出，无腹胀，纳食增加，自述后背部疼痛，右胁不疼痛，舌淡红，苔薄黄，脉弦细。

四诊方去炒山楂、木香、炒麦芽、莱菔子，加川楝子 10g、葛根 10g，5 剂，水煎服，日 1 剂。

六诊　2011 年 12 月 23 日。

患者症状明显缓解，现咳嗽消失，偶咳少量白色痰，恶寒，无腹胀，纳食增加，仍感背部疼痛，以右胁部疼痛明显，舌淡红，苔薄黄，脉弦细。

五诊方去瓜蒌仁、薏苡仁、川楝子、葛根、元胡，加制附子 5g、仙灵脾 10g、仙鹤草 20g、玉竹 10g。

七诊　2011 年 12 月 29 日。

患者症状基本消失，暂停用药。

按语：支气管扩张为临床疑难杂病，常因气候变化病情时有反复，该患者为老年女性，病程较长，久病及肾，久病耗气伤阴，形成本虚体质，每遇气候变化，寒暖失宜，外邪袭表，肺气失宣，痰饮内停，迁延难愈。患者曾在内地治疗，病情时有反复，导致失去治疗信心，今以纯中医治疗，并结合海南得天独厚的气候环境，前后服药 1 个月余，而收显效。中医辨证论治，天人合一的理论思想，因时、因地治疗，确实有其科学的因素，值得进一步挖掘、整理、提高。

案五十五　咳嗽（气道高反应）

王某某，女，34 岁。

初诊　2012 年 2 月 18 日。

主诉：咳嗽 1 个月。

现病史：患者 1 个月前因受凉感冒自觉鼻塞，流涕，全身酸困，咳嗽，咯白色黏痰，给予消炎，止咳等治疗，感冒症状改善，但仍咳嗽，以干咳为主，持续 1 个月，现症见咳嗽，以干咳为主，咽干，咽痒，咽部有异物感，纳可，睡眠佳，二便正常，舌质淡红，苔薄白腻，脉弦细。

诊断：咳嗽。

证型：肺气上逆，邪郁咽喉。

治则：降肺止咳，清利咽喉。

方药：杏仁 10g　苏叶 10g　半夏 10g　橘红 10g　前胡 10g　桔梗 10g　茯苓 20g　玄参 20g　僵蚕 10g　防风 10g　蜂房 10g　紫菀 10g　枇杷叶 10g　款冬花 20g　甘草 5g

4 剂，水煎服，日 1 剂。

二诊　2012 年 2 月 23 日。

患者仍咳嗽，以干咳为主，咽干咽痒，咽部有异物感，余无不适，饮食正常，睡眠佳，舌脉无异常。

初诊方去款冬花，加白芍 20g、旋覆花 20g，4 剂，水煎服，日 1 剂。

三诊　2012 年 2 月 27 日。

患者咳嗽基本消失，无咽干咽痒，余无不适，饮食正常，睡眠佳，舌脉无异常，守方 4 剂巩固治疗而愈。

按语：患者有感冒病史，经治感冒症状缓解，遗留咳嗽，以干咳为主，咽干咽痒，闻到烟雾、空调、刺激性食物等自觉咽痒，然后干咳。病情反复，持续短者 1 个月，长者半年，给病人造成经济损失和精神负担。本人把此类患者诊断为气道高反应，每遇此类患者，先告知患者停用一切抗生素，避免不良刺激，临床以纯中医药治疗，收到较好的疗效。常选用杏苏散加减，临床加用玄参、僵蚕、防风、蜂房、紫菀、款冬花等药物，常收显效，但因部分患者咳嗽时间较长，短期效果欠佳，要告知患者要有信心，坚持治疗。

案五十六　咳嗽（肺转移瘤合并感染）

曾某某，女，33 岁。

初诊　2017 年 11 月 1 日。

主诉：肾上腺恶性肿瘤术后全身多发转移，反复咳嗽、痰多 1 个月，皮肤黄染 1 周。

现病史：患者于 2016 年因肾上腺恶性肿瘤在海南当地某三甲医院进行手术治疗，2017 年 9 月出现咳嗽、咯痰就医，明确为肝脏、肺多发转移。近 1 周开始出现皮肤黄染。现症见全身乏力，面色萎黄，因咽喉部不适而咳嗽呛急，咯痰不爽，涩而难出，咽喉干燥哽痛，偶有血丝，结膜及全身皮肤黏膜轻度黄染。食欲不振，进食量少，睡眠差，解大便质偏干，难解，舌质红，苔白而干，脉弦。

诊断：咳嗽。

证型：阴虚肺燥，肺失宣降。

治则：润肺清热，理气化痰。

方药：浙贝母 15g　瓜蒌 15g　茯苓 15g　桔梗 10g　橘红 10g　僵蚕 15g　黄芩 10g　枇杷叶 15g　桑叶 10g　前胡 10g　侧柏叶 10g　百部 10g　射干 10g　川厚朴 10g　虎杖 10g　陈皮 10g　莱菔子 15g　炙甘草 10g　大枣 10g

7 剂，水煎服，日 1 剂。

3 剂后咳嗽、咯痰减轻，食欲和大便明显改善。7 剂后仍有刺激性干咳、黄疸，无咯痰、咽干，考虑为肿瘤刺激气管引起，建议其控制肿瘤。

按语：《景岳全书》将咳嗽分为外感、内伤两类。本病为内伤咳嗽，内伤咳嗽邪实与正虚并见。本案例为燥痰之证，多由肺阴不足、虚火灼津而成。医案属于内伤咳嗽的燥咳，选用了贝母瓜蒌散为主方，方以贝母清热润肺，止咳化痰为君；瓜蒌、花粉清热涤痰而润燥为臣；茯苓、橘红健脾理气以祛痰为佐；桔梗载诸药入肺，宣肺利气为使。射干以利咽止咳，黄芩、枇杷叶、侧柏叶以清肺止咳止血，共奏清热润燥、理气化痰之功，使肺阴得润而燥痰可除，清肃有权则咳逆可止。僵蚕以止痉化痰，虎杖等药物进行清热退黄；考虑到脾为生痰之本，选用了陈皮、茯苓、莱菔子等健脾理气的中药，起到釜底抽薪之功。

案五十七　咳嗽（肺间质纤维化）

张某，女，57 岁。

初诊

主诉：咳嗽，气短 1 年半，加重 20 天。

现病史：患者因 1 年半前无明显诱因而出现咳嗽，咯痰量少而黏、气短，自觉胸部及肩部发热，体温正常，曾于某医院就诊，诊断为肺间质纤维化，近 20 天加重。现症见咳嗽，咯痰量少而黏、气短，劳累后加剧，自觉胸部及肩部发热，口干咽燥，神疲乏力，纳可，寐差，二便调。舌质红，少苔，脉弦略数。肺 CT：双肺透亮度低，呈磨玻璃样改变，可见索条、网格影，余未见异常。

诊断：咳嗽。

证型：阴虚肺燥。

治则：滋阴润肺，止咳化痰。

方药：自拟经验方加减：

沙参 20g　枇杷叶 6g　石膏 30g　阿胶 6g　杏仁 10g　麦冬 10g　桑叶 10g　瓜蒌 20g　薤白 10g　厚朴 3g　黄芪 20g　太子参 10g　炙甘草 3g

颗粒剂开水冲服，日 3 剂，共 21 剂。嘱患者避免劳累，避免着凉。

二诊

1 周后复诊，自诉咳嗽咯痰有所好转，劳累后咳嗽、气短症状减轻，仍有少量白黏痰，神疲乏力，自觉肩部发热，纳眠尚可，舌质红，少苔，脉弦略数。可继服上方，剂量及服法同前。

前后共六诊，患者共服上方 160 余剂，咳嗽，胸闷，气短均消失，可做少量家务活及户外体育锻炼，舌质红，苔薄白，脉沉弦。继用原方调理。

按语：本案特点有二：①咳嗽，痰少而黏，舌质红，少苔，脉弦略数为阴虚内热之征，故在治疗上以滋养肺阴为主；②患者兼有热象，《医学入门·咳嗽》云："内伤之病多不足，若虚中夹实，当兼清以润之。"故在沙参、麦冬等滋阴药物基础上加入石膏。

案五十八　咳嗽（慢性支气管炎 1）

郭某，男，51 岁。

初诊

主诉：感冒后咳嗽，咽痒 1 个月余。

现病史：平素易感，近来因感冒后咳嗽，时而咽痒，痰少，神疲，无明显气急，曾检查肺功能和胸片未发现异常，纳眠可，二便调，舌红苔薄白，脉细。

诊断：咳嗽。

证型：肺脾气虚，风邪犯肺。

治则：益气固表，宣肺疏风，化痰止咳。

方药：玉屏风散加味：

黄芪 30g　太子参 15g　焦白术 10g　防风 6g　淮山药 15g　茯苓 15g　陈萸肉 15g　浙贝母 15g　杏仁 10g　甘草 6g　桔梗 10g　前胡 15g　炙枇杷叶 15g　蝉衣 9g　地肤子 12g　三叶青 15g　鱼腥草 30g　野荞麦根 30g

水煎服，日 1 剂，连服 7 剂。

二诊

1 周后复诊，患者自诉服药后症状大减，偶有咳嗽，无痰，咽痒改善，无神疲，无气急，再拟原方出入，去鱼腥草、野荞麦根，加用鹿衔草、生米仁，继服 14 剂症状尽消。

按语：患者素体肺脾气虚，神倦乏力，气虚卫外不固，故易感外邪。邪气犯肺，肺失宣降，肺气上逆而见咳嗽、咯痰；风邪不解，入里郁而化热，上冲于咽喉而见咽痒咳嗽，舌红。正如清代高世栻谓："若喉痒而咳是火热之气上冲也，火愈发而烟先起，烟气冲喉，故痒而咳"。王老认为在治疗该类疾病时应根据虚实孰多孰少，灵活变通，扶正祛邪，标本兼顾。故以玉屏风散为主方，黄芪、白术、防风益气固表，加太子参、山药、茯苓、萸肉健脾益气，与玉屏风散合用起到肺脾之气双补的作用；配以桔梗、前胡宣肺降气；加以浙贝母、杏仁、枇杷叶加强降气化痰之力，三叶青、鱼腥草、野荞麦根清热止咳，蝉衣、地肤子祛风止痒镇咳。全方诸药组合补气健脾，宣肺疏风，化痰降气止咳，药证切合，故能获效。

案五十九　咳嗽（慢性支气管炎 2）

慢性咳嗽，痰湿蕴肺证，治以二陈汤加减，健脾燥湿，化痰止咳。

裘某，女，25 岁。

初诊

主诉：咳嗽、咳痰 3 个月。

现病史：3 个月前出现咳嗽，晨起尤甚，痰色白黏稠，时有痰鸣音，伴咽痒，大便干结，舌质淡红，苔白腻，脉弦滑。

诊断：咳嗽。

证型：痰湿蕴肺。

治则：健脾燥湿，化痰止咳。

方药：二陈汤加减：

制半夏 10g　茯苓 15g　甘草 6g　杏仁 10g　川朴花 9g　桔梗 10g　炙枇杷叶 15g　炙紫菀 15g　款冬花 12g　太子参 20g　佛手片 9g　八月札 12g　炙麻黄 6g　黄芩 12g　野荞麦根 30g　三叶青 15g　蒲公英 30g　合欢皮 20g　瓜蒌仁 15g

水煎服，日 1 剂，连服 7 剂。

二诊

服药 1 周后复诊，咳嗽好转，痰白质稀，舌质淡红，苔薄白，脉弦。原方以竹沥半夏易制半夏，去川朴花、冬花、佛手、蒲公英，加浙贝 15g，前胡 15g，鱼腥草 30g。7 剂，日服 1 剂。

按语：认为本患者脾虚湿盛，故见诸症。故治疗当健脾燥湿，化痰止咳为主。方用二陈汤加减，其中半夏、茯苓燥湿化痰，甘草理气和中；杏仁、川朴花、桔梗、炙枇杷叶、紫菀、冬花等降气化痰止咳；黄芩、野荞麦根、三叶青、蒲公英等清热化痰，以防痰湿郁而化热；瓜蒌仁、炙紫菀等润肠通便；合欢皮解郁安神。按：脾虚生湿，聚湿生痰，上渍于肺，壅遏肺气，肺气上逆，故咳嗽痰多，咳声重浊，痰色白质黏稠；脾气虚弱，运化无力，故大便不畅；舌质淡红，苔白腻，脉弦滑，为痰湿内盛之征。

喘证

案六十　喘证（慢性阻塞性肺疾病）

吴某，男，70 岁。

初诊

主诉：咳痰喘 30 余年。

现病史：患者咳痰喘 30 余年，诊断慢性阻塞性肺疾病 10 余年，不规则用药，近来亦服中药治疗，具体不详，疗效可，病情尚稳定。刻下：时有咳嗽、气促，稍有头晕，纳可，夜寐安，大便偏干，小便调。舌淡胖，苔白腻，脉沉。

诊断：喘证。

证型：肺肾阴阳两虚证。

方药：三桑肾气汤加减：

桑叶 9g　桑白皮 9g　桑寄生 9g　桑椹子 9g　青皮 9g　陈皮 9g　姜竹茹 9g　川楝子 9g　黄芪 15g　防风 9g　白术 12g　炙款冬 9g　五味子 9g　女贞子 12g　杜仲 9g　补骨脂 9g　枸杞子 9g　益智仁 9g

水煎服，日 1 剂，连服 14 日。嘱忌食海鲜、生冷，注意保暖，勿感风寒。

二诊

服药后 1 周前来复诊，病情稳定，仍有咳嗽、气促，怕冷，大便不干，纳食欠佳，寐可，二便调。原方加减：

桑寄生 12g　桑椹子 9g　女贞子 12g　杜仲 9g　黄精 12g　仙灵脾 12g　冬瓜仁 9g　黄芪 15g　防风 9g　白术 12g　川芎 9g　石菖蒲 9g　猪苓 12g　茯苓 12g　补骨脂 9g　五味子 4.5g

水煎服，日 1 剂，连服 14 日。

三诊

药后病情稳定，气急较前有明显好转，静息时无明显喘息，上 2 楼以上喘，能散步，纳寐一般，二便调。续原方水煎服，日 1 剂，再服 28 日。

按语：患者慢性阻塞性肺疾病日久由肺传脾及肾，病理上由气虚到气阴两虚到阴阳两虚，诊其为喘证，辨证属肺肾两虚，阴阳两虚，以阳虚为主，故见气促气喘，怕冷易感，治当补肾纳气、温阳通便，患者病久寒热夹杂，本虚标实，肺脾肾俱虚，阴阳气俱虚，方中桑叶、桑白皮清肺，桑椹子、桑寄生、女贞子、杜仲、仙灵脾、补骨脂柔肝益肾温阳，黄芪、防风、白术取玉屏风散之意，益气固本，防风、猪苓、茯苓祛风利水、健脾止咳。合而用之收效良好。

案六十一　喘证（哮喘）

陈某，女，15岁。

初诊

主诉：反复发作性喘息3年。

现病史：患者初期发作轻微，后逐年愈发愈频，发则气不连续，喘促痰鸣，发作时不能平卧，不思饮食。每年发作以春夏为剧，常用氨茶碱、麻黄碱等止咳平喘药及青、链霉素等抗感染药才能缓解。近日外受风寒，哮喘又发。诊见张口抬肩，呼吸喘促，两肺可闻及哮鸣音及散在干湿性啰音，痰多而稠，颜面苍白，舌质红，苔黄腻，脉象细弦。

诊断：喘证。

治则：宣肺清热，止咳平喘。

方药：定喘汤加减：

麻黄10g　白果3个　黄芩10g　苏子10g　地龙15g　杏仁12g　款冬花10g　川芎10g　全蝎5g

6剂，水煎服，日1剂，1天一次。

二诊

服药后哮喘已缓解。现1个月发作1～2次，程度较前减轻。发作时，服上药即平。唯动则气喘，汗多，不思食。当补肾纳气，益肺化痰平喘。方以自拟经验方加减：

熟地20g　五味子5g　冬虫夏草10g　紫河车5g　甘草5g　苏子5g　川贝母3g　沉香末（冲）1g　党参5g　麦冬3g　煅牡蛎（先下）12g

6剂，煎服法同上。

三诊

自诉用上两方，发作时用初诊方，发作缓解后用复诊方，交替服用近1年余（有时中断或隔日一剂），哮喘基本控制，现咳痰不多，动则有轻度痰鸣气促，一直没有大发作，能从事一般活动，嘱用复诊方加倍做丸药服用，以巩固之。

按语：辨证：宿痰内伏，郁久成热，外寒相引，以致哮喘复作，系属肺寒膈热，本虚标实。哮证的病理因素以痰饮为主，痰饮的产生责之于肺不能布散津液，脾不能运输精微，肾不能蒸化水液，以致津液凝聚成痰，伏藏于肺，成为发病的宿根。本案患者治疗所以有效，在于辨证与立法一致，发作期辨证上属肺寒膈热哮喘证，治疗上以宣肺清热为主，方以宣肺平喘、清热化痰之定喘汤去甘草、桑皮、半夏，加地龙、川芎、全蝎平喘解痉，全方既能清肺降气化痰，又能驱除宿饮，以作为发作期的方剂。缓解时用熟地、五味子、紫河车、冬虫夏草补肾纳气；党参、麦冬、贝母、苏子、沉香、甘草之益肺行气祛痰，少佐牡蛎以敛汗，方以治本入手。标本缓急交叉使用，从而使肺肾功能得以恢复。

临床中哮喘有虚实之分，治疗有补泻之剂，但本虚标实之证最为常见，且病变重心在肺，张老在临床治疗中发作期特别注重运用麻黄，根据辨证，选择合适的配伍，本案中，麻黄与黄芩、地龙、杏仁合用，组成麻杏芩龙汤治疗热喘，配伍得当，疗效确切，并且发作期与缓解期区别用药。缓解期擅用熟地，守方固本。熟地滋肾水，益真阴，阴中求阳，为肾虚久喘者首选。

哮病

案六十二 哮病（支气管哮喘）

王某某，男，56 岁。

初诊 2019 年 6 月 20 日。

主诉：咳嗽伴哮鸣音 1 周。

现病史：患者既往有支气管哮喘病史，每年夏季 6 月左右发作，或因感冒，或无诱因，到时而发。现症见咳嗽，咯白色黏痰，或稀或稠不定，气短，自述夜晚自己可闻及喉间哮鸣音，说话较多气短，余无明显不适，纳可，睡眠一般，二便正常，舌质淡红，苔薄白，脉弦细。

诊断：哮病。

证型：痰饮内阻，肺失肃降。

治则：燥湿化痰，宣肺止咳。

方药：麻黄 10g　杏仁 10g　石膏 20g　陈皮 10g　法半夏 10g　茯苓 20g　紫苏子 10g　白芥子 10g　葶苈子 10g　干姜 10g　细辛 5g　五味子 10g　防风 10g　蝉蜕 10g　桔梗 10g　甘草 10g

5 剂，水煎服，日 1 剂。

患者初诊后，未再复诊，半月后遇之，自述服中药 5 剂，咳嗽消失，无咯痰，但说话较多自觉气短，但一般活动无此感觉，建议平素可配合口服中成药蛤蚧定喘丸。

按语：患者病情较简单，既往有支气管哮喘病史，曾季节性发作，每年 6 月常因感冒诱发或无诱因发作。所谓"春夏养阳"者，乃夏季天气炎热，有时酷暑难耐，出汗较多。患者先天禀赋不足，体质较弱，素体脾肾阳虚，每至夏季，出汗较多；或贪凉饮冷，更易损伤人体阳气，故应时而发，脾虚运化失职，水湿内停，上壅于肺，此乃"脾为生痰之源，肺为贮痰之器"也。肺失肃降，肺气上逆，故见咳嗽，咯白色黏痰。其标为痰壅于肺，其本乃脾肾气（阳）虚，患者见话多气短。四诊合参，当辨为痰饮内阻，肺失肃降，用方乃为原中日友好医院焦树德国医大师麻杏二三汤加减，以麻杏石甘汤宣肺止咳，兼清郁热，二陈汤燥湿化痰，以绝生痰之源。三子养亲汤，理气化痰，所谓"善治痰者，不治痰而治气，气顺则痰消"。以葶苈子换莱菔子，以葶苈子性寒，泄肺平喘，此患者既往有支气管哮喘病史，乃中医在辨证治疗的基础上，辨证与辨病相结合。加防风、蝉蜕者，二药现代药理研究有抗过敏作用。患者症状缓解后，应继续给予健脾益气、纳气平喘治本治疗，以提高患者生活质量，预防复发，遗憾患者未继续巩固服中药汤剂，只好建议平素口服中成药蛤蚧定喘丸。

案六十三 哮病（变异性哮喘）

林某，女，50 岁。

初诊 2014 年 2 月 16 日。

主诉：咳嗽间作 3 个月，遗尿 2 周。

现病史：患者 3 个月前始因受凉感冒，给予抗感染治疗，感冒症状改善，但遗留咳嗽，以干咳为主，伴咽痒，胸部 X 线：双肺纹理紊乱。诊断为变异性哮喘，给予强的松、酮替芬等药口服，症状无改善，且近两周来，咳嗽时小便溢出，难以控制，十分烦恼，曾间断口服中药，但自觉症状逐渐加重。现咳嗽，以干咳为主，咽干，咽痒，咳嗽时小便自动溢出，难以控制，素胸腹痞闷，腹部胀闷，大便稍干硬，舌质淡红，苔薄白，脉弦细。

诊断：哮病。

证型：肝气犯肺，肾气不固。

治则：疏肝肃肺，益肾固摄。

方药：杏仁 10g　苏叶 10g　半夏 20g　橘红 10g　桔梗 10g　玄参 20g　蝉蜕 10g　防风 10g　款冬花 10g　柴胡 10g　白芍 10g　枳壳 10g　乌药 10g　益智仁 20g　白果 10g　甘草 5g

5 剂，水煎服，日 1 剂。

二诊　2014 年 2 月 22 日。

患者自述服上药后，症状无明显改善，且腹胀加重，咳嗽，以干咳为主，咽干，咽痒，舌质淡红，苔薄白腻。

初诊方去蝉蜕、白果，加旋覆花 20g、莱菔子 10g，5 剂，水煎服，日 1 剂。

三诊　2014 年 2 月 28 日。

患者自述咳嗽明显减轻，咳时无小便流出，腹胀缓解，咽痒消失，纳可，舌质淡红，苔薄白腻。

守二诊原方，5 剂，水煎服，日 1 剂。

四诊　2014 年 3 月 6 日。

患者咳嗽基本消失，偶咳时无小便流出，余无不适，大便正常，舌质淡红，苔薄白腻。

三诊方去玄参、防风、莱菔子，加鸡内金 10g，5 剂，水煎服，日 1 剂，巩固治疗。后电话随访病情稳定。

按语：咳嗽为临床常见病，但严重咳嗽导致遗尿临床虽不常见，但给患者带来极大的生活不便及精神压力，本病多见于中老年女性，除见咳嗽时遗尿，其他肾虚症状并不常见，给辨证带来困难，本病辨证要点，年龄是主要的因素之一，同时病程较长，咳嗽较重，久咳耗伤肺气，损及于肾，肾虚气不摄津而见遗尿。治疗在咳嗽辨证的基础上，常配合缩尿散，疗效满意。

头面痛

案六十四　头痛（高血压病）

张某，男，46 岁。

初诊

主诉：间歇性头痛约 1 年，加重 3 天。

现病史：患者近 1 年来自觉头部疼痛，经体检发现高血压病，血压在 160/110mmHg 左右。目前服用尼群地平片，血压控制较好，在 130/100mmHg。近期头痛加重 3 天，因自觉中药配合治疗副作用较小，因此前来求诊。患者头痛集中在后头部和巅顶部，大小便尚可，睡眠较差，舌红，脉弦。

诊断：头痛。

证型：肝阳上亢。

治则：平肝潜阳。

方药：天麻 15g　钩藤 20g　石决明 30g　栀子 10g　黄芩 15g　怀牛膝 15g　杜仲 30g

龟甲 15g　煅龙骨 15g　远志 10g　茯神 10g　石菖蒲 15g　红景天 10g　藁本 10g　黄连 6g　葛根 30g　黄芪 25g　西洋参 10g

7 剂，日 1 剂，水煎服。

二诊

患者服用 1 周后，自觉睡眠好转但伏案工作时头痛加剧，因此考虑与血供不足有关系。

初诊方加活血化瘀之药，再加丹参 10g、赤芍 10g、鸡血藤 10g、桃仁 6g、牡丹皮 10g。患者服用 1 周后，自述头疼缓解，症状大为改善。

按语： 患者肝阳上亢于头部，阳气充盛而峻猛，且久病之后，肝部郁积有火，因此在拟方之初选择天麻钩藤饮平肝息风、交通心肾，是为了降肝阳。再运用葛根芩连汤清神泻热，为保守起见，仅先使用 30g 葛根，但效果较普通，而因使用了远志、煅龙骨、茯神等药安神定志，反倒将睡眠改善。因此在二诊之时考虑患者职业上伏案工作，可因坐姿不当导致头部血供不足。所谓"不荣则痛"，因此选择加大活血剂量，而这次增加也非常有效。另外值得一提的是，黄连这味药因药性苦寒，服用常耗伤脾胃之气，故要选择制衡的药物，因此选择西洋参、黄芪、红景天均有较好效果。

案六十五　头痛（神经性头痛）

李某，女，34 岁。

初诊

主诉：头痛数年。

现病史：患血管神经性头痛，经多方求治，疗效甚微。头痛每星期发作 3 次，剧烈难忍，欲以头冲撞墙壁，每次发作时多伴喷射性呕吐，周身燥热，时有胁下作痛，故而求医。患者素常月经量少。舌苔腻，脉沉。

诊断：头痛。

证型：肝胆郁热。

治则：清利湿热，通络止痛。

方药：柴胡 12g　黄芩 10g　半夏 12g　党参 6g　生姜 12g　炙甘草 6g　白芍 30g　大枣 3 枚　牡丹皮 12g　夏枯草 10g　龙胆草 9g　郁金 10g　绞股蓝 10g

15 剂，水煎服，日 1 剂。

二诊

1 个月后复诊，二诊告知上方服用 15 剂后，效果明显，头痛由每周发作 3 次降至 1 个月内仅发作 1 次，痛势明显减轻。因此决定不改变方剂，又继续服上方近 15 剂，头痛得以控制。

按语： 小柴胡汤治疗头痛一般不为临床医家所重视，但《伤寒论》中曾指出："伤寒，脉弦细，头痛发热者，属少阳也。"说明了头痛也是少阳病的常见症状之一，所以，从辨证角度看，头痛而兼有其他少阳证者，即可用小柴胡汤加减进行治疗。

案六十六　头面痛（普通感冒）

陈某某，女，51 岁。

初诊 2014 年 2 月 25 日。

主诉：头痛 2 天。

现病史：患者 2 天前因感寒后开始出现头痛，伴恶风恶寒，项背疼痛，关节酸痛，口不干，无恶心呕吐，今日就诊。现症见头痛，恶寒，项背疼痛，关节酸痛，纳食、睡眠一般，小便清长，大便每日一次。舌质淡，苔白，脉紧。

诊断：头痛。

证型：外感风寒。

治则：辛温解表。

方药：麻黄 10g　桂枝 10g　杏仁 10g　甘草 5g　川芎 10g　羌活 10g

2 剂，水煎服，日 1 剂。

二诊　2014 年 2 月 27 日。

患者诉服完上方后头痛明显改善，微汗出，时畏风，舌质淡，苔白，脉紧。拟方：

川芎 10g　荆芥 10g　防风 10g　羌活 10g　白芷 10g　细辛 3g　绿茶 5g　薄荷（后下）10g

14 剂，水煎服，日 1 剂。

三诊　2014 年 3 月 12 日。

患者神清，精神好转，诉头痛发作次数明显减少，纳食一般，睡眠尚可，舌质淡红，苔薄白，脉平。嘱患者停药观察，注意避风寒，调节情志。

按语：张师认为现代人随着空调、冰箱等电器的普及，生活方式改变，贪凉饮冷，近年来头痛的发病率逐年呈上升趋势，中医学在治疗用药方面积累了丰富的经验。一般治疗原则以缓急止痛为要务，治病切忌头痛治头，单纯使用止痛药物。《景岳全书·头痛》："凡诊头痛者，当先审久暂，次辨表里，……以暂病言之，则有表邪，此风寒外袭于经，治宜疏散……"风为阳邪，为百病之长，六淫之首，易挟寒，挟热，挟湿，在临床辨证时要注意区分。该病案中患者因感寒邪，初诊表现为肺卫功能失调，卫表不和，虽头痛为其主要痛苦表现，但治疗上先辛温解表，宣肺散寒，解表后再疏风散寒而收效。

案六十七　头痛（神经性头痛）

杨某，男，64 岁。

初诊

主诉：头痛反复发作 2 个月。

现病史：患者近 2 个月来头痛反复发作，隐痛，以左眼眶明显，前额、后枕、双侧颞部亦不适，伴恶心欲吐。平素胃胀，时反酸嗳气，口干、苦，易疲劳，二便可。舌淡红苔白，脉弦细。既往有糖尿病、胃炎病史。

诊断：头痛。

辨证：少阳太阴阳明合病。

方药：四逆散合平胃散加半夏、吴茱萸、石膏：

柴胡 12g　炒枳实 15g　白芍 15g　陈皮 30g　厚朴 15g　苍术 15g　清半夏 10g　吴茱萸 12g　生石膏 30g　炙甘草 6g

免煎颗粒，水冲服，3 剂，日 1 剂，分早晚 2 次服。

二诊

2 日后复诊，患者头痛大减。

予上方继服 7 剂。

三诊

7 日后复诊，患者头痛未再发作，诸症均较前改善。

按语：《伤寒论》265 条："脉弦细，头痛发热者，属少阳"。少阳位居半表半里，为表里转运之枢机，病则易牵及阳明与太阴。清代伤寒学家俞根初曰："足少阳胆与手少阳三焦合为一经。其气化，一寄于胆中以化水谷，一发于三焦以行腠理。若受湿过热郁，则三焦之气机不畅，胆中相火乃炽。"患者少阳枢机不利，清阳、相火郁遏不行。气郁则水郁，津液代谢失调，不归正化，致痰饮内生，饮邪困脾，脾失健运，渐成腹满欲吐、乏力之太阴里虚证。"诸呕吐酸，暴注下迫，皆属于热"，相火郁则生热，痰湿内蕴，日久亦化热，湿热壅聚阳明，胁迫胃气上逆则反酸。头为"诸阳之会，精明之腑"，里热与痰饮相合，上扰清空，发为头痛，即《素问·通评虚实论》所言："头痛耳鸣，九窍不利，此肠胃之所生。"治当转运枢机以去湿热生成之源。四逆散虽载于少阴病篇，实为少阳病方，善调少阳枢机不利不协同阳明胃气下行以致上逆者。合平胃散芳香化湿，调气运脾。加半夏燥太阴之痰湿，合吴茱萸降阳明浊阴之上逆，生石膏清阳明内蕴之邪热。诸药并投，头痛得愈。

案六十八 头痛（高血压病）

李某，女，47岁。

初诊

主诉：头痛、头晕7个月。

现病史：病人于1988年9月中旬开始出现头痛、头晕，病后查血压偏高，曾在几家医院按高血压病治疗，治疗后血压虽正常，但头痛症状改善不明显。现仍服用降压药物维持血压在正常范围。症见头痛，入夜尤甚，头晕耳鸣，心悸失眠，记忆力下降，胸闷欲吐，手足心发热，盗汗，纳差。诊见精神不振，面色暗而少华，心肺未见异常，神经系统检查未见阳性体征，舌质红而少津，苔少，脉沉细弦。脑电图、脑血流图、心电图、X线头颅正侧位片、颈椎正侧位片及血常规等检查均未发现明显异常。

诊断：头痛。

证型：肝肾阴虚。

治则：滋养肝肾，清虚热，安脑神。

方药：杞菊地黄丸加减：

枸杞子15g　菊花10g　山茱萸15g　生地20g　怀山药15g　丹参15g　沙参10g　牡丹皮10g　天麻10g　浮小麦30g　夜交藤20g　女贞子20g　旱莲草15g

6剂，水煎服，每日1剂。

二诊

述症状明显减轻，仍以上法为治，守前方3剂。此后以该方加减，又治疗20余天，症状基本消失，恢复工作。

按语：病人患高血压病，虽经降压药物治疗，血压基本稳定在正常范围，但头痛等症状无明显改善，从中医角度分析，乃因肝肾阴虚，虚火上扰神明，及阴精不足，经脉失养。一者气血精微物质难以上承于脑，使脑髓失养，虚热内生；二者气血阻滞行涩。故本例头痛，实为肝肾不足，髓脑空虚及血脉不通所致。治疗时重在养肝肾，益脑髓，通经脉，清虚热，佐安神以助健脑。以杞菊地黄丸主为化裁，方中药物除杞菊地黄丸诸药外，另加二至丸养阴清热，丹参以活血祛瘀，天麻、浮小麦、夜交藤安神定志。方中并无太多的止痛药物，治疗从其病机入手。

案六十九 头痛（顽固性头痛）

田某，男，32岁。

初诊

主诉：头痛 2 年。

现病史：患者于 2 年前因外伤开始出现头痛，以左侧为甚，初起轻微，痛呈阵发，近来头痛发作频繁，尤以春夏为剧。此次发作已 2 个月余，痛势不减，痛甚头皮抽掣，且伴恶心，饮食乏味，口苦，二便正常。舌质红，苔根黄腻，脉弦细。

诊断：头痛

证型：瘀血阻络证

治则：通窍活血化瘀

方药：通窍活血汤加减：

当归 10g　赤芍 6g　川芎 10g　生姜（切碎）10g　红花 6g　桃仁 6g　黄酒 250g　葱白（切碎）6g　麝香（裹药口服）0.1g

每日服药 1 剂，服 3 天，停 3 天。服药 10 剂后，头痛诸症均除，随访 1 年余，迄今未发。

按语：头痛是临床常见的症状，可单独出现，也可出现于多种急慢性疾病之中，头为"诸阳之会""清阳之腑"，又为髓海所在，凡五脏精华之血，六腑清阳之气，皆上注于头，故凡六淫之邪外袭，或者内伤诸症，导致气血逆乱，瘀阻经络，脑失所养，均可发生头痛。本例患者头痛已有 2 年，并曾屡用中西药物治疗，其效皆不显，属于顽固性头痛，清代名医王清任指出，凡头痛用他方久治无效者，用通窍活血汤有效。患者虽无瘀血外症可察，投以通窍活血汤治之，亦即宗"久痛入络"之理。本方以当归、赤芍、川芎、桃仁、红花活血消瘀，以葱白、生姜辛温通阳，再入麝香、黄酒辛温透窍、通络行瘀，并引药上行直达巅顶。虽然只诊治一次，服药仅 10 剂，头痛即愈。但在应用本方时，一定要取黄酒之温通，麝香之辛窜，才能温通经络，直达病所。头痛因其病因复杂，临床症状亦变化多端，故临床诊治时辨证分清外感、内伤，辨别虚实尤为重要，分清标本主次，找其所属主因，结合整体病理机转，进行治疗，如果仅仅重视止痛药物，是远远不够的。

案七十　头痛（偏头痛 1）

患者，男，63 岁。

初诊

主诉：左侧头部跳痛反复发作近 30 年。曾行神经节阻滞治疗，疼痛缓解近半年后复发。

现病史：头痛发作频繁，2～3 日 1 行，疼痛剧烈，左侧为著，甚则以头撞墙，情绪波动、天气炎热、光线明亮则易诱发或加重，恶闻人声，喜静喜暗，烦躁易怒，口干口苦，夜寐不安，饮食一般，大小便次数频繁，舌质红，苔略黄，脉沉弦。既往病史：冠心病 2 年。

诊断：头痛。

辨证：肝火上炎。

方药：龙胆泻肝汤合芍药甘草汤化裁治疗：

龙胆草 10g　柴胡 15g　黄芩片 10g　泽泻 10g　车前子（包煎）10g　炒栀子 10g　生地黄 30g　当归 10g　川木通 10g　丹参 30g　川芎 15g　白芍 60g　珍珠母 30g　甘草片 10g

7 剂，水煎服，日 1 剂，分早晚 2 次服用。止痛药按原剂量继续服用。

二诊

患者服完 7 剂后来诊，诉头痛有所减轻，睡眠似有改善，察舌脉变化不大。

原方不变，只将白芍增至 90g，延服 7 剂。

三诊

患者复诊诉头痛大为减轻，已可忍受，愿与人交流，继续守原方加减治疗。治疗 1 个月后，头痛基本缓解，停服痛药，原方化裁治疗 2 个月，头痛消失。延服 1 个月，1 年后复诊述头痛未复发。

按语： 患者为偏头痛，发作频度及疼痛剧烈程度较为罕见。头痛症状因情绪及天气变化加重，结合伴随症状，为肝胆实火循经上扰，辨证为肝火上炎。龙胆草、栀子、黄芩苦寒直折，大泻肝胆实火；肝胆实火耗伤阴血，故以生地黄凉血养阴；白芍柔肝缓急、养筋脉、解痉挛，与甘草合用，共为酸甘化阴之剂，对头痛，特别是跳痛，有较好效果，但须重用，本案中白芍用至 90g 方才见效。久病必瘀，可加擅止头痛的川芎。

案七十一　头痛（偏头痛 2）

王某，男，40 岁。

初诊

主诉： 阵发左侧头痛 10 余年。

现病史： 患者近 10 余年因工作繁忙，精神压力大，阵发左侧头痛，外院诊为"偏头痛"，间断服用止痛药，头痛反复发作，伴左侧肢体麻木时作，胸闷，咯白痰，食欲不振，眠可，大便不畅，1～3 日一行，小便色黄。形体较胖，既往高血压病 10 年，现血压 165/110 mmHg，发现血糖升高 6 年（具体不详）。舌苔白黄厚腻，脉弦滑数。

诊断： 偏头痛。

辨证： 肝郁脾虚，湿热上扰。

治则： 清热祛湿，清利头目。

方药： 柴胡 10g　黄芩 12g　白蔻仁 10g　生薏苡仁 15g　杏仁 10g　法半夏 9g　厚朴 10g　滑石 20g　竹叶 6g　通草 6g　草决明 30g　龙胆草 6g　陈皮 10g　生山楂 20g　丹参 15g
14 剂。日 1 剂，水煎分 2 次服。

二诊

14 日后复诊，患者诉服药后偏头痛偶有发作，故不必再服止痛药。左侧肢体麻木好转，无胸闷咯痰，大便日一行，小便可，舌苔黄稍腻，脉弦滑。

症状已明显改善，效不更方。继服上方 21 剂而愈。

按语： 偏头痛是一种伴有神经系统和非神经系统表现的反复发作的头痛综合征。属于中医"头风""头痛""厥头痛"等范畴，王老认为偏头痛属内伤头痛，或因肝火，或因痰浊，或因血瘀，或久病气血不足。《冷庐医话·头痛》："头痛属少阳者，上至两角，痛在头角。"患者左侧头痛属少阳头痛。患者平素工作繁忙，情志不畅，肝失条达，肝郁克脾，脾虚运化失常，生湿蕴热，阻遏清阳，气血凝滞，则发头痛；湿热阻滞经络则肢体时有麻木；湿热中阻，则胸闷、食欲不振。其治需疏肝健脾，清热利湿，故方选柴胡三仁汤加减，其大便不畅，故加草决明清热润肠；加陈皮、龙胆草增健脾化痰、清热燥湿之效；生山楂消食化积，行气散瘀；丹参活血祛瘀。药证合拍，故收良效。

案七十二　面痛（面神经炎）

王某，男，69 岁。

初诊

主诉： 发作性左侧头面痛半个月。

现病史：患者左侧头面部钻痛，多在洗脸、刷牙、进食时发作，伴口干、苦，饮水多，纳食可，大便2~3日1行、质干，小便调。舌淡红苔薄白，脉弦细。既往糖尿病、高血压病、脑梗死病史。

诊断：面痛。

辨证：少阳阳明合病。

方药：大柴胡汤合升降散：

柴胡12g　黄芩10g　清半夏15g　炒枳实15g　白芍15g　生大黄9g　僵蚕10g　蝉蜕10g　姜黄6g　炙甘草6g　生姜3片　大枣（掰）4个

水煎服，4剂，日1剂，分早晚2次服。

二诊

4日后复诊，患者诉服药后头面部疼痛明显减轻，现疼痛已不明显。

按语：口苦为少阳病提纲证，因少阳枢机不利，相火不得游行三焦，郁于胆腑，火热之气上炎于口所致，属半表半里之阳性病证。口干、欲饮水、大便干属里实热证，伤寒学六经八纲派代表胡希恕先生将其归于阳明病范畴。患者火郁少阳、热结阳明，二经合病，郁热循经上攻于面，正如清代医家张璐所言："面为阳明部分，阳维起于诸阳之会，皆在于面，故面痛皆因于火。"以大柴胡汤疏解少阳，内泻热结，为少阳阳明合治之法。关于案中之面痛，明代李梴《医学入门》中论述颇详："胃经风毒，气血凝滞，麻痹不仁，鼻额间痛，唇口颊车发际连牙肿痛，口不能开，虽言语饮食亦妨碍，左额颊上如糊绷急，手触之则痛。"《普济方》亦将此病因病机概括为"足阳明经风毒，气血凝滞不行"。由是在六经辨证基础上，针对"足阳明经风毒，气滞血凝"的病机，合升降散。方中僵蚕得天地清化之气，能胜风除湿，清热解郁，辟一切怫郁之邪气；蝉蜕得太阴之精华，可涤热而解毒。二者配伍，君明臣良，升阳中之清阳，宣散气滞；姜黄祛邪伐恶，大黄上下通行。二药并用，佐使同心，降阴中之浊阴，疏通血凝。升降相因，内外通和，杂气之流毒自消，厥疾乃愈。

颈痛

案七十三　颈痛（颈椎病）

王某，男，72岁。

初诊

主诉：发作性颈部痛5个月。

现病史：患者近5个月来颈项部僵硬疼痛反复发作，放射至头后枕部，多于半夜1~2点疼痛加重，可痛醒。曾就诊于多家医院，口服中成药、西药（具体不详）及针灸治疗，均未见好转。患者平素口干，饮水多，时心烦，双腿无力、触之凉，纳食可，大便溏、日1~2次，小便可。舌淡红苔白，脉弦细。

诊断：颈痛。

辨证：厥阴病。

方药：乌梅丸：

乌梅12g　黄连12g　黄柏10g　细辛3g　桂枝15g　蜀椒5g　当归20g　党参12g　干姜6g　炮附子9g

水煎服，5剂，日1剂，分早晚2次服。

二诊

5 日后复诊，患者诉半夜疼痛消失，颈项部痛明显减轻。

按语：厥者，尽也。"厥阴"按阴阳立论，为两阴交尽，一阳初生，生理上由阴出阳，阴阳和调；病理上"阴阳之气不相顺接"，多表现为寒热虚实错杂之证。按六气立论，"厥阴之上，风气治之"，风气通于肝，应于木，木生于水又可生火，为沟通水火之纽带。生理上木气敷和，水火有既济之路；病理上木气萎和，水火无媒相延，而成火炽于上、水寒于下之冰炭两重之境。本案患者口干、饮水多、心烦，乃因火失水之凉润，炽盛于上；双腿无力、发凉、便溏，乃因水无火之温煦，寒冽于下。病情寒热错综，虚实兼有。结合病情加重时间为半夜1～2点，正当丑时，根据"厥阴病欲解时，从丑至卯上"考虑属厥阴病。治以主方乌梅丸。《医法圆通》曰："厥阴为阴经，阴极则生阳，故多寒热错杂……仲景之乌梅丸，寒热并投，大有灼见，并非专为虫立法，凡厥阴一切证候，莫不具备。"本案发病时间对六经辨证起到指导作用。朱黎红等介绍应用乌梅丸经验时指出，根据六经病欲解时，如遇疑难杂病，若在丑时至卯时，尤其是凌晨1～3点间出现相关症状或症状加重，是辨属厥阴病和应用乌梅丸的重要指征。投乌梅丸清上热，温下寒，兼补中虚，深中肯綮。

关节痛

案七十四 关节痛（膝关节炎）

高某，女，34 岁。

初诊

主诉：双膝关节疼痛约 3 个月。

现病史：患者近 3 个月来感双膝关节冷痛，进行性加重，渐至屈伸不利，活动受限。自用暖水袋热敷，效不显。平素畏风，肢冷，周身倦怠，眠欠佳，纳食可，大便溏，小便短少，舌质淡红，舌体胖，苔薄白而滑，脉沉细无力。双下肢胫骨前缘按之轻度凹陷。自述平素骑车上下班，有受风受凉史。

诊断：关节痛。

辨证：少阴病挟水饮。

方药：麻黄附子细辛汤合真武汤加减：

炮附子 10g　麻黄 12g　细辛 3g　茯苓 20g　炒白术 15g　白芍 20g　桂枝 20g　党参 15g　炙甘草 6g　生姜 5 片　大枣（掰）5 个

水煎服，7 剂，日 1 剂，分早晚 2 次服。

二诊

7 日后复诊，患者诉膝关节疼痛明显减轻，已感温暖。效不更方，继服 5 剂。诸症悉减。

按语：少阴病从八纲来看，属表阴证。患者肢节疼痛，且平素多被风寒侵袭，当属太阳证，应发汗解表、祛风散寒。但患者畏风，肢冷，虽取暖亦不缓解，属里阳亏虚，温煦失职。周身困倦、脉沉细无力更与《伤寒论》281 条"少阴之为病，脉微细，但欲寐"之提纲症契合，故辨证属少阴病。以麻黄附子细辛汤外解太阳之寒，内温少阴之经。少阴主心肾而宅阳气，与太阳互为表里，太阳寒水须靠少阴阳气蒸腾气化方可流布滋养周身。少阴阳虚，水失蒸化，则寒水浸淫，内外泛溢，故见水肿、便溏之症。水气内流，归于四肢，风寒外束，痹阻经脉，荣卫不通，发为关节痛。《伤寒论》316 条曰："少阴病，二三日不已，至四五日，腹痛，小便不利，四肢沉重疼痛，自下利者，此为有水气。其人或咳，或小便利，或下利，或呕者，真武汤主之。"有是证，用是方，合真武汤壮肾中元阳，化内泛水饮。加桂枝则含桂枝加附子汤意，以调和营卫，温经通阳，解"四肢微急，难以屈伸"之疾；加党参又蕴附子汤方，以温阳补气，除湿止痛，疗"手足寒，骨节痛"之苦。

眩晕

案七十五　眩晕（高血压病1）

罗某，男，60岁。

初诊

主诉：高血压病5年，头晕1周，伴左侧肢体麻木。

现病史：患者5年前发现高血压病，血压220/130mmHg。常头痛，继之又患心悸怔忡，经某医院多次检查，诊断为房性期前收缩，心肌受损。1周前开会时，忽觉头昏胸闷，继则神志昏愦，左半身不能动弹，口眼㖞斜，舌偏向右，舌绛苔薄，血压240/140mmHg，当即住入海南省中医院，并邀张老会诊。左脉劲大，右脉细数，并有结代。张老认为其病是由精血衰耗、液枯生风所致。主以滋养肝肾、息风潜阳、化痰安神之品。

诊断：眩晕。

证型：精血衰耗，液枯生风。

治则：滋养肝肾，息风潜阳，化痰安神。

方药：天麻5g　白蒺藜12g　枸杞子12g　杜仲15g　怀牛膝15g　青龙齿（先煎）24g　石决明（先煎）30g　珍珠母（先煎）24g　生白芍9g　麦冬9g　金石斛12g　川贝母（杵）9g　炙远志6g　橘红络9g　茯神9g　炙甘草6g　羚羊角（磨冲）9g

7剂，水煎服，日1剂。

二诊

7日后复诊，患者今晨起，神志已逐渐清楚，问话能答，但语言尚不清晰，左半身仍不能动弹，口眼㖞斜，怔忡有所好转，头昏痛，面赤阳越，口甘苦，欲饮不多，舌稍向右偏斜，苔色黄糙，左脉劲大，右脉较细，仍有结代，血压160/110mmHg，治从原制。原方加生地黄9g、炒竹茹9g、羚羊角（磨冲）6g。5剂，水煎服，日1剂。

三诊

5日后三诊，患者左上肢已能自主运动，能握手，左下肢稍能屈伸，口眼㖞斜基本消失，伸舌不再偏右，神志完全清楚，言语清晰自如，唯觉头昏头痛，小便次频，一昼夜达十次之多，肾虚不能摄纳。血压190/110mmHg，左脉劲大，右脉小弦，有时仍有结代现象，舌色绛润，仍以柔肝滋肾、和络息风、生津养液为治。拟方：

明天麻4.5g　白蒺藜12g　钩藤9g　制何首乌12g　厚杜仲15g　怀牛膝9g　桑螵蛸12g　青龙齿（先煎）24g　蝎尾2枚　炙远志6g　姜竹茹9g　石决明（先煎）30g　生地黄9g　麦冬15g　川贝母9g　金石斛18g　橘红络4.5g　生白芍9g　炙甘草4.5g　羚羊角（磨冲）6g

7剂，水煎服，日1剂。

四诊

患者左上肢运动自如，左下肢运动欠灵活，语言清晰，小便次数减少，唯感头眩，面赤升火，性情急躁，脉弦劲，苔色花白。三诊方去蝎尾、桑螵蛸、羚羊角，加潼沙苑9g，淡苁蓉

9g。7 剂，水煎服，日 1 剂。

五诊

患者左下肢运动自如，面赤生火好转，头仍眩痛，血压仍高至 200/124mmHg，脉劲大。原方去潼沙苑，加珍珠母 30g、熟地黄 9g。

六诊

患者左侧上下肢运动自如，除稍感头昏、夜寐欠佳、胃纳不旺外，无其他明显不适。脉弦大，苔薄。血压 160/110mmHg。精血初复，肝风得平，再拟原意巩固之：

煨天麻 4.5g　白蒺藜 9g　枸杞子 15g　厚杜仲 15g　川续断肉 9g　怀牛膝 9g　青龙齿（先煎）15g　石决明（先煎）18g　生黄芪 15g　炒当归 9g　炒白芍 9g　麦冬 9g　炙远志 9g　橘红络 5g　法半夏 9g　茯神 9g　合欢皮 15g　炙甘草 3g

10 剂，水煎服，隔日服 1 剂，服完后复诊已完全恢复正常，血压为 150/100～170/110mmHg。嘱可停药，怡情静养为宜。

按语：患者原有高血压病、心脏病。因开会时情绪激动，以致"血之与气，并走于上"，发为大厥。《河间六书》说："中风瘫痪者……由于将息失宜，而心火暴甚，肾水虚衰，不能制之，则阴虚阳实，而热气怫郁，心神昏冒，筋骨不用，而卒倒所无知也。多因喜、怒、思、悲、恐之五志有所过极而卒中者。"本例之病机与河间之论颇合。肾虚水衰是病之本；肝木失涵，木火亢极生风，生痰是病之标；心火暴甚，五志过极是病之诱因。治病贵在求本。故治不在心火，而在肝肾。以木得水涵则火降，火降则风息痰消。据此道理立法处方，用药以天麻、白蒺藜、枸杞子、杜仲、怀牛膝、白芍、金石斛等滋养肝肾；以羚羊角、青龙齿、石决明、珍珠母等息风潜阳；以川贝、炙远志、麦冬、橘红络、茯神、炙甘草等化痰安神。本病发生多与情绪剧变有关，故嘱其怡情静养。

案七十六　头晕（高血压病 2）

张某，女，68 岁。

初诊

主诉：发现血压升高 18 年，头晕加重 2 周。

现病史：患者停经后血压始升高，已历 18 年，长期服用降压药，但血压易因情绪、劳累、天气等波动。7 年前查心脏彩超发现心脏有高血压损害改变及三尖瓣轻度反流。2 周前，患者又出现头昏，又做心脏彩超提示：左心房稍大，左心室肥厚；主动脉硬化；三尖瓣中度关闭不全；二尖瓣轻度关闭不全；左心室舒张功能下降，收缩功能正常。肝肾功能及血脂、血糖等主要生化指标均在正常范围内。现症：阵发性足软、冲热，头昏难眠，遇事易激动和焦虑。询之胸中不闷不痛，饮食二便均可。查：面色红光，形体略胖，精神尚可；舌质略红，舌苔薄腻淡黄，脉滑数；律齐，血压 165/95mmHg。

诊断：头晕。

证型：肝肾阴虚，虚热上亢。

治则：清热平肝，潜阳安神，活血消痰。

方药：天麻 15g　炒杜仲 15g　黄芩 20g　桑寄生 30g　决明子 15g　川牛膝 15g　葛根 30g　丹参 20g　法半夏 12g　薤白 20g　合欢皮 30g　酸枣仁 20g　首乌藤 50g　麦芽 30g

6 剂，水煎服，日 1 剂。

二诊

患者服药后，冲热、足软、头昏等改善明显，几如常人。询其证情，常半夜口干，活动后时有胸闷乏力。形神面色同前。血压 150/85mmHg（诉在家自测完全正常）；舌尖略红，苔薄腻淡黄，脉沉细弱已不数。上诊虽应手而效，但气虚血瘀、肾虚肝旺挟痰阻之病机未尽，仍治以清热平肝息风、益气活血消痰法。拟方：

黄芪50g　丹参20g　水蛭5g　川芎15g　炒杜仲15g　桑寄生30g　黄芩20g　葛根30g　法半夏20g　酸枣仁20g　决明子15g　天麻15g　桑椹15g

6剂，水煎服，日1剂。

三诊

患者服上方后，一切均好，然不慎于1个月后又因感冒而引发胸闷、咳嗽、心累等，用小陷胸汤加味而愈。今日来诊，已无明显不适，欲巩固原有治疗效果。查：血压120/80mmHg。此为长期疾病中形成的肝肾不足、阴虚阳亢、痰瘀阻滞基本病机未变，故仍宗上法，酌增补肝益肾以善后。拟方：

黄芪50g　制何首乌20g　山茱萸15g　天麻15g　麦冬20g　桑寄生30g　酸枣仁20g　丹参20g　葛根30g　川芎15g　黄芩20g　薤白20g　法半夏12g　石决明30g

10剂，水煎服，日1剂。随访后得知诸症得平，病情稳定。

按语：本案患者随停经而开始血压升高，显示冲任不足、肝肾阴虚、虚热上亢，使其10多年来每发病即冲热、头昏等；肝肾阴虚不能主筋故足软；阴虚内热，扰动心神则患者常遇事易激动和焦虑，从而更加难以入睡；肝肾亏损日久，则气血紊乱、痰瘀内阻亦为必然之伴发病机。此患者在长达3个月的治疗过程中，又因感冒而反复，但其长期形成的基本病机不变，故均以益肾平肝清热、益气活血消痰诸法治之。方中以天麻、炒杜仲、黄芩、桑寄生、决明子、川牛膝等清热平肝，配以合欢皮、酸枣仁、首乌藤等潜阳安神，再以葛根、丹参、法半夏、薤白等活血化瘀、宽胸消痰。善后治疗中又加入黄芪、制何首乌、山茱萸、麦冬等补肝肾、养气血之品以治其本。

案七十七　眩晕（高血压病）

黄某，男，56岁。

初诊

主诉：间歇性眩晕3年余，加重2周。

现病史：患者于3年前因饮食不节制，作息不规律后出现头晕。患者自述头晕呈间歇性，头部摇动时加重，且头晕之时头昏如蒙，身体沉重，乏力。经多方医治，效果不佳。2周前自觉眩晕加重，伴口苦口干，因而求诊。患者苔黄厚腻，脉弦滑。

诊断：眩晕。

证型：痰热上扰。

治则：化痰祛湿，健脾和胃。

方药：黄芪30g　黄芩10g　黄连6g　丹参15g　三七粉3g　葛根30g　牛膝12g　荷叶30g　山楂30g　蒲公英15g　白芍20g　夏枯草15g　佛手10g　甘草6g　杜仲15g　麦冬10g　红花5g

日1剂，水煎服，共3剂。

二诊

1周后复诊，患者自述口干口苦症状消除，全身困乏有所好转，眩晕有所缓解。

初诊方再取3剂，巩固疗效。上药用完，眩晕大为缓解。

按语：头乃人之顶部，清阳之所。然患者饮食不节且作息不规律，体内无形之湿邪积累一定量后，成有形之痰阻滞体内，瘀久化热，上扰清窍。是故患者头晕乏力，自觉身重。另患者脉弦，肝阳上亢而扰神，而湿邪属阴，一定程度影响上扰逆犯的肝阳，因此头晕呈间歇性发作，是故痰热上扰证。选自拟经验方，予黄芪、荷叶、山楂为君，消有形与无形之痰湿；予黄芩、白芍、黄连清泻肝经郁热且疏通肝气；予夏枯草、佛手相须为用，增加化痰功效；丹参与红花少许，疏肝活血；三七粉与葛根与麦冬生津止渴。

案七十八 眩晕（眩晕症1）

龙某某，女，41 岁。

初诊 2017 年 7 月 14 日。

主诉：头晕间作 2 年。

现病史：2 年前患者每次月经后开始出现头晕，无恶心呕吐，昏昏欲睡，劳累后头晕更加明显，活动后气短乏力，平素服用枸杞、黄芪等疗效不佳，逐渐出现食欲下降，大便溏烂，今日就诊求治。现症见头晕，神疲乏力，面色萎黄，形体消瘦，气短，小腹坠胀，纳食差，睡眠欠佳，小便清长，大便溏烂，每日 2～3 次。舌质淡，有齿痕苔白，脉细弱。

诊断：眩晕。

证型：中气不足，清窍失养。

治则：补中益气，升清降浊。

方药：黄芪 20g 党参 10g 白术 10g 炙甘草 5g 当归 10g 柴胡 5g 升麻 5g 陈皮 5g 天麻 10g 白扁豆 30g 荷叶 10g

7 剂，水煎服，日 1 剂。

二诊 2017 年 7 月 21 日。

患者诉头晕及乏力减轻，腹无坠胀，纳食正常，小睡眠好转，小便清长，大便每日一次，已成形。舌质淡，苔白，脉细弱。

守初诊原方，7 剂，水煎服，日 1 剂。

按语：眩晕是临床上常见的病证之一，以头晕、眼花为主要临床表现。由于情志、饮食内伤、体虚久病、失血劳倦及外伤、手术等病因，引起风、火、痰、瘀上扰清空或精亏血少，清窍失养为基本病机。张师认为眩晕的辨证要首先辨虚实。在本病案中患者素体脾胃虚弱，气血生化无源，中气不足，清阳不升，浊阴不降，正如《灵枢》曰"上虚则眩"。清窍失养而发为眩晕。经过补中益气，予补中益气汤而获得良效。在使用补中益气汤时柴胡与升麻的量不能用大，宜小剂量才能起到升提的作用。

案七十九 眩晕（眩晕症2）

梁某，男，60 岁。

初诊 2017 年 8 月 10 日。

主诉：头晕间作半年，加重 1 周。

现病史：半年前患者开始出现头晕，头重如裹，无明显视物旋转，易吐痰涎，阴天或雨天头晕明显，嗜食肥甘及冷饮，今日就诊求治。现症见头晕，头部昏沉，面色油光，形体肥胖，腹胀，纳食少，睡眠多，小便、大便调。舌淡苔白腻，脉弦滑。

诊断：眩晕。

证型：脾失健运，痰湿中阻。

治则：益气健脾，燥湿祛痰。

方药：姜半夏 10g　白术 10g　天麻 10g　炙甘草 5g　生姜 5g　大枣 5g　石菖蒲 10g　远志 5g　藿香 10g　佩兰 10g　荷叶 10g

7 剂，水煎服，日 1 剂。

二诊　2017 年 7 月 21 日。

患者诉头晕改善，头部轻松，纳食好转，偶觉腹胀，睡眠尚可。舌淡苔白腻，脉弦滑。

初诊方加厚朴 10g，7 剂，水煎服，日 1 剂。

按语： 张师认为肥人多湿，源于其脾失健运，易聚湿生痰，在《丹溪心法·头眩》说："头眩，痰挟气虚并火，治痰为主，挟补气药及降火药。无痰不作眩，痰因火动，又有湿痰者，有火痰者。"而针对痰浊上扰清窍所致的头晕，张师最喜用半夏白术天麻汤，该方即二陈汤加白术与天麻而成。天麻古有定风草之美称，是治疗内风引起的眩晕与头痛佳品。白术健脾益气，助运化而去水湿，可增强化痰的作用。

案八十　眩晕（眩晕症3）

刘某，女，41 岁。

初诊　2019 年 7 月 17 日。

主诉：头晕间作半年。

现病史：患者半年前开始无明显诱因出现头晕伴恶心呕吐，无视物旋转，服用活血剂 1 个月余未见好转。现症见自觉行走时头晕较甚，午后加重，无头痛，睡眠尚可，大便 1～2 日一行。舌质红、边有齿痕，苔薄白，脉沉弦细。

诊断：眩晕。

证型：痰浊内阻，蒙蔽清阳。

治则：祛湿化痰，升清通窍。

方药：茯苓 15g　清半夏 10g　泽泻 15g　枳实 15g　淡竹茹 10g　陈皮 10g　石菖蒲 15g　郁金 15g　炙黄芪 30g　党参 15g　生白术 15g　川芎 10g　菊花 15g　炙甘草 5g

14 剂，水煎服，日 1 剂。

二诊　2019 年 8 月 3 日。

服上药后头晕明显好转，无恶心呕吐，时有心烦，手指动作不灵，大便稍干，每日一行。拟方：

柴胡 15g　黄芩 15g　姜半夏 10g　炙甘草 5g　浮小麦 30g　党参 30g　天麻 12g　生龙骨、生牡蛎（先煎）各 30g　大枣 6g　炒白术 12g　茯苓 12g　生石决明（先煎）30g　葛根 15g　菊花 12g

14 剂，水煎服，日 1 剂，服药后眩晕症状基本消失。

按语： 眩晕是目眩和头晕的总称，眩即目眩，指眼花或眼前发黑、视物模糊，晕为头晕，感觉自身或外界景物旋转，站立不稳。由于二者常同时并见，故统称为眩晕。轻者闭目即止，重者如坐车船。本病具有发作时间不确定。《内经》云："诸风掉眩，皆属于肝"。《丹溪心法·眩晕》中说"无痰则不作眩""治痰为先"。祖国医学认为，痰系病理产物，无论有形无形均源于脾。"脾为生痰之源"，脾失健运，水湿停留，聚湿生痰，痰浊蒙蔽清阳，风痰上扰清空，故发眩晕。且湿为阴邪，着而难却，多易反复发作。四诊合参，患者为中气不足、痰浊内阻、郁而化火而形成的痰热内阻证，由舌苔可见，患者的热象并不明显，故以痰浊内阻为主兼有化热表现。治以健脾祛湿化痰，兼清热为法。

膳食处方：食疗在我国起源很早，素有"药食同源"之说，《黄帝内经》提出"毒药攻邪，五谷为养，五谷为助，五畜为益，五菜为充，气味合而服之，以补益精气"的膳食配制原则，中药素有"食治胜于药治",药补不如食补之说,《本草纲目》的食疗方中,也早就体现出了辨证施膳的思想。根据患者病情,指导进食具有化痰息风、健脾祛湿功效的食物。并具体到食物的种类和名称。主食:由大米、小米、糙米、绿豆、燕麦等组成的五谷粥或饭。水果:苹果、山楂、梨、猕猴桃、葡萄、桑椹、大枣等。蔬菜:香菇、蘑菇、番茄、木耳、海带、山药、胡萝卜、西兰花、马铃薯等。肉类:牛肉、瘦猪肉、鸡肉、牛奶、鲢鱼、黄鱼、鳜鱼等。禁忌食物:辛辣刺激、肥甘厚味、生冷之品。

案八十一 眩晕(颈椎病)

黄某某,男,65岁。

初诊 2013年5月23日。

主诉:头晕间作6年,加重3天。

现病史:患者既往有头晕病史,但监测血压正常,每次发作静滴活血化瘀中成药症状可缓,持续6年,3天前无诱因头晕又发。现症见头晕,头部昏沉,行走有头重脚轻之感,且自觉在体位变换及颈部左右转动时加重,时有阵发性胸闷不适,心烦,眠差,全身困倦乏力,纳可,睡眠差,二便正常。舌质淡红,苔薄白腻,脉弦细。查体:P76次/分,BP 130/80 mmHg,形体中等,头部CT:双侧基底节区腔隙性脑梗死,轻度老年脑萎缩,颈部CT:颈椎退行性变,颈4~5、5~6椎间盘突出症。

诊断:眩晕。

证型:肝阳上亢,筋脉阻滞。

治则:平肝潜阳,舒筋活血。

方药:天麻10g 钩藤10g 石决明20g 夜交藤30g 益母草30g 川牛膝30g 黄芩10g 泽泻30g 葛根30g 姜黄20g 苍耳子20g 何首乌20g 甘草5g

6剂,水煎服,日1剂。

二诊 2013年5月30日。

患者经上述治疗后,自觉头晕,头部昏沉减轻,行走无头重脚轻之感,但自述体位变换时头晕,尤其是头部左右转动及躺下坐起及坐起躺下瞬间出现头晕头部昏沉,持续几分钟可缓解。请张师会诊:患者现主要感头晕,头部昏沉,其特点为但自述体位变换时头晕,特点如上述,而行走时无头晕,舌脉如上。张师认为,患者入院后以"平肝潜阳"治疗,效果欠佳。结合患者形体肥胖,为痰盛体质,中医辨证为"痰湿中阻,清阳不升",给予"燥湿化痰,健脾利湿"为原则。拟方:

半夏10g 白术20g 天麻10g 茯苓20g 枳实10g 桔红10g 泽泻30g 姜黄20g 葛根30g 川芎20g 决明子20g 柴胡10g 丹参20g 赤芍10g 甘草5g

3剂,水煎服,日1剂。

三诊 2013年6月3日。

患者自述服上药后,头晕的症状基本消失,故守上方6剂巩固治疗,1月后电话随访症状消失,病情稳定。

按语:眩晕为临床常见病,其病因病机为风、火、痰、虚。故临床有"无痰不作眩"、"无虚不作眩"之论,但临床辨证绝非书本之论容易。本病初结合症状舌脉初辨为肝阳上亢,以天麻钩藤饮加减,临床症状稍改善,但未完全消失,后从"痰浊中阻"立论,选方半夏白术天麻汤,同时以中医的辨证和西医的辨病相结合,加用苏木、葛根对颈椎椎间盘突出症有疗效的药物。临床疗效显著。故中医临床之难,常在于准确的辨证,辨证正确,一些看似疑难杂症,常有效如桴鼓，而提高临床辨证能力，又岂是一日之功。

案八十二　眩晕（梅尼埃综合征）

唐某，女，40 岁。

初诊　2018 年 6 月 12 日。

主诉：头晕间作 2 年，加重 1 周。

现病史：患者 2 年前开始出现反复头晕目眩，西医诊断为"梅尼埃综合征"。曾予改善循环等药物治疗。1 周前因劳累后出现头晕、目眩再发，经休息症状不缓解。现症见头晕，头重如蒙，恶心纳呆，干呕，吐涎沫，胸闷脘痞，口中黏腻，形体偏胖，舌质淡，舌苔白腻，脉弦。

诊断：眩晕病。

证型：痰浊中阻，清窍被蒙。

治则：健脾祛湿，化痰通窍。

方药：半夏 10g　天麻 20g　白术 15g　苍术 10g　茯苓 15g　陈皮 15g　党参 15g　神曲 10g　石菖蒲 15g　丹参 15g　炙甘草 5g

7 剂，水煎服，日 1 剂。

二诊　2018 年 6 月 20 日。

患者头晕减轻不明显，干呕频频，考虑痰浊上逆，胃失和降，治拟重镇降逆、和胃止呕。初诊方加代赭石 25g、竹茹 10g、砂仁 5g，7 剂，水煎服，日 1 剂。

三诊　2018 年 6 月 28 日。

患者头晕干呕明显改善，唯口干口苦，时有心烦，舌质红，苔薄白黄腻，脉弦。此为湿郁化热之象，治拟加用清热化湿之品。

二诊方去党参、丹参，加黄连 5g、黄芩 10g，7 剂，水煎服，日 1 剂。嘱注意休息，避免劳累，清淡饮食。

上方再续 14 剂后，随访患者眩晕不再。

按语：梅尼埃综合征是以膜迷路积水的一种内耳疾病，本病以突发性眩晕、耳鸣、耳聋或眼球震颤为主要临床表现，眩晕有明显的发作期和间歇期。发作期需静卧，戒急躁，进清淡低盐饮食，限制入水量，忌用烟、酒、茶。在间歇期要鼓励病人锻炼身体，增强体质，注意劳逸调度适当。多摄入一些高纤维素以及新鲜的蔬菜和水果，营养均衡，包括蛋白质、糖、脂肪、维生素、微量元素和膳食纤维等必需的营养素，荤素搭配。四诊合参，该患者属中医"眩晕病"范畴，证属痰浊中阻，清窍被蒙，治宜健脾祛湿化痰。《医略六书》：脾气大亏，痰食滞逆，不能统运于中，故厥逆头痛眩晕不已焉。《脾胃论》：此头痛苦甚，谓之足太阴痰厥头痛，非半夏不能疗；眼黑头眩，风虚内作，非天麻不能除，其苗为定风草，独不为风所动也。方选半夏白术天麻汤加减。方中以半夏燥湿化痰，降逆止呕，天麻平肝息风而止头眩为君；白术运脾燥湿，茯苓健脾渗湿为臣；橘红理气化痰，生姜、大枣调和脾胃为佐；甘草协合诸药为使。诸药相伍，共奏燥湿化痰，平肝息风之功。

案八十三　眩晕（术后白细胞减少症）

龙某，女，47 岁。

初诊

主诉：头晕、乏力半月余。

现病史：于 1 个月前因左乳腺癌手术治疗后接受化疗，化疗一个疗程尚未结束，就出现头晕，乏力，纳差，胸闷等症状，查血常规见白细胞减少，给予常规药物及对症治疗，症状未好转，血白细胞未见明显上升。刻下症见头晕目眩，动则加重，乏力，纳差，胸闷欲呕。诊见精神不振，面色苍白无华，舌质淡，舌苔白腻，脉细无力。血常规：Hb90g/L，RBC2.94×10^{12}/L，WBC2.2×10^9/L。

诊断：眩晕。

证型：气血两虚。

治则：健脾醒胃。

方药：香砂六君子汤化裁：

红参（另焗）5g　黄芪20g　白术10g　苍术10g　茯苓15g　木香（后下）7g　砂仁10g　神曲10g　生谷芽15g　生姜7g　甘草5g

3剂，水煎服，每日1剂。

二诊

服药后精神好转，纳食有味，胸闷欲呕消失，头晕仍存在。舌质淡，舌苔白，脉细无力。脾胃之气机已逐渐恢复，改益气养血为主。

方药：归脾汤合前方化裁：

红参（另焗）5g　黄芪20g　白术10g　当归10g　川芎10g　枸杞子15g　巴戟天10g　红枣15g　阿胶（烊服）10g　陈皮5g　木香（后下）7g　神曲7g　生谷芽15g　炙甘草5g

10剂，水煎服，每日1剂。

三诊

头晕缓解，其他症状均减轻，睡眠不好。查舌质淡红，舌苔薄白，脉细无力。复查血常规：Hb105g/L，RBC3.6×10^{12}/L，WBC3.4×10^9/L。仍遵前法加减：

红参（另焗）5g　黄芪20g　白术10g　当归10g　川芎10g　枸杞子15g　巴戟天10g　红枣15g　阿胶（烊服）10g　陈皮5g　生谷芽10g　女贞子10g　酸枣仁15g　夜交藤15g　炙甘草5g

10剂，水煎服，每日1剂。

四诊

诸症基本缓解，精神较好，睡眠可，舌脉同前。复查血常规：Hb107g/L，RBC3.5×10^{12}/L，WBC4.7×10^9/L。已恢复化疗。守上方为治。此后以5月25日方为基础，临证化裁，持续服用，坚持化疗，直到化疗疗程结束，症状无反复，血白细胞未再出现减少现象。

按语：此例眩晕为气血不足所致，整个治疗都是围绕补益气血，对眩晕本身并无太多针对性的治疗。虽为气血两虚证，但初诊时却表现脾胃虚弱，气机失常症状，若不治理好脾胃，则气血生化乏源，补益气血之药亦难以吸收，故首诊治疗以香砂六君子汤化裁，调理脾胃气机为主。二诊以后，脾胃之气基本恢复，治疗转入益气养血上，但用药还是注意保护和鼓舞胃气，尽量避免滋腻。

案八十四　眩晕（高血压病3）

朱某某，女，64岁。

初诊　2017年11月7日。

主诉：头晕间作22年，再发10天。

现病史：患者22年前无明显诱因出现头晕，发现血压升高，达180/100mmHg，诊断为高血压病。平素规律服用降压药，未监测血压。10天前再次出现头晕，体位改变时明显，视物模糊。现症见头晕，视物模糊，颈部酸痛，无头痛，无胸闷、心悸、气促，无恶心呕吐，口干苦，食欲如常，睡眠可，二便正常。舌质红，苔薄白，脉弦细。

诊断：眩晕病。

证型：肝肾不足，阳亢于上。

治则：滋养肝肾，平肝潜阳。

方药：天麻20g　钩藤15g　决明子25g　益母草15g　杜仲15g　黄芩15g　牛膝15g　龙骨25g　葛根30g　川芎15g　甘草10g

5剂，水煎服，日1剂。

二诊　2017年11月13日。

患者诉口干明显，头晕改善，视物模糊，颈部酸痛缓解，无头痛，无胸闷、心悸、气促，无恶心呕吐，食欲如常，睡眠可，二便正常。

初诊方加熟地30g、天花粉20g、麦冬20g、玄参15g以滋阴润燥，5剂，水煎服，日1剂。

三诊　2017年11月18日。

患者口干症状明显改善，头晕、颈部酸痛基本缓解。

二诊原方，5剂，水煎服，日1剂。

四诊　2017年11月24日。

继服5剂后复诊，患者自觉头目清明。嘱注意生活起居，戒烟、每天坚持适量体力活动并改变久坐的生活工作习惯、限制饱和脂肪酸的摄入、适当减少盐的摄入；多食用蔬菜、水果等食品，少饮或不饮酒；控制腰围及体重；保持良好健康的心理状态。

按语：《灵枢·海论》曰："脑为髓之海"。肾精充足，髓海得养，则脑发育健全，思维敏捷；肾精不足，髓海空虚，脑失所养，则"脑转耳鸣，胫瘦眩冒，目无所视，懈怠安卧"。老年性眩晕多为本虚标实。该病人以头晕为主要表现，应属"眩晕"范畴。缘患者年老体弱，肝肾阴虚，肝阳上亢故见眩晕，日久气血运行不畅，脉络失养，故见颈部酸痛；气血运行不畅，不能上荣于头面部，故见视物模糊；肝阳上亢，故见口干苦；舌质红，苔薄白，脉弦细为肝肾阴虚、肝阳上亢之象，本病病位在脑，涉及肝肾心。病属本虚标实。天麻钩藤饮出自《中医内科杂病证治新义》有平肝息风，清热活血之功。方中天麻、钩藤平肝息风，为君药。石决明咸寒质重，功能平肝潜阳，并能除热明目，与君药合用，加强平肝息风之力；川牛膝引血下行，并能活血利水，共为臣药。杜仲、寄生补益肝肾以治本；栀子、黄芩清肝降火，以折其亢阳；益母草合川牛膝活血利水，有利于平降肝阳。

案八十五　眩晕（高血压病4）

何某，女，65岁。

初诊

主诉：反复头晕1年，加重伴呕吐1周。

现病史：病人于1年前发现有高血压病，经常出现头晕，服药治疗无规律。1周前头晕加重，于3天前出现呕吐，呕吐多于活动后发生，伴头痛及手麻木。查血压180/105mmHg，面色暗红而少华，舌质暗淡红，舌苔白腻，脉虚弦。

诊断：眩晕。

证型：气阴两虚，瘀痰阻滞。

治则：养阴益气，祛瘀利湿。

方药：补阳还五汤合黄精四草汤化裁：

黄芪50g　当归10g　赤芍15g　桃仁10g　红花7g　黄精15g　益母草15g　泽泻15g　豨
签草15g　夏枯草15g　茯苓15g　白术10g　半夏10g　生姜7g

5剂，水煎服，每日1剂。

二诊

前述之症状均减轻，无呕吐，查血压170/100mmHg，舌暗淡红，舌苔白，脉虚弦。守上方出入为治。方药：

黄芪50g　当归10g　赤芍15g　桃仁10g　地龙10g　红花7g　黄精15g　益母草15g　车前草15g　豨签草15g　夏枯草15g　茯苓15g

15剂。

三诊

症状基本缓解，查血压165/85mmHg，舌质淡暗，舌苔白，脉细弦。仍以前法为治，上方加川芎7g，10剂。此后间断服用该方，病情稳定。随访1年，血压虽有波动，但症状及血压升高均无此次一诊时明显。

按语： 本例为气阴两虚，痰瘀阻滞，以致血行不畅，壅积于血脉之中而病。其头晕而痛，为上窍失养也；呕吐，为痰饮内壅；麻木，为肢体失却气血所养；而其舌质暗淡红，舌苔白腻，脉虚弦，是气阴两虚挟瘀痰之象。补阳还五汤为益气活血的方剂，对气虚血瘀的高血压病有较好的治疗效果。选方时虽以补阳还五汤合黄精四草汤为主，但在一诊时根据其痰饮阻滞而合用了泽泻汤和小半夏加茯苓汤以化利痰饮。本例的治疗，还体现了通脑脉的原则。脑为脏腑精气聚会之处，不管是外因或内因，都可能有脑脉不通存在，所以通脑脉又是治疗眩晕的基本治法之一。通脑脉治法的具体运用要依证候及病势，结合基础证候而定。如补虚通脑脉、祛邪通脑脉、安脑通脑脉等。在药物的使用上大体为血虚者常用当归，血瘀者常用川芎、桃仁、红花等，痰湿或肝风者常用天麻，肝火亢盛者常用石决明、珍珠母等。不难看出，所谓通脑脉，就是引经药物结合证候辨治的使用。

案八十六　眩晕（高血压药5）

任某，女，41岁。

初诊

主诉：头晕1个月。

现病史：患者于1个月前无明显诱因出现头晕目眩，沉困嗜睡，便软，腰酸，膝痛，月经方完，脉沉弦，舌淡，苔薄黄腻。

诊断：眩晕。

证型：痰浊中阻证。

治则：燥湿化痰，健脾和胃。

方药：自拟经验方加减：

藿香10g　半夏10g　茯苓15g　苍术10g　白术10g　泽泻10g　石菖蒲10g　菊花10g
太子参15g　川断10g　怀牛膝10g　菟丝子10g　益智仁6g　黄柏15g　桂枝6g　甘草5g　吴茱萸3g

7剂，水煎服，日1剂。

二诊

头晕显减，腰腿酸痛有减，便转干，脉弦，舌淡，苔薄黄。前方去藿香，加黄芩10g、苏子梗各6g。7剂，煎服法不变。

三诊

诸症显减，舌淡，脉弦。前方继服 7 剂。

服药后诸症全消。

按语：《丹溪心法》曰："头眩，痰夹气虚并火，治痰为主，夹补气药及降火药。无痰则不作眩，痰因火动，又有湿痰者。"患者平素过食肥甘，伤于脾胃，以致水谷精微不化，聚湿生痰，痰湿中阻，则清阳不升，浊阴不降，导致眩晕。痰浊郁而化火，上扰清窍导致眩晕加重。治宜燥湿化痰，健脾和胃。药用藿香、半夏、茯苓、苍白术、泽泻、石菖蒲、吴茱萸健脾化湿祛痰；菊花、黄柏清热燥湿；太子参、甘草、桂枝益气阴、通心阳；川断、怀牛膝、菟丝子、益智仁补肝肾。二诊头晕显减，腰腿酸痛有减，前方去藿香，加黄芩、苏子梗清热化痰。三诊诸症显减，继服前方以巩固疗效。脾胃为生痰之源，健脾和胃使脾胃运化正常则痰祛气机畅，清阳上升，眩晕止；脾胃虚弱日久，导致土虚木乘，肝脾失和，用疏肝柔肝之药合健脾和胃之药共奏升清降浊止晕之功。

案八十七　眩晕（高血压病、高血脂病）

杨某，男，55 岁。

初诊

主诉：头晕 2 年。

现病史：患高血压病病史 4 年，血压最高 200/110mmHg，服硝苯地平片等药物，现在血压 140/90mmHg。两年来常感头晕，无头痛，无恶心，偶有心慌，无胸闷胸痛，下肢无浮肿。纳眠可，二便调。舌红，苔白，脉沉弦。

诊断：眩晕。

证型：阴虚阳亢，痰瘀阻络证。

治则：滋阴潜阳，化痰通络。

方药：自拟经验方加减：

制首乌30g　枸杞15g　泽泻30g　云苓15g　丹参15g　草决明30g　山楂30g　钩藤30g　赤芍15g　石菖蒲15g　麦冬30g

7 剂，水煎服，日 1 剂。

二诊

服药后症状缓解，乏力明显改善，仍有心慌。纳眠可，二便调。舌暗红，苔少，脉滑。原方加莲子心 9g、黄芪 45g。6 剂，水煎服。

三诊

乏力基本消失，血压 130/85mmHg，舌红，苔薄，脉沉。上方加栀子 12g，12 剂，水煎服。

按语：本例属阴虚阳亢，痰瘀阻络。患者处于老年前期，肾精亏虚，髓海不足，水不涵木，发为眩晕。头晕、脉弦皆为阴虚阳亢之象。肾精不足，脏腑功能失调，气血津液化浊成痰生脂，痰瘀邪实内阻，故出现高脂血症。张师治疗高血压病、高血脂一是针对健脾、补肾用药，以治其本，如云茯苓、何首乌等。二是吸收现代研究成果，选取具有降血脂的中药，如草决明、何首乌、泽泻、山楂等。本病例即在滋阴潜阳、活血祛瘀的基础上加用草决明、生山楂以助祛痰降脂。草决明甘、咸、微寒，入肝、肾二经，具清肝益肾、祛风明目之功效，同时又有甘寒通便之功，现代研究证实其有降血压、降血脂、缓泄的作用。生山楂具有消食化积作用，既往归类于消食药中，现代研究发现，山楂具有较强的活血化瘀、降低血脂作用。张师常将二药用于形体肥胖、血脂较高的胸痹患者。二诊患者症状减轻，说明辨证准确，仍有乏力，舌暗红，苔少，脉滑，加用黄芪益气，莲子心清心除热，交通心肾。现代药理研究黄芪具有降血脂作用。三诊患者乏力基本消失，为治疗显效，舌红，为仍有热象，加栀子清热泻火。继续巩固治疗。

胆胀

案八十八　胆胀（慢性胆囊炎）

孔某某，男，48 岁。

初诊　2016 年 11 月 14 日。

主诉：反复右胁肋下胀痛 6 年余，加重 1 周。

现病史：患者 6 年前因饮酒后出现胁肋部胀痛不适，当时未重视，后疼痛逐渐加重，呈间断性发作，在某院查胆囊彩超提示"胆囊炎"，曾口服消炎利胆片等药，胁痛时有缓解。1 周前因情志失调和饮酒后右胁肋下疼痛加重，经"消炎、止痛"治疗后症状稍缓解。现症见右胁肋下胀闷疼痛，烦躁易怒，食可，口干口苦，目赤，眼屎多，失眠多梦，阴囊潮湿，小便短黄，大便黏滞臭秽，舌红，苔黄腻，脉滑数。

诊断：胆胀。

证型：肝胆郁滞，湿热内阻。

治则：疏肝利胆，清热利湿。

方药：龙胆草 10g　炒栀子 15g　黄芩 15g　熟大黄 10g　川木通 15g　泽泻 30g　柴胡 15g　车前子（包煎）30g　当归 15g　生地 20g　川楝子 15g　延胡索 15g　枳壳 15g　陈皮 15g　香附 15g　金钱草 30g　郁金 15g　炙甘草 5g

7 剂，水煎服，日 1 剂。

二诊　2016 年 10 月 21 日。

服药后右胁肋疼痛减轻，大便次数增多，非水样便，日行 2～3 次，烦躁易怒、口干口苦、目赤、眼屎多、失眠多梦、阴囊潮湿均较前好转，小便偏黄。舌红，苔薄黄腻，脉滑数。

初诊方去川木通、郁金，加炒白术 15g、海金沙 15g，7 剂，水煎服，日 1 剂。

三诊　2016 年 10 月 28 日。

服药后胁肋疼痛基本缓解，偶口苦、失眠，小便可，大便溏，舌边尖红，苔薄黄，脉细滑。拟方：

丹皮 10g　炒栀子 10g　黄芩 10g　当归 10g　炒白术 15g　赤芍 10g　柴胡 10g　茯苓 15g　炒白芍 10g　酸枣仁 20g　合欢皮 10g　炙甘草 6g

上方继服 10 剂后，胁痛消失，余症未见，嘱患者保持情志舒畅，少饮酒，多运动，健康饮食，定期复查。

按语：胆胀是以胆腑气郁，胆失通降所引起的以右胁胀痛为主要临床的一种疾病，如《灵枢》云："胆胀者，胁下痛胀，口中苦，善太息"，此多因饮食偏嗜、忧思暴怒、外感湿热、虚损劳倦等引起。患者平素喜饮酒，情志失调，致湿热内蕴，肝胆郁滞，则出现右胁肋胀闷疼痛、烦躁易怒、口干口苦、目赤、眼屎多、失眠多梦、阴囊潮湿、小便短黄、大便黏滞臭秽等症，方选龙胆泻肝汤合柴胡疏肝散以疏肝利胆、清热利湿，加金铃子散以行气止痛，加金钱草、海金沙以清热祛湿利胆；待症状基本消除后，予丹栀逍遥散加减善后，同时要保持健康的生活习惯。

胁痛

案八十九　胁痛（胆结石）

刘某，女，35 岁。

初诊

主诉：胸痛 10 年。

现病史：患者 10 年前起即患胁痛，发作时间不定，痛时即感头昏、口苦，脉微弦。经西医透视检查，诊断为胆结石。

诊断：胁痛。

证型：肝胆郁热。

治则：清热疏肝利胆。

方药：刺蒺藜 15g　牡丹皮 12g　金铃炭 9g　黄连 6g　郁金 9g　青皮 12g　山栀仁 12g　木通 9g

20 剂，水煎服，日 1 剂。

二诊

服上方 20 剂后，约 1 年时间未发胁痛，只最近发作一次，但不甚严重，舌上有粉白苔，脉弦滑，此肝胆郁滞未解，再本前法：

延胡索 15g　刺蒺藜 12g　牡蛎 25g　黄连 6g　青皮 12g　牡丹皮 12g　白芍 15g　山栀仁 12g　郁金 9g　木香 9g　金铃炭 9g　甘草 9g

10 剂，水煎服，日 1 剂。

三诊

服上方 5 剂后，胁痛即止，但感消化不良，每饭后必解溏便，微觉精神不好，弦滑之脉已解，指下转为濡弱，舌上微有白苔，是前方苦降稍过，湿阻中焦之故，改用疏肝行气、健脾除湿法，拟方：

制香附 15g　茯苓 15g　白术 15g　厚朴 12g　陈皮 9g　炒白芍 15g　苍术 15g　砂仁 9g　木香 9g　法半夏 15g　甘草 9g

6 剂，水煎服，日 1 剂。

四诊

服上方后，情况良好，胁痛未发，脉象平和，舌质淡红，有白苔，大便正常，食欲欠佳，仍本前方立意，并嘱其常服。服下方后，胸痛一直未发。拟方：

沙参 15g　白术 15g　山药 25g　鸡内金 9g　茯苓 15g　厚朴 15g　砂仁 9g　制香附 12g　木香 9g　炙甘草 10g

按语：本例一、二诊，脉洪、口苦是肝胆郁热，肝经上出额与督脉交于巅，胆经上抵头角，故有头昏之病。肝经上贯膈，胆经下胸中贯膈，肝胆郁热，故发为胸痛。治法用刺蒺藜、牡丹皮、金铃炭、郁金、青皮、木通、延胡索、白芍、木香等疏肝利胆。用黄连、山栀仁以清热。加牡蛎以育阴潜阳。三诊时，热邪已解，但又出现食少便溏、乏力、苔白等脾虚脾湿现症，故三、四诊在疏肝的同时，加用补脾和胃、燥湿行气之品。用制香附、炒白芍以疏肝，用沙参、白术、茯苓、法半夏、山药、鸡内金、甘草补脾和胃。用苍术、厚朴、陈皮、木香、砂仁以燥湿行气。由于病机有改变，故用药亦随之改变，如此才能收到良好效果。

案九十 胁痛（慢性乙型肝炎 1）

何某某，男，32 岁。

初诊 2017 年 10 月 9 日。

主诉：反复右胁肋疼痛 3 年余，加重 1 个月。

现病史：患者 3 年前因右胁隐痛不适就诊于外院，检查后诊断为"乙肝大三阳"，长期予以抗病毒及保肝治疗，但仍时有右胁肋隐痛。近 1 个月来，患者因为工作劳累后出现右胁肋疼痛加重，我院检查提示 HBV-DNA 阴性，肝功能正常，遂求中医治疗。现症见右胁持续隐胀疼痛，伴乏力、纳差、腹胀、口干口苦，双眼时干涩，睡眠浅而易醒，小便黄，大便干结，2 日一行，舌红，苔薄黄，脉弦细数。

诊断：胁痛。

证型：气阴两虚，肝络失养。

治则：益气养阴，疏肝活血。

方药：北沙参 30g　麦冬 30g　生地 30g　山药 20g　当归 20g　枸杞子 20g　川楝子 15g　菊花 15g　白芍 20g　五味子 20g　太子参 30g　延胡索 15g　茜草 15g　鸡骨草 20g　莱菔子 10g　炙甘草 5g

7 剂，水煎服，日 1 剂。

二诊 2016 年 10 月 16 日。

服药后右胁肋疼痛减轻，乏力、腹胀好转，口干口苦、眼睛干涩改善，仍有纳差、睡眠较浅，小便偏黄，大便可，舌红，苔薄白，脉弦细数。

初诊方去莱菔子，加炒麦芽 30g、首乌藤 30g、酸枣仁 30g，15 剂，水煎服，日 1 剂。

三诊 2016 年 11 月 2 日。

服药后右胁肋偶有隐痛不适，稍觉口干、眼睛干涩，饮食睡眠好转，小便偏黄，大便可，舌淡红，苔薄白，脉弦细。

二诊方去川楝子、五味子、延胡索、茜草、首乌藤，加炒谷芽 30g、柴胡 10g、白术 15g，继服 15 剂后，右胁肋疼痛基本消失，余症未见不适。嘱患者注意休息不要劳累，忌熬夜，须定期复查。

按语：胁痛是以一侧或两侧胁肋部疼痛为主要表现的病症，病位主要在肝胆，常涉及脾、胃、肾等脏腑，多由情志不遂、外感湿热疫毒、跌扑损伤、劳倦内伤等引起。本案患者感受湿热疫毒之邪，蕴结肝胆，日久化火，耗气伤阴，肝络失养，发为胁痛。证属气阴两虚，肝络失养，如《金匮翼》云："肝虚者，肝阴虚也。肝之脉贯膈布胁肋，阴血燥则经脉失养而痛。"方选一贯煎、生脉散、金铃子散加减，加山药以气阴双补，菊花清肝明目，茜草、鸡骨草疏肝活血通络，莱菔子行气除胀消食。诸药合用，方证相合，故可取得良效。

案九十一 胁痛（慢性乙型肝炎 2）

王某，男，46 岁。

初诊

主诉：两胁隐痛 5 年余。

现病史：自诉数年前患乙肝，经过中西医结合治疗，乙肝表面抗原转阴，但肝功能仍偏高，自觉两胁不适，甚则痛。发病以来，经常感冒、口疮，出现舌苔剥脱至今未愈。现症：两胁不适、隐痛反复发作，连及腰腿，右胁为重，时有胸闷，神疲，常有刷牙出血，目干，时心悸，或夜汗寐差，便黏不畅，左脉弦略数，舌红，苔黄花剥。

诊断：胁痛。

证型：肝胃气阴两虚证。

治则：疏肝和胃、清热凉血、补气生津。

方药：小柴胡汤合麦门冬汤加减：

柴胡10g　赤芍10g　白芍10g　丹参15g　郁金10g　半夏10g　青皮6g　陈皮6g　白术10g　砂仁（后下）6g　黄芩10g　黄连4g　天花粉10g　生薏苡仁15g　黄柏15g　甘草5g　白茅根15　太子参10g　麦冬20g

7剂，日1剂。据本方加减调理月余。

二诊

胁痛渐减，痔疮未犯，牙血止，夜汗少，心悸少犯。仍目干，神疲，便软，肠鸣，脉弦，苔薄白，花剥减。治法：疏肝和胃、清热解毒、补气生津。拟方：

柴胡10g　赤芍10g　白芍10g　丹参30g　郁金10g　半夏10g　青皮6g　陈皮6g　白术10g　砂仁（后下）6g　黄芩10g　黄柏15g　白茅根15g　太子参15g　麦冬15g　桑椹子10g　甘草5g

7剂，日1剂。据本方加减续调理3个月余。

三诊

病情稳定，但最近劳累疲乏，劳累后两胁不适，偶有口疮，脉弦，舌淡红，苔薄白，花剥反复。治宜疏肝和胃、清热凉血、补气养阴。拟方：

柴胡10g　赤芍10g　白芍10g　丹参40g　郁金10g　半夏10g　青皮6g　陈皮6g　茯苓15g　白术10g　砂仁（后下）6g　黄芩10g　黄连4g　白茅根15g　炒山栀10g　玄参15g　太子参15g　麦冬30g　桑椹子10g　枸杞10g　甘草5g

10剂。据本方加减续调理3个月余。

四诊

肝功能正常，未见胁痛，舌血次数减，饮食、二便及睡眠正常，脉弦，苔薄白。

守二诊方，14剂，以巩固疗效。

按语：患者有慢性乙肝史，胁痛日久，经过治疗，乙肝表面抗原转阴，但工作劳累则胁痛加重。毒邪在肝，肝失疏泄，肝气郁结，脉络不畅，气滞血瘀，故见胁痛。肝郁日久化火，肝阴血耗损，故机体气血皆虚。患者发病以来，用干扰素和多种抗生素之后，反复口疮、舌苔剥脱，已有三年。乃肝气横逆，脾胃升降失调，清气不升，浊气不降，脾胃蕴热，故反复口疮、神疲乏力；损伤胃之气阴，故见花剥苔。治宜扶正祛邪，以疏肝和胃、清热凉血、补气生津为法，方用小柴胡汤合麦门冬汤加减，药用柴胡、赤芍、白芍、丹参、郁金疏肝养血活血；半夏、青皮、陈皮、白术、砂仁燥湿理气、健脾和中；天花粉、麦冬甘寒以清胃热而养胃阴；黄芩、黄连、黄柏清热燥湿；生苡仁健脾利湿；太子参益气养阴，甘草和中兼调诸药。据前方加减调理月余，二诊胁痛渐减，花剥苔少，有胃气阴回复之象，故去天花粉，麦冬亦减量，且正气有所恢复另加桂枝配甘草，温补心阳。一段时间病情稳定，但三诊反复出现花剥苔，口疮等脾胃蕴热症状较显，故减清热解毒之品，麦冬加量而加强清热养阴之功，且用黄连、山栀清心火，玄参滋阴凉血，用茯苓加强健脾利湿之力，枸杞配桑椹子补肝肾之阴。四诊未见胁痛，舌血次数减，查肝功能正常，病情稳定，继按前法调理以巩固疗效。

案九十二 胁痛（脂肪肝）

徐某某，男，46岁。

初诊 2017年1月5日。

主诉：反复右胁疼痛2年余，加重3周。

现病史：患者平素喜饮酒且嗜食肥甘厚腻之品，2年来自觉右胁疼痛，在外院检查诊断提示"中度脂肪肝、高脂血症"，予以"脂必泰"等降脂治疗后，右胁疼痛减轻，但仍时有发作。3周前因饱食及饮酒后出现右胁疼痛加重，伴有恶心欲呕、厌油腻，在我院检查仍提示"中度脂肪肝、高脂血症"。现症见右胁疼痛，脘腹痞闷，恶心欲呕、厌油腻，口干口黏，乏力、纳呆，失眠多梦，形体肥胖，小便可，大便黏滞，舌淡红，苔白腻，脉弦滑。

诊断：胁痛。

证型：肝郁脾虚，痰湿阻滞。

治则：疏肝健脾，化痰祛湿。

方药：柴胡15g 茯苓30g 炒白术30g 当归15g 白芍15g 赤芍20g 枳壳20g 薄荷（后下）10g 山楂30g 神曲30g 生麦芽30g 姜竹茹15g 陈皮15g 姜半夏10g 莱菔子10g 泽泻30g 炙甘草5g

7剂，水煎服，日1剂。

二诊 2017年1月12日。

服药后右胁痛及脘腹痞闷缓解，恶心欲呕、厌油腻、口干口黏、失眠多梦好转，仍乏力、纳呆、大便黏滞，舌淡红，苔白腻，脉弦滑。

初诊方加党参30g、木香15g、砂仁15g，10剂，水煎服，日1剂。

三诊 2017年1月22日。

服药后诸症皆有缓解，偶有右胁痛，无脘腹痞闷、恶心欲呕、厌油腻、口干口黏，乏力好转，食欲转佳，睡眠改善，大便偏溏，舌淡红，苔薄白腻，脉弦滑。

二诊方去赤芍、姜半夏、莱菔子、木香、砂仁、当归，加丹参15g、白扁豆30g，15剂，水煎服，日1剂。

四诊 2017年2月17日。

服药后无明显胁痛，偶有乏力感，食欲尚佳，睡眠尚可，大便偶溏，舌淡红，苔薄白，脉弦细。

三诊方去陈皮、姜竹茹，上方继服15剂后，诸症皆除，未见不适。嘱患者减重，平时多运动、少饮酒、健康饮食。继续以前方加减调治2个月余，血脂正常，脂肪肝消失。

按语：脂肪肝是属于肝脏代谢性疾病，表现为一侧或者两侧胁肋疼痛时可归属于"胁痛"范畴，多由过食肥甘厚腻及饮酒不节，导致湿浊内生，加之情志失调，肝气郁结，木旺克土，脾运失常，痰湿内蕴，阻滞气血，导致痰湿气瘀互结于肝而形成脂肪肝。《血证论》云："木之性主疏泄。食气入胃，全赖肝木之气以疏之，则水谷得化。设肝不能疏泄水谷，渗泻中满之证在所难免。"本案辨证为肝郁脾虚、痰湿阻滞，方选逍遥散合温胆汤加减以疏肝健脾、化痰祛湿，加山楂、神曲、生麦芽、莱菔子消食和胃降脂，加泽泻以泄浊降脂。经过一月余的治疗，虽症状已消除，但仍需继续予逍遥散加减调治"高脂血症、中度脂肪肝"，经过3月余的治疗，配合适当的运动，血脂恢复正常，脂肪肝消失。

案九十三 胁痛（非特异性肋软骨炎）

苏某某，女，35岁。

初诊　2017 年 2 月 6 日。

主诉：右胁肋疼痛 2 个月余。

现病史：患者 2 个月前感冒后出现右胁肋疼痛，咳嗽及打喷嚏时疼痛加重，在外院检查未见异常，考虑诊断为"非特异性肋软骨炎"，予以"布洛芬缓释胶囊、塞来昔布"等消炎止痛治疗后疼痛可缓解，但难以除根，时有加重。现症见右胁肋疼痛，多呈刺痛，夜间明显，咳嗽及喷嚏时痛甚，食可，睡眠较差，小便可，大便偏干，舌质暗，苔薄白，脉弦。末次月经 1 月 25 日，平素月经周期 28～30 天，持续 5～7 天，痛经明显，月经量可，血块较多，色暗红。

诊断：胁痛。

证型：肝气不疏，瘀血阻滞。

治则：活血通络，疏肝止痛。

方药：柴胡 15g　瓜蒌根 30g　当归 20g　桃仁 10g　红花 10g　酒大黄 10g　枳壳 20g　白芍 15g　赤芍 20g　延胡索 20g　川楝子 15g　香附 15g　甘草 5g

7 剂，水煎服，日 1 剂。

二诊　2017 年 2 月 13 日。

服药后右胁肋疼痛减轻，但仍然夜间明显、咳嗽及喷嚏时加重，睡眠稍改善，小便可，大便偏干，舌质暗，苔薄白，脉弦。

初诊方去鸡血藤、钩藤，10 剂，水煎服，日 1 剂。

三诊　2017 年 2 月 23 日。

服药后右胁疼痛大减，偶有夜间疼痛，睡眠好转，小便可，大便偏溏，舌淡红，苔薄白，脉弦。

二诊方去川楝子、香附，加炒白术 15g、茯苓 15g，上方继服 10 剂后，右胁肋疼痛消失，睡眠可，二便正常，3 月 5 日月经至，无明显痛经，血块明显减少。

按语：非特异性肋软骨炎是发生在肋软骨部位的一种慢性非化脓性炎症，目前病因尚不明确，可能由于病毒感染、胸肋关节韧带慢性劳损、免疫或内分泌异常引起肋软骨营养障碍等引起，好发于中青年女性。肋软骨炎是以肋软骨疼痛为主要表现，可归属于中医"胁痛"范畴。《丹溪心法》云："胁痛，肝火盛，木气实，有死血，有痰流注，肝急。"本案患者系外感后引起肝气失疏，气血阻滞经络，不通则痛，则右胁肋刺痛、夜间明显，乃肝经瘀阻之象，当以活血通络、疏肝止痛为要，方选复原活血汤、四逆散、金铃子散加减，加香附以疏肝行气止痛。如此胁痛得除，且痛经得缓、月经血块得减。

黄疸

案九十四　黄疸（胆管结石）

秦某某，男，39 岁。

初诊　2016 年 5 月 13 日。

主诉：身目尿黄 2 周。

现病史：患者既往慢性胆囊炎病史 2 年余，因无明显不适症状，一直未予以重视及治疗。2 周前患者饮酒后出现身目尿黄，伴发热、上腹痛，在我院检查诊断为"慢性胆囊炎急性发作，胆管结石（泥沙样）"，经消炎止痛等治疗后，发热及上腹痛好转，但黄疸仍难退，特前来就诊。现症见身黄、目黄、尿黄，低热，两侧胸胁胀满不适，右胁下胀痛，口干口苦、纳呆、厌油腻，失眠多梦，大便干结，舌红，苔黄腻，脉弦滑数。

诊断：黄疸。

证型：湿热内蕴，胆腑郁热。

治则：疏肝利胆，通腑泄热。

方药：柴胡 15g　白芍 15g　枳实 15g　大黄（后下）10g　黄芩 10g　法半夏 10g　赤芍 30g　茵陈蒿 30g　栀子 15g　虎杖 15g　金钱草 15g　海金沙（包煎）15g　鸡内金 15g　蛇舌草 15g　炒麦芽 30g　合欢皮 15g　大枣 10g

7 剂，水煎服，日 1 剂。

二诊　2016 年 5 月 20 日。

服药后身黄、目黄、尿黄减轻，大便软，已无发热，两侧胸胁胀满及右胁下胀痛减轻，睡眠好转，仍有口干口苦、纳呆、厌油腻，舌红，苔薄黄腻，脉弦滑。

初诊方去虎杖、加茯神 20g、神曲 15g、山楂 15g，7 剂，水煎服，日 1 剂。

三诊　2016 年 5 月 27 日。

服药后身黄、目黄、尿黄持续减轻，时有两侧胸胁胀满及右胁下胀痛，食欲好转，口干口苦，睡眠尚可，大便可，舌稍红，苔薄黄腻，脉弦滑。

二诊方去白芍、大黄、栀子、蛇舌草，加虎杖 15g，14 剂，水煎服，日 1 剂。

四诊　2016 年 6 月 11 日。

服药后身黄逐渐消退，双目及小便稍黄，无两侧胸胁胀满，偶有右胁下不适，食欲好转，时有口干口苦，大便时溏，舌淡红，苔薄黄，脉弦细。

三诊方去枳实、茵陈蒿、海金沙、金钱草，加炒白术 15g、党参 10g、当归 10g、炒白术 15g，继服 15 剂后，患者黄疸消退，余症无不适，复查彩超未提示胆管结石，嘱患者饮食清淡，少饮酒。

按语：《临证指南医案》云："阳黄之作，湿从火化，瘀热在里，胆热液泄，与胃之浊气共并，上不得越，下不得泄，熏蒸遏郁，侵于肺则身目俱黄。"患者饮酒后引起慢性胆囊炎急性发作，并伴有胆管泥沙样结石，乃湿热内蕴，化火伤阴，煎熬胆汁，凝结而呈砂石，结于胆腑，肝胆失于疏泄，胆汁外溢，泛溢肌肤，下流膀胱，则见身目尿黄、发热、两侧胸胁胀满、右胁下胀痛、口干口苦、纳呆、厌油腻、失眠多梦、大便干结等症；本案为阳黄之证，方选大柴胡汤合茵陈蒿汤加减，加入金钱草、海金沙、鸡内金利胆排石，加虎杖、蛇舌草清热利湿退黄，加合欢皮解郁安神，加炒麦芽、大枣健脾护中，诸药合用，黄疸渐退。

案九十五　黄疸（慢性乙型肝炎 1）

何某某，女，35 岁。

初诊　2017 年 7 月 11 日。

主诉：身目尿黄伴皮肤瘙痒 1 个月余。

现病史：患者既往慢性乙型肝炎病史 10 年余，因无明显不适症状，未定期复查及治疗。1 月前患者因为长期工作劳累后出现身黄、目黄、尿黄，伴皮肤瘙痒，在外院检查提示肝功能异常，诊断为"病毒性肝炎、乙型、慢性、中度"。现症见身黄、目黄、尿黄，黄色较为鲜明，皮肤瘙痒，恶心欲呕，口干口苦，纳呆，乏力腹胀，大便黏滞，舌暗红，苔黄厚腻，脉滑数。

诊断：黄疸（阳黄）。

证型：湿热瘀毒，蕴结肝胆。

治则：清热利湿，活血解毒。

方药：茵陈蒿 30g　黄芩 15g　木通 15g　白豆蔻（后下）10g　连翘 10g　石菖蒲 15g

苍术20g　藿香（后下）10g　浙贝15g　虎杖20g　赤芍30g　栀子15g　丹皮15g　茜草15g　丹参30g　垂盆草20g　炒麦芽30g　神曲（包煎）15g

7剂，水煎服，日1剂。

二诊　2017年7月18日。

服药后身黄、目黄、尿黄减轻，皮肤瘙痒稍缓解，恶心欲呕、口干口苦、纳呆、乏力腹胀好转，大便黏滞，舌暗红，苔黄腻，脉滑数。

初诊方去连翘、茜草，加金钱草10g、泽兰15g。

15剂，水煎服，日1剂。

三诊　2017年8月4日。

服药后黄疸明显减轻，时皮肤瘙痒，偶有恶心欲呕、口干口苦，食欲好转，稍乏力腹胀，大便偶有黏滞，舌暗红，苔薄白腻，脉滑。

初诊方去木通、白豆蔻、藿香、浙贝、栀子，加田基黄15g、砂仁10g、木香10g、党参15g、泽泻15g，15剂，水煎服，日1剂。

四诊　2017年8月20日。

服药后身黄消失，仅目睛及小便稍黄，皮肤无瘙痒，无恶心欲呕、口干口苦，食欲改善，稍乏力，大便尚可，舌淡红，苔薄腻，脉滑。拟方：

茵陈蒿30g　茯苓10g　田基黄15g　泽泻10g　白术10g　垂盆草15g　苍术20g　党参10g　虎杖15g　赤芍15g　柴胡10g　炒麦芽30g　炒谷芽30g

上方加减继服30余剂后，黄疸完全消退，复查肝功能正常，嘱患者注意休息，避免劳累，清淡饮食，定期复查。

按语：《瘟疫论》云："疫邪传里，移热下焦，小便不利，邪无输泄，经气郁滞其传为疸，身目如金"。本案患者为感受湿热疫毒之邪，蕴于中焦，日久阻滞气血，湿热瘀毒交结于肝胆，以致肝失疏泄，胆汁外溢，上熏目窍，外浸肌肤，下注膀胱，故见身目尿黄。黄疸常以湿热为患，治当以清热利湿，但要分清湿和热的轻重程度，本案患者为湿热并重，选用甘露消毒丹为基础方。《张氏医通》云："以诸黄虽多湿热，然经脉久病不无瘀血阻滞也"。患者皮肤瘙痒，乃湿热疫毒阻滞，瘀血内生，肌肤失养，故"痒自风来，治风先治血，血行风自灭"，加赤芍、丹皮、茜草、丹参以凉血活血。《素问》云："正气存内，邪不可干"，疫毒外侵，正气虚弱而不能抗邪外出，故待黄疸逐渐消退，注意疏肝健脾、扶正固本。

案九十六　黄疸（慢性乙型肝炎2）

钟某某，女，37岁。

初诊　2017年9月12日。

主诉：身目尿黄2个月余，加重1周。

现病史：既往慢性乙型肝炎病史20余年，长期在当地口服中药治疗，病情较稳定。患者2个月前因为长期劳累后出现轻度皮肤黄、目黄、小便黄，当时未予以重视，近1周来身目尿黄加重，特前来就诊。现症见身黄、目黄、小便黄，面色晦暗少华，神疲乏力，身体困重，喜卧嗜睡，畏寒怕冷，纳差腹胀，大便溏，日2~3次，舌淡，苔白，脉沉细弱。

诊断：黄疸（阴黄）。

证型：脾肾阳虚，寒湿内侵。

治则：健脾补肾，温化寒湿。

方药：茵陈蒿30g　白术15g　干姜10g　制附片（先煎）10g　苍术15g　炒山药20g

白扁豆 15g 薏苡仁 30g 党参 20g 黄芪 30g 桂枝 10g 白芍 10g 当归 15g 通草 10g 大枣 10g 细辛 3g 炙甘草 5g

15 剂，水煎服，日 1 剂。

二诊 2017 年 9 月 28 日。

服药后身黄、目黄、尿黄减轻，精神好转，畏寒怕冷、喜卧嗜睡好转，仍面色晦暗少华、身体困重、纳差腹胀、大便溏，舌淡，苔白，脉沉细弱。

初诊方加砂仁 10g、茯苓 15g、木香 10g，15 剂，水煎服，日 1 剂。

三诊 2017 年 10 月 13 日。

服药后全身黄疸继续减轻，精神转佳，面色转华，无喜卧嗜睡，稍怕冷，乏力、腹胀缓解，饮食好转，小便偏黄，大便偏软，舌淡红，苔薄白，脉沉细。

二诊方去细辛，加炒麦芽 30g，15 剂，水煎服，日 1 剂。

四诊 2017 年 10 月 28 日。

服药后身黄逐渐消退，仅目睛稍黄，精神尚可，面色有华，无畏寒怕冷，稍乏力、腹胀缓解，食欲好转，小便淡黄，大便偶溏，舌淡红，苔薄白，脉细。

三诊方去制附片、苍术、桂枝、通草、白芍，加陈皮 10g，上方加减继服 20 余剂后，黄疸全部消退，余症未见不适，嘱患者注意休息，清淡饮食，定期复查。

按语：患者既往慢性乙型肝炎病史 20 余年，在当地口服中药治疗，但查看其处方，多为苦寒清利伤阳之品，长此以往，中阳受损，寒湿内生，病久及肾，脾肾阳衰。诚如《类证治裁》云："阴黄多由寒湿，身冷汗出，脉必沉微……阴黄系脾脏寒湿不运，与胆液浸淫，外渍肌肉，则发而为黄，其色晦如烟熏，治在脾"。故方选茵陈术附汤、参苓白术散、当归四逆汤加减以温补脾肾、温化寒湿、温经通脉。阴黄的产生，除了久服苦寒败脾胃之凉药使阳黄转化为阴黄外，还可直接感受寒湿发为阴黄，病久正虚邪盛发为阴黄，临证时当仔细辨别。

案九十七 黄疸（肝硬化）

刘某，男，41 岁。

初诊

主诉：肝硬化 5 年，身目黄染 1 年余。

现病史：5 年前确诊为乙肝肝硬化，因无明显不适，未予治疗。近 1 年来反复身目黄染，时轻时重，外院给予抗病毒、保肝、退黄等治疗，黄疸一直不退，遂来求治。见身目黄染，黄色灰暗如烟熏，纳少，脘腹胀闷，神疲畏寒，大便溏，日 3~4 次，小便畅。夜寐可。体温 36.4℃；脉搏 88 次/分；呼吸 21 次/分；血压 110/70mmHg。专科检查：肝病面容，巩膜及皮肤轻度黄染，有肝掌及蜘蛛痣。脾肋下 5cm，边钝质硬，无触痛。肝功能：TBIL56.7μmol/L，DBIL20.0μmol/L，ALT69U/L，AST71U/L；乙肝系列 1、5 阳性；HBV-DNA2.3×104U/ml；B 超示：肝硬化，脾大。舌脉：舌质淡红苔薄白，脉沉细。

诊断：黄疸。

证型：阴黄之寒湿中阻证。

治则：温化寒湿，兼以活血。

方药：茵陈术附汤加减：

茵陈 30g 制附片 10g 肉桂 6g 炒白术 30g 干姜 10g 厚朴 12g 陈皮 10g 丹参 20g 仙灵脾 10g 生黄芪 20g 桃仁 10g 红花 5g

14 剂，水煎服，日 1 剂。

二诊

服上方后，精神好转，畏寒减，仍身目黄染，但较前减轻，大便溏，纳少。舌质淡暗苔薄白，脉沉。继守前方。

三诊

服上方后，黄疸明显减轻，纳食正常，精神好转，大便已成形，每日1次。舌质淡暗苔薄白，脉沉。复查肝功能 TBIL22.3μmol/L，DBIL10.9μmol/L，ALT、AST 正常。患者治疗有效，在上方基础上随证加减治疗1个月，诸症全消。

按语：本案以身黄、目黄、小便黄为主，其中目睛黄染尤为本病的主要特征，属中医"黄疸"范畴。由于阳黄失治，迁延日久，或过用苦寒药物，以致脾胃阳气受损，转变为阴黄。正如《类证治裁·黄疸》篇说："阴黄系脾脏寒湿不适，与胆液浸淫，外渍肌肉，则发而为黄。"茵陈术附汤是治疗阴黄的代表方，出自《医学心悟》。其病机是寒湿留滞中焦，肝胆气机不畅，胆汁外溢肌肤，故当温化寒湿。由于寒湿为患，血脉失于温煦，湿阻气机，血行不畅，故用茵陈术附汤常佐以活血化瘀，或软坚散结之品，常用的药有：桃仁、红花、郁金、牛膝、莪术、鳖甲、山甲等。

肝着

案九十八　肝着（慢性乙型肝炎1）

洪某某，男，26岁。

初诊　2017年6月18日。

主诉：反复右胁不适1年余，加重1个月余。

现病史：患者1年前因反复右胁不适就诊外院，检查提示为"乙肝大三阳"，因肝功能正常未予治疗。近1个月来，右胁不适加重，遂前来就诊。现症见右胁隐痛不适，情绪不佳，乏力、纳差，腹胀，口干不欲饮，眠差易醒，小便稍黄，大便溏，舌淡红，苔薄白腻，脉弦涩。

诊断：肝着。

证型：肝郁脾虚，肝络失养。

治则：疏肝解郁，养血健脾。

方药：柴胡15g　当归15g　白芍15g　茯苓20g　赤芍15g　白术15g　党参15g　陈皮10g　薏苡仁30g　茜草15g　丹参15g　法半夏10g　合欢皮15g　炒麦芽30g　炙甘草5g

10剂，水煎服，日1剂。

二诊　2017年6月28日。

服药后右胁隐痛不适好转，情绪改善，口干好转，仍乏力、纳差、腹胀、眠差，小便淡黄，大便软，舌淡红，苔薄白，脉弦涩。

初诊方去陈皮、法半夏，加木香10g、黄芪30g、枳壳15g、酸枣仁30g，15剂，水煎服，日1剂。

三诊　2017年6月28日。

服药后偶有右胁不适，情绪较佳，饮食、睡眠改善，稍乏力、腹胀，小便可，大便可，舌淡红，苔薄白，脉弦细。

二诊方去木香、合欢皮、黄芪、枳壳、酸枣仁，加枳壳15g、夜交藤15g、蛇舌草15g，前方继服 15 余剂后，右胁不适消失，心情佳，余症未见不适，嘱咐患者注意休息，保持心情舒畅，定期复查。

按语： 患者以右胁隐痛不适为主症，属于中医"肝着"范畴，肝着病名出自《金匮要略》，云"肝着，其人常欲蹈其胸上，先未苦时，但欲饮热……"，是指肝脏气血郁滞，着而不行所致的以胸胁痞闷不舒，甚或胀痛，经过按摩后才觉得舒服，并喜欢热饮的一种病症。患者平素情绪不畅，肝失疏泄，气机郁滞，影响中焦气机，克伤脾土，气血生化不足，则出现右胁隐痛不适、情绪不佳、乏力、纳差、腹胀、失眠、大便溏等症，证属肝郁脾虚，肝络失养，选用逍遥散合柴芍六君子汤加减，加茜草、丹参、赤芍以活血通络，合欢皮以解郁安神，炒麦芽疏肝和胃。患者前后共服药 1 个月余，疗效明显。

案九十九 肝着（慢性乙型肝炎2）

张某某，女，25 岁。

初诊 2018 年 6 月 3 日。

主诉： 反复右胁不适 3 个月余，加重 1 周。

现病史： 患者既往慢性乙型肝炎病史 10 余年，定期检查提示肝功能正常，未接受抗病毒治疗。半年前因长期工作劳累后出现右胁不适，伴乏力，检查提示"肝功能异常"，予以保肝降酶治疗后未见好转，近 1 周右胁不适加重，前来就诊。现症见右胁隐痛不适，形体偏瘦，情绪急躁，口干口苦，乏力、纳差，腹胀，时有腰酸，失眠多梦，小便黄，大便偏干，舌质红，少苔，脉弦细数。

诊断： 肝着。

证型： 肝肾阴虚，脾气亏虚。

治则： 滋养肝肾，益气健脾。

北沙参 20g　生地黄 20g　麦冬 20g　当归 20g　枸杞子 20g　川楝子 15g　旱莲草 15g　女贞子 10g　太子参 30g　白术 15g　茯苓 15g　白芍 15g　五味子 15g　陈皮 15g　酸枣仁 30g　炒麦芽 30g　炙甘草 5g

10 剂，水煎服，日 1 剂。

二诊 2018 年 6 月 13 日。

服药后右胁隐痛不适减轻，情绪稍改善，稍口干口苦，饮食增加，乏力、腹胀缓解，睡眠及腰酸好转，小便稍黄，大便可，舌质红，少苔，脉弦细。

初诊方加夜交藤 30g，山药 15g，10 剂，水煎服，日 1 剂。

三诊 2018 年 6 月 23 日。

服药后右胁隐痛不适明显减轻，情绪转佳，饮食可，无腹胀，睡眠较安，无明显腰酸，稍乏力，小便淡黄，大便可，舌质淡红，薄白，脉弦细。

二诊方去川楝子、白芍、陈皮、山药、酸枣仁，加山茱萸 15g、柴胡 15g，上方继服 20 余剂后，右胁隐痛不适消失，情绪佳，余症未见不适，嘱患者注意休息，避免劳累，保持心情舒畅，定期复查。

按语： 患者既往慢性乙型肝炎病史 10 余年，现以右胁不适为主症，可从"肝着"辨证论治。肝着的常见病因有湿热疫毒、酒食不节、情志失调等，主要关系到肝脾两脏，日久涉及脾肾，气滞、血瘀、痰结是形成肝着病的主要病理变化；如《金匮要略浅注补正》云："盖肝主血，肝着，即使血黏着而不散也……"。患者主要以右胁隐痛不适、形体偏瘦、情绪急躁、口干口苦、乏力、纳差、腹胀、腰酸、失眠多梦、小便黄、大便偏干为表现，乃肝肾阴虚、脾气亏虚之证，故用一贯煎、二至丸、生脉散之类以滋补肝肾，予异功散以益气健脾，加酸枣仁养血安神，炒麦芽消食和胃。前后服药 1 个月余，诸症消失。

案一百　肝着（慢性乙型肝炎 3）

李某某，男，32 岁。

初诊　2017 年 5 月 6 日。

主诉：反复右胁不适 5 年余，加重 2 个月余。

现病史：患者 5 年前无明显诱因出现右胁不适，伴有乏力，在外院检查提示"乙肝小三阳"，予以保肝治疗后右胁不适症状减轻，但每因情绪不佳及劳累后容易发作。近 2 个月来右胁不适加重，时有疼痛，遂前来就诊。现症见右胁隐痛不适，伴胸闷腹胀，乏力、纳差，口干口苦，恶心欲呕，失眠多梦，小便黄，大便黏滞，舌淡红，苔黄腻，脉弦滑。

诊断：肝着。

证型：湿热内阻，肝郁脾虚。

治则：清热利湿，疏肝健脾。

柴胡 15g　黄芩 15g　姜半夏 15g　党参 15g　茵陈蒿 30g　石菖蒲 15g　苍术 15g　赤芍 15g　枳壳 15g　竹茹 15g　茯苓 30g　猪苓 20g　泽泻 20g　薏苡仁 30g　白术 15g　陈皮 15g　炙甘草 5g　神曲（包煎）15g

10 剂，水煎服，日 1 剂。

二诊　2017 年 5 月 16 日。

服药后右胁隐痛不适及胸闷腹胀减轻，恶心欲呕、口干口苦、睡眠好转，但仍乏力、纳差，小便偏黄，大便黏滞，舌淡红，苔薄黄腻，脉弦滑。

初诊方去猪苓，加藿香 10g、黄芪 30g，10 剂，水煎服，日 1 剂。

三诊　2017 年 5 月 26 日。

服药后偶有右胁隐痛不适，无明显胸闷腹胀、恶心欲呕，口干口苦及睡眠好转，饮食增加，乏力改善，小便淡黄，大便软，舌淡红，苔薄白腻，脉弦滑。

二诊方去黄芩、石菖蒲、苍术、藿香、泽泻、黄芪，加炒麦芽 30g、白芍 15g，上方加减继服 20 余剂后，右胁隐痛不适消失，余症皆好转，未见不适，嘱患者注意休息，避免劳累，保持心情舒畅，定期复查。

按语：关于肝着病因病机，各医家众说纷纭，主要有尤在泾的肝气郁血滞、乘犯肺金学说，高学山的肝阳虚寒、寒气凝滞学说，唐容川的胸膈血瘀学说，周扬俊的肝郁乘脾、脾虚气滞学说，魏荔彤的风寒湿合邪着肝学说等。总而言之，湿热、血瘀、气郁、正虚是肝着主要的病因，但各种病因常互为因果，共同推动着疾病的发展。本病患者以右胁隐痛不适、胸闷腹胀、乏力、纳差、口干口苦、恶心欲呕、失眠多梦、小便黄、大便黏滞等为表现，乃感受湿热疫毒之邪，郁而不达，蕴结体内，附着肝络，损伤肝脏，肝失疏泄，气机郁滞，克伤脾土，损伤脾胃，而发为本病，证属湿热内阻，肝郁脾虚，故予柴芍六君子汤、茵陈四苓散加减以疏肝健脾、清热利湿。

鼓胀

案一百零一　鼓胀（乙肝肝硬化腹水 1）

钟某某，男，64 岁。

初诊　2017年8月4日。

主诉：腹部胀满伴双下肢水肿1个月余。

现病史：患者既往乙肝肝硬化病史5年余，长期口服"抗病毒药"及"保肝药"治疗，1月前无明显原因出现腹胀，并逐渐加重呈现腹大如鼓，伴有双下肢水肿，经住院治疗后疗效欠佳。现症见腹大腹胀，食后尤甚，伴双下肢水肿，面色晦暗，胸闷气短，倦怠乏力，动则汗出，纳差，眠浅易醒，小便量少，大便溏，舌淡暗，苔白腻，脉细缓。

诊断：鼓胀。

证型：脾胃虚弱，水失气化。

治则：健脾益气，化湿行水。

方药：党参20g　茯苓30g　白术20g　白扁豆15g　薏苡仁30g　炒山药20g　大枣15g　砂仁（后下）10g　桔梗10g　生黄芪30g　桂枝10g　莲肉15g　大腹皮15g　桑白皮15g　陈皮15g　炒麦芽30g　泽兰20g　丹参15g　炙甘草5g

10剂，水煎服，日1剂。

二诊　2017年8月14日。

服药后小便增多，腹大腹胀及双下肢水肿减轻，胸闷气短、动则汗出稍减轻，仍有面色晦暗，倦怠乏力，纳差，眠浅易醒，大便溏，舌淡暗，苔白腻，脉细缓。

初诊加益母草30g，15剂，水煎服，日1剂。

三诊　2017年8月30日。

服药后腹大胀满及双下肢水肿明显好转，精神状态及面色好转，无胸闷气短、动则汗出，稍乏力，饮食及睡眠好转，大便较软，舌淡暗，苔薄白腻，脉细缓。

二诊方去桔梗、莲肉、桑白皮、加炙鳖甲30g，15剂，水煎服，日1剂。

四诊　2017年9月15日。

服药后腹大胀满及双下肢水肿基本消除，但检查提示仍有腹水，精神转佳，偶有乏力感，饮食及睡眠好转，大便尚可，舌淡红，苔薄白，脉缓。

党参10g　茯苓15g　白术15g　白扁豆10g　薏苡仁30g　炒山药15g　大枣10g　大腹皮10g　陈皮10g　炒麦芽30g　泽兰15g　炙鳖甲（先煎）30g　炙甘草5g

上方继服20余剂后，检查提示仅有少量腹水，余症尚可，以前方变化加减调治肝硬化，嘱患者注意休息，避免劳累，健康饮食，定期复查。

按语：鼓胀系肝病日久，肝脾肾功能失调，气滞、血瘀、水停于腹中所导致的以腹大如鼓、皮色苍黄，脉络暴露为主要临床表现的一种病症。肝脾肾损伤，其中以脾气受损为要。《素问》云："诸湿肿满，皆属于脾。"《沈氏尊生书》云："鼓胀病根在脾"。《景岳全书》云："水气本为同类，故治水者，当兼理气，盖气化水自化也。"方选参苓白术散合苓桂术甘汤健脾益气、化湿行水。《金匮要略》云："经为血，血不利则为水。"故在方中加入丹参、泽兰、益母草以活血利水。所以脾气得充，阳气得复，经脉得通，水湿得化，则胀满自消，病症自除。

案一百零二　鼓胀（乙肝肝硬化腹水2）

患者，男，52岁。

初诊

主诉：因"发现HBsAg阳性7年余，腹胀1周"，入院治疗。

现病史：患者2011年体检发现HBsAg、HBeAg、HBcAb阳性，肝功能无异常，无明显乏力、胁痛等症状，口服中草药治疗1个月，复查示HBsAg、HBcAb阳性，余均阴性，肝功能正常，遂停用药物治疗。后定期复查肝功能未见异常。2018 年 12 月 3 日因腹胀不适、乏力查腹部彩超示：肝脏弥漫性病变，考虑肝硬化可能；胆囊壁增厚水肿，脾脏未见明显异常，胰腺显示不清；腹水。胆红素：总胆红素 43.6 μmol/L，直接胆红素 34.7 μmol/L；肝功能：谷丙转氨酶 398.2 U/L，谷草转氨酶 356.7 U/L；凝血时间：PT 23.1 s。入院症见神疲、腹胀、乏力，无明显胁痛，无口干口苦，纳眠一般，小便黄，大便溏薄，舌暗红，苔薄黄，脉弦滑。查体示全身皮肤无黄染及出血点，巩膜轻度黄染，颜面及前胸未见毛细血管扩张，可见蜘蛛痣及肝掌，腹膨隆，无腹壁静脉显露，腹部无压痛及反跳痛，肝脾肋下未扪及，莫菲氏征阴性，肝上界位于右锁骨中线上第 5 肋间，肝浊音界无缩小，肝区叩击痛阳性，腹部移动性浊音阳性，双下肢无浮肿，扑翼样震颤阴性。

中药诊断：臌胀（湿热蕴结）。

西医诊断：乙型肝炎，肝硬化，失代偿。

入院后查腹部彩超：肝脏呈肝硬化声像图改变；胆囊壁水肿；脾脏未见明显异常；腹腔积液；腹腔高度胀气。

西医基础治疗：予螺内酯、托拉塞米利尿，丁二磺酸腺苷蛋氨酸、异甘草酸镁、促肝细胞生长素护肝降酶，血浆补充凝血因子，口服乳果糖口服溶液、双歧杆菌乳杆菌三联活菌片通便调节胃肠道菌群，五酯软胶囊护肝，恩替卡韦抗病毒等治疗。

中医治则：清热利湿退黄。

方药：予周大桥教授经验方利湿退黄方加减：

茵陈 30g　广金钱草 30g　丹参 30g　焦山楂 15g　姜厚朴 15g　白术 15g　茯苓 15g　猪苓 15g　盐车前子 15g　麸炒枳壳 15g　郁金 15g　枸杞子 15g　炒麦芽 15g　芡实 15g　金樱子肉 15g　三七 5g　盐菟丝子 10g

每日 1 剂，水煎服。

二诊

38 日后复诊，患者诉腹胀明显好转，无乏力、胁痛，无口干口苦。

方药：继用周大桥教授经验方软肝汤加减：

黄芪、醋鳖甲各 20g，葛根、垂盆草、白术、茯苓、猪苓、郁金、麸炒枳壳、枸杞子、大腹皮、牛膝、芡实、金樱子肉各 15g，醋五味子、盐菟丝子 10g，三七 5g，丹参 30g。

28 剂，每日 1 剂，水煎服。

三诊

1 年半后复诊，患者诉，已无腹胀。

用软肝颗粒长期服用，黄芪 1 包、醋龟甲 1 包、醋鳖甲 1 包、三七粉（3g）2 包、丹参 2 包、燀桃仁 1 包、炒白术 1 包、茯苓 1 包、郁金 1 包、麸炒枳壳 2 包、半边莲 1 包、醋五味子 2 包、叶下珠 2 包。热水冲服，早晚分服。后基本痊愈。

按语：中医并无肝硬化病名，根据肝硬化的临床表现，可将其归于"臌胀""积聚""癥瘕""黄疸""胁痛"等病。《难经》曰："肝之积名曰肥气，在左胁下，有头足，久不愈，令人咳逆，疟疾，连岁不已"，故肝硬化亦属于"肝积"。《诸病源候论》对臌胀的病因病机亦做了系统的阐释，所谓"聚结在内，渐生长块，盘牢不移动者，是癥也，言其形状可征验也。"本病在病理上主要损伤肝、脾二脏。肝藏血，性喜条达，若情志郁结，肝气失调，一则血液流行不畅，肝之络脉为瘀血所阻；二则横逆犯脾，脾胃运化失司，致水湿停留，不能排泄于体外，水湿与瘀血蕴结，日久不化，痞塞中焦，肝脾同病，进而累及肾脏，肾阳不足，无力温养脾土，肾阴亏损，肝木失养，肝脾更伤，肾与膀胱相表里，肾虚则膀胱气化失司，小便不利，水湿更为停滞，病情更趋严重。

本验案为乙型肝炎肝硬化失代偿期，经中医辨证治疗后，黄疸、腹水消失，肝硬化程度明显降低，肝功能恢复正常。本案中，初诊见神疲、腹胀、乏力、纳一般、大便溏薄，为脾虚水湿停滞，小便色黄、目黄、舌暗红、苔薄黄、脉弦滑，为热蕴三焦，兼有血瘀，辨证为湿热蕴脾。以"急则治其标"为则，初以清热利湿退黄，药用利湿退黄方，选药清热而不伤胃，利湿而不伤阴，活血而不伤正。待黄疸、腹水好转，则以周大桥主任经验方软肝汤活血化瘀、软肝散结。方中以鳖甲为君药，行软肝散结之功；三七、桃仁、丹参为臣药，活血化瘀，黄芪、炒枳壳、茯苓为佐药，健脾益气祛湿；郁金、五味子、叶下珠亦为佐药，疏肝、养阴、清热；全方以软坚活血的鳖甲、丹参、三七为主药，配合益气补虚的黄芪，并辅以叶下珠清热解毒利湿，诸药配伍，扶正祛邪，攻补兼施，共奏活血化瘀、软肝散结、益气健脾养阴之功。长期坚持服用，对减轻肝硬化、肝纤维化疗效显著。药理学研究证明菟丝子、牛膝可调节免疫，叶下珠具有抗 HBV、保肝的作用，并可阻止肝脏纤维结缔组织的形成。相关研究亦证实软肝汤抗肝纤维化和肝硬化形成效应与降低 TGF-β1、IFN-γ、IL-18 和Ⅰ、Ⅲ型胶原水平，抑制血管紧张素Ⅱ诱导的肝星状细胞活化、增殖相关。这为临床运用软肝汤防治肝纤维化提供了科学依据。

乙型肝炎肝硬化（失代偿期）病理机制复杂，临床上单纯西医抗病毒、护肝及对症治疗的疗效尚有一定的局限性。当前肝硬化的中医证候学研究亦较为全面和深入，中医辨证施治在抗肝硬化治疗中疗效确切，准确把握此病演变的病因病机，辨证论治同时辅以规范的西医治疗应是当前临床防治肝硬化的重要途径。

案一百零三 鼓胀（丙肝肝硬化腹水）

宋某某，男，62岁。

初诊 2017年8月7日。

主诉：腹部胀大伴小便少2个月余，加重1周。

现病史：患者既往丙肝肝硬化病史10余年，3年前经过抗病毒治疗后体内丙肝病毒已被清除，后未再定期复查及继续治疗，且半年来有长期饮酒史。2个月前患者逐渐出现腹部胀大，小便减少，自服"呋塞米"和"螺内酯"后小便增多，腹胀减轻，但是近1周腹部胀大明显，小便明显减少，服用利尿剂后效果不佳。现症见腹部胀大，面色晦暗，心中烦躁，眠差易醒，乏力纳差，口干不欲饮，双眼干涩，腰膝酸软，小便少黄，大便偏干，舌红少苔，脉弦细。

诊断：鼓胀。

证型：肝肾阴虚，水湿内停。

治则：滋养肝肾，育阴利水。

方药：北沙参20g　麦冬20g　生地黄20g　当归15g　枸杞20g　旱莲草20g　女贞子15g　猪苓20g　茯苓30g　泽泻30g　莱菔子10g　滑石15g　太子参30g　五味子15g　炒麦芽30g　阿胶（烊化）10g　丹参15g　炙甘草5g

10剂，水煎服，日1剂。

二诊 2017年8月17日。

服药后腹胀减轻，小便量增加，心烦失眠好转，口干、双眼干涩、乏力纳差、腰膝酸软缓解，仍面色晦暗，大便偏干，舌红少苔，脉弦细。

初诊方加酸枣仁30g、炙鳖甲15g，15剂，水煎服，日1剂。

三诊 2017年9月3日。

服药后腹胀明显减轻，面色好转，饮食增加，稍乏力，心烦失眠、口干、眼睛干涩好转，偶腰膝酸软，小便增多，大便可，舌红，苔薄白，脉弦细。

二诊方去莱菔子、滑石、阿胶、酸枣仁、炙鳖甲，加仙鹤草15g、桑寄生15g，15剂，水煎服，日1剂。

四诊　2017年9月18日。

服药后已无明显腹胀，面色好转，无口干、心烦失眠，饮食可，眼睛稍干涩、腰膝酸软，小便可，大便可，舌红，苔薄白，脉弦细。拟方：

生地黄15g　山茱萸15g　山药15g　旱莲草15g　女贞子15g　丹皮15g　炒麦芽30g　仙鹤草15g　茯苓20g　泽泻20g　太子参30g　五味子15g　炙鳖甲20g　炙甘草5g

上方继服15剂后，腹胀消失，余症未见不适，后以养阴散结继续调治肝硬化，嘱患者禁饮酒，注意休息，定期复查。

按语： 肝硬化失代偿期出现腹水，属于中医"鼓胀"范畴，临床中多属本虚标实之证。临证中切记不能一见到腹中水胀如鼓就滥用大戟、甘遂等攻逐水饮之辈，亦不能滥服西药利尿剂而强行利尿消胀。患者以腹部胀大伴有心烦失眠、乏力纳差、干不欲饮、双眼干涩、腰膝酸软、小便少黄、大便偏干、舌红少苔、脉弦细等为主要表现，证属于肝肾阴虚、水湿内停，以强行利尿不仅疗效不佳，反而更会伤阴而加重病情，故选用一贯煎、二至丸、猪苓汤、生脉散加减以滋养肝肾、育阴利水，如此可养阴不助邪、利水不伤阴，分清标本虚实，有的放矢。诚如《素问》云："知标本者，万举万当；不知标本者，是谓妄行"。

积聚

案一百零四　积聚（肝硬化脾大）

罗某某，男，58岁。

初诊　2016年9月17日。

主诉：发现左胁下积块1年余。

现病史：患者既往慢性乙型肝炎病史8年余，因检查肝功能正常，未定期复查及治疗。半年前患者发现左胁下积块，时有疼痛，逐渐增大，在外院检查提示为"肝硬化、脾大"，建议切脾治疗，但患者拒绝。现症见左胁下积块，质韧疼痛，面色少华，倦怠乏力，纳差腹胀，小便偏黄，大便溏，舌淡暗，苔薄白腻，脉沉细。

诊断：积聚。

证型：脾胃气虚，瘀久成积。

治则：益气健脾，活血散结。

方药：太子参30g　黄芪30g　赤芍30g　当归15g　川芎10g　白术15g　桃仁10g　红花10g　白芍15g　陈皮15g　仙鹤草20g　茜草15g　炙鳖甲30g　炒麦芽30g　鸡内金15g　炙甘草5g

15剂，水煎服，日1剂。

二诊　2016年10月3日。

服药后左胁痛稍减轻，精神状态好转，饮食增加，仍乏力、腹胀，小便偏黄，大便溏，舌淡暗，苔薄白腻，脉沉细。

初诊方继服15剂，水煎服，日1剂。

三诊　2016年10月18日。

服药后左胁痛持续减轻，但左胁下积块继续存在，精神状态好转，饮食增加，乏力、腹胀好转，小便偏黄，大便软，舌淡暗，苔薄白，脉沉细。

二诊方去陈皮，加枳壳 15g、柴胡 15g，15 剂，水煎服，日 1 剂。

四诊 2016 年 11 月 3 日。

服药后左胁下积块回缩，精神可，饮食可，稍乏力，无腹胀好转，小便稍黄，大便可，舌淡稍暗，苔薄白，脉弦细。

三诊方去桃仁、红花、加红景天 20g、绞股蓝 20g，持续加减服用 2 个月余后，左侧胁下积块明显缩小，无明显触痛，余症亦未见不适，嘱患者注意休息，健康饮食，定期复查，继续以前方加减巩固。

按语： 积聚是由于体虚复感外邪，情志饮食所伤，以及他病日久不愈等原因引起的，以正气亏虚，脏腑失和，气滞、血瘀、痰浊蕴结腹内为基本病机，以腹内积块，或胀或痛为主要临床特征的一类病症。患者感受湿热疫毒，蕴于中焦，日久则脾胃虚弱，气血生化乏源，推动血液无力，血液运行不畅，则出现左胁下积块、质韧疼痛、面色少华、倦怠乏力、纳差腹胀、小便偏黄、大便溏等为表现，证属脾胃气虚、瘀久成积，故方选补中益气汤合补阳还五汤加减益气健脾、活血散结，所以肝硬化伴脾大表现为脾胃虚弱症状时，当从脾胃入手，诚如《金匮要略》云："见肝之病，知肝传脾，当先实脾。"所以标本兼治，攻补兼施，缓缓图之，疗效可观。

案一百零五 积聚（乙肝肝硬化）

方某某，女，53 岁。

初诊 2017 年 6 月 11 日。

主诉：右胁不适 1 年余，发现肝硬化半月余。

现病史：患者既往慢性乙型肝炎病史 20 年余，未定期检查及治疗；1 年前无诱因出现右胁不适，当时未予以重视，半月前在外院检查提示"肝功能异常、肝硬化"，欲求中医治疗，遂前来就诊。现症见右胁下积块，时有不适，触之质韧稍疼痛，形体偏胖，面色晦暗，身体倦怠、乏力、纳呆、腹胀，口中黏腻，睡眠尚可，小便可，大便黏滞，舌质淡胖偏暗，苔白腻，脉弦滑。

诊断：积聚。

证型：脾胃虚弱，痰湿瘀积。

治则：健脾祛湿，活血散结。

方药：苍术 20g 陈皮 15g 厚朴 15g 党参 30g 茯苓 30g 白术 20g 法半夏 15g 木香（后下）10g 白芍 15g 柴胡 15g 黄芪 30g 砂仁（后下）10g 炙鳖甲 30g 赤芍 15g 茜草 10g 丹参 20g 生姜 15g 大枣 10g

10 剂，水煎服，日 1 剂。

二诊 2017 年 6 月 21 日。

服药后右胁不适感减轻，身体倦怠感好转，右胁下积块同前，仍面色晦暗、乏力、纳呆、腹胀、口中黏腻、大便黏滞，小便可，舌质淡胖偏暗，苔白腻，脉弦滑。

初诊方加鸡内金 15g、炒麦芽 30g，15 剂，水煎服，日 1 剂。

三诊 2017 年 7 月 6 日。

服药后无明显右胁不适感，且右胁下积块略有缩小，面色好转，食欲转佳，倦怠乏力、腹胀、口中黏腻均较前好转，大便软，小便可，舌质淡胖偏暗，苔薄白腻，脉弦滑。

二诊方继服 20 剂，水煎服，日 1 剂。

四诊 2017 年 7 月 26 日。

服药后右胁下积块较前缩小，面色转佳，饮食可，无倦怠感，口中和，稍乏力、腹胀，小便可，大便可，舌质淡红偏暗，苔薄白，脉弦滑。

三诊方去木香、白芍、砂仁、生姜，加柴胡 15g、炒谷芽 30g，上方加减调治 6 月余后，右胁下积块明显缩小，精神佳，面色有华，余症未见不适。嘱患者注意休息，适量运动，健康饮食，定期复查。

按语： 肝积乃因多种原因导致肝络瘀滞不通，肝体失却柔润，疏泄失职，以右胁痛或胁下肿块，腹胀纳少及肝瘀证候为主要表现的积聚类疾病。患者既往有慢性乙型肝炎病史 20 余年，现发展为肝硬化代偿期，以右胁下积块为主症，伴有右胁不适、面色晦暗、身体倦怠、乏力、纳呆、腹胀、口中黏腻、大便黏滞等症，属于中医"肝积"范畴；究其病机，乃感受湿热疫毒之邪，蕴于中焦，困阻脾胃，日久脾胃虚弱，痰湿内生，气机升降失常，肝气不疏，络脉不畅，痰湿郁结，日久成积；故选用平胃散合柴芍六君子汤加减以健脾祛湿和胃，加入炙鳖甲、赤芍、茜草、丹参以活血散结。积证的形成非一朝一夕，故其治疗亦有过程，在具体施用攻补方法时，应当充分注意这一点。

胸痹

案一百零六 胸痹（冠心病 1）

周某，女，58 岁。

初诊

主诉：胸前区闷痛反复发作 5 年余，加重 1 周。

现病史：患者胸前区闷痛反复发作 5 年余，加重 1 周。经检查诊断为冠心病、心绞痛、高血压病 2 级。曾服参苓白术散治疗，服药后腹泻，服右归丸则感胃脘不适。纳差，气短，胸闷，耳鸣，喉中痰多，疲乏无力，二便调，舌淡红，苔浊，脉沉弱。

诊断：胸痹。

证型：脾胃虚弱，痰湿阻滞。

治则：健脾益气，祛痰化浊。

方药：加味温胆汤加减：

竹茹 10g 法半夏 10g 胆南星 10g 枳壳 6g 橘红 6g 茯苓 15g 白术 15g 丹参 15g 党参 30g 薏苡仁 20g 甘草 5g 红景天 15g 绞股蓝 15g

7 剂，水煎服，日 1 剂。

二诊

胸闷胸痛已不明显，纳食增加，精神好转，痰少。继续以上方调治月余，明显好转。

按语： 胸痹是临床上常见的疑难病，病机为本虚标实，心阴阳不足，痰瘀阻滞。张仲景认为，胸痹是由于胸阳不振，下焦阴寒邪气上乘阳位所致，即"阳微阴弦"，故多以辛温通阳之剂治之。而近代研究冠心病多从"瘀"字着手，强调活血化瘀。张老认为，胸痹确为本虚标实，本虚有心阳（气）虚、心阴（血）虚，标实主要为痰瘀。本患者以痰浊为多，在辛温通阳的基础上，加甘温健脾之法，既益气，又温通化浊，以温胆汤加味为主方治疗，加党参或白术，健脾和胃，以绝痰源，甘温与辛温并用。

案一百零七　胸痹（冠心病 2）

李某，男，52 岁。

初诊

主诉：发作性胸闷胸痛 1 年，加重 2 天。

现病史：患者发作性胸闷胸痛 1 年，加重 2 天，既往有冠心病、乙型肝炎病史。近日胸闷殊甚，神疲乏力，纳谷欠香，舌质紫暗，苔薄腻，脉细。

诊断：胸痹。

证型：痰瘀互阻。

治则：调畅心脉，豁痰化瘀。

方药：瓜蒌薤白半夏汤加减：

太子参 15g　合欢皮 15g　全瓜蒌 20g　三七粉（冲服）3g　薤白 15g　法半夏 15g　川芎 15g　生山楂 12g　甘草 10g　红景天 15g　绞股蓝 15g

14 剂，水煎服，日 1 剂。

二诊

加减共服 14 剂，胸阔宽舒，纳谷知香，体力渐复。

按语：在治疗心脏疾病时，张老指出，须注重心肝同治，特别是气机郁结、气阴两耗的冠心病、心肌炎、心律失常等病症，心肝同治尤多，用药首选太子参、合欢皮，随症施方，每每应手取效。用此二味意在益气和阴、舒畅心脉，令心气旷达，木气疏和，则胸痹心痛即可蠲除。

案一百零八　胸痹（冠心病 3）

邓某某，男，58 岁。

初诊　2017 年 12 月 15 日。

主诉：反复胸闷 2 个月余，加重 1 周。

现病史：患者既往冠心病病史 5 年余，长期服用西药治疗，病情较稳定。2 个月前患者无明显诱因出现胸闷，当时未予以重视，近 1 周来胸闷加重，伴头晕、乏力，遂前来就诊。现症见胸部闷胀痛，心慌，头晕，乏力，纳差，腹胀，眠差易醒，小便可，大便溏，舌质淡暗胖大，边有齿痕，苔白腻，脉细滑。

诊断：胸痹。

证型：心脾两虚，痰瘀痹阻。

治则：健脾养心，化痰活血。

方药：党参 15g　茯苓 20g　白术 15g　陈皮 15g　法半夏 10g　瓜蒌 20g　薤白 10g　甘草 5g　干姜 10g　丹参 15g　川芎 10g　当归 10g　柏子仁 15g　远志 15g　石菖蒲 15g

7 剂，水煎服，日 1 剂。

二诊　2017 年 12 月 22 日。

服药后胸闷胀痛减轻，发作次数减少，心慌、头晕、乏力、纳差、腹胀好转，睡眠改善，小便可，大便软，舌质暗胖，苔薄白腻，脉细。

初诊方加黄芪 30g、炒麦芽 30g，7 剂，水煎服，日 1 剂。

三诊　2017 年 12 月 22 日。

服药后无明显胸闷不适，无头晕、心慌，饮食增加，乏力好转，睡眠安，小便可，大便成形。舌质暗胖，苔薄白，脉细。

二诊方去瓜蒌、薤白、夜交藤、远志，继服 7 剂巩固疗效，患者无胸闷胀感，余症未见不适。嘱患者注意休息，避免受凉，定期复查。

按语： 胸痹常以胸部闷痛、甚则胸痛彻背、短气、喘息不得卧为临床表现，正如《金匮要略》云："胸痹之病，喘息咳唾，胸背痛，短气……"；其病位在心，但发病与整体阴阳、气血、脏腑功能失调有关。患者表现为胸部闷胀痛、心慌、头晕、乏力、纳差、腹胀、眠差易醒、大便溏等症，乃脾胃亏虚，气血生化乏源，中气衰弱，宗气匮乏，心气不足，无力推动血运而致脉道迟滞不畅；且脾失健运，痰湿内生，上蒙胸阳而痹阻心脉，证属心脾两虚、痰瘀痹阻，治当健脾养心、化痰活血，方选六君子汤、理中丸合瓜蒌薤白半夏汤加减，重在补脾胃、化痰湿，佐以当归、丹参、川芎以养血活血，诸药合用，疗效可见。

案一百零九 胸痹（冠心病 4）

赵某，男，47 岁。

初诊 2019 年 7 月 4 日。

主诉： 反复心前区闷痛 3 年，加重 1 个月。

现病史： 患者 3 年每因劳累后开始出现心前区闷痛，时向肩背部放射，曾在武汉当地医院住院治疗，诊断为冠状动脉粥样硬化性心脏病，并植入支架 2 枚，出院后心前区闷痛经常发作，尤其是走路劳累时尤甚，睡眠欠佳，坚持服阿司匹林、阿托伐他汀钙等药，曾服用中医药治疗，但效果欠佳，胸闷时发时止，今日就诊。现症见：胸闷痛，胃脘部胀闷，时腰部酸痛，纳食尚可，睡眠差，二便调，舌质暗红，舌下静脉迂曲，苔薄白，脉弦细。

诊断： 胸痹。

证型： 心气不足，血瘀气滞。

治则： 补养心气，行气活血。

方药： 太子参 30g　白术 15g　大枣 15g　甘草 5g　丹参 30g　川芎 15g　鸡血藤 20g　甘松 15g　枳壳 15g　姜厚朴 15g　炒蒺藜 15g　红景天 15g　桑寄生 20g　桑椹 15g　合欢皮 15g

5 剂，水煎服，日 1 剂。

二诊 2019 年 7 月 9 日。

患者胸闷痛改善，胃脘部胀闷减轻，偶头痛，纳食一般，睡眠改善，小便、大便正常，舌质暗红，苔薄白，脉弦细。

初诊方加白芷 15g，15 剂，水煎服，日 1 剂。

三诊 2019 年 7 月 26 日。

患者胸闷偶发，无腰痛，纳食及睡眠正常，二便调，舌质红，苔薄白，脉细。

效不更方，二诊方继服 15 剂，水煎服，日 1 剂。

按语： 胸痹病相当于西医的缺血性心脏病心绞痛，是威胁中老年人生命健康的重要心系病证之一，随着现代社会生活方式及饮食结构的改变，目前发病率及猝死率高，因而越来越引起人们的重视。张师认为本病多发于中老年人，皆因先天肾气渐衰，后天脾胃功能受损，化源不足，机体阳气尤其肾阳渐虚不能鼓动五脏之阳，引起心气不足，血脉失于阳之温煦、气之鼓动，则气滞血瘀，发为胸闷痛。在治疗上张师认为心主血，脾统血，脾为气血生化之源，脾气健运，则化生血液功能正常，心与脾在病理也是相互影响的，在临床上冠心病患者经常伴有胃肠道不适的症状。因此在该病的治疗上张师通过健运脾气进而补养心气，以四君子汤加减，首选太子参甘平，不助燥，益气补脾以补心气，配合白术健脾燥湿，两者联合，适用于海南的暑热天气，并加用红景天改善心肌供血。除了用枳壳、姜厚朴通降胃气外，最喜用甘松芳香醒脾，此药还有通心络而止痛之奇效。其中丹参配合川芎活血化瘀兼有养血之功。对于支架植入的患者加入鸡血藤及蒺藜除行气活血通络外，还在一定程度上防止血栓附着。张师常使用蒺藜治疗气滞，源于《本草汇言》曰："蒺藜祛风下气，能行能消，行肝脾滞气"。另外治疗冠心病时张师常加入桑寄生、桑椹等补肾助阳。

案一百一十　胸痹（冠心病5）

王某某，男，73岁。

初诊　2019年4月7日。

主诉：胸闷痛间作9年，加重5天。

现病史：患者9年前无明显诱因开始出现心前区憋闷、心悸，无肩背放射痛，西医诊断为"冠状动脉粥样硬化性心脏病，心房纤颤心功能Ⅱ级"，给予改善心肌供血、调脂等治疗。平素症状时有反复，多于劳累时出现。5天前再次出现胸闷、心慌，经休息未见好转。现症见偶有胸闷、心慌，无胸部压榨样疼痛及左肩臂部放射痛，休息后可稍缓解，时有腰痛，时有双下肢麻木感，无头晕、头痛，纳可，睡眠差，小便量多，夜间3～4次，大便干，诉近10天便后有少许鲜红色血液。舌质暗红，少苔，脉结。

诊断：胸痹。

证型：气阴两虚，瘀阻血脉。

治则：益气养阴，活血通脉。

方药：干姜5g　大枣10g　山茱萸15g　当归10g　桂枝15g　炙甘草10g　狗脊15g　火麻仁10g　续断15g　牡蛎15g　党参30g　地榆炭10g　龙骨15g　地黄15g　阿胶（冲）3包

5剂，水煎服，日1剂。

二诊　2019年4月13日。

患者无胸闷、心慌，无腰痛，偶有双下肢麻木感，活动可，无头晕、头痛，纳眠可，小便正常，大便可，未解鲜血便。舌暗，苔薄白，脉结。

初诊方去地榆炭，继服5剂，水煎服，日1剂。

三诊　2019年4月18日。

上方继服7剂后，患者胸闷、心慌未发作。嘱注意休息，避免剧烈运动，禁烟酒辛辣刺激。

按语：患者以"胸闷、心慌"为主症，四诊合参，中医属"胸痹"范畴。患者年老久病，气阴不足，气虚无以运血，阴虚则络脉不利，均可使血行不畅，气血瘀滞，心脉瘀阻，心失所养，故胸闷、心慌；四肢脉络瘀阻，故见腰痛、双下肢麻木感。舌质暗红，少苔，脉结为气阴两虚挟瘀之征，本病病位在心，与脾、肾关系密切。病性属虚。积极治疗预后一般，反之预后差。炙甘草汤出自《伤寒论》"伤寒脉结代，心动悸者，炙甘草汤主之"。按脉结代而心动悸，则心悸非水饮搏结之心悸，而为中气虚馁之心悸矣。方中重用炙甘草甘温益气，通经脉，利血气，缓急养心为君；人参、大枣益气补脾养心，生地、麦冬、麻仁、阿胶，滋阴养血为臣；桂枝，生姜、清酒温阳通脉为佐。诸药合用，温而不燥，滋而不腻，共奏益气养血，滋阴复脉之功。

案一百一十一　胸痹（心绞痛）

余某，男，52岁。

初诊

主诉：胸闷心痛反复发作 2 年，复发加重半年。

现病史：患者 2 年前因劳累诱发心痛，当时服用三七片、丹参片可缓解。1 年前回乡探亲，因旅途劳顿，复加烟酒过度，以致心痛频发，再服前药无效。去某医院诊治。经心电图、超声心动图、心脏摄片等检查，诊为冠心病心绞痛（劳力型），住院 10 天，予服硝酸甘油、硝苯地平等西药稍有好转，但移动时复发。现症：心前区疼痛如针刺，胸部憋闷，每天发作 4～5 次，每次持续时间长则 1～2 分钟，短则数秒，发作时须用硝酸甘油方可缓解，心神不宁，睡眠不安。舌质红，苔薄白，脉弦细。

诊断：胸痹。

证型：心脉瘀阻，气机郁滞。

治则：活血化瘀，行气止痛。

方药：丹参 15g　赤芍 15g　炒瓜蒌皮 15g　制乳香 6g　没药 6g　当归 10g　延胡索 10g　合欢皮 10g　橘皮络 10g　薤白 10g　茯神 20g

8 剂，水煎服，日 1 剂。

二诊

患者服药后，心痛发作次数减少至每天 1～2 次，疼痛时间缩短，睡眠尚可，舌脉同前。证属血脉瘀阻，病难速去。

初诊方适量加入活血化瘀之品，去延胡索、合欢皮，加炒蒲黄、炒五灵脂、制香附、炒山楂各 10g，白芍 15g，茯神减 2g。10 剂，水煎服，日 1 剂。

三诊

患者服药后，心痛缓解，偶有发作，症状亦轻。继以宽胸理气、养血活血之法调治而愈，复查心电图亦报告正常。

按语：素体阳虚，阴乘阳位，或过食肥甘厚味，痰湿内蕴，上犯胸位，气机失畅，或情志失调，气郁日久，血行阻滞，或劳伤元气，气虚不能运血，血气瘀滞，或受寒邪，寒主凝滞，痹阻心脉等，均可导致气血瘀滞而为病。本案证属瘀血内阻兼气机郁滞，故用丹参、赤芍、当归活血化瘀；瓜蒌皮、薤白宣痹通阳；制乳香、没药、延胡索、橘皮络行气止痛；合欢皮、茯神养心安神。复诊时，针对其临床表现，加用活血化瘀、行气止痛之品，取得良好疗效。

案一百一十二　胸痹（冠心病心绞痛）

患者，男，68 岁。

初诊

主诉：左侧胸部胀痛反复发作近 6 年，加重 3 个月。3 年前因情绪激动胸痛持续不缓解，诊断为急性冠脉综合征，植入支架 2 枚，后仍偶有胸痛发作，多至每日发作 2 次，因不愿意再植入支架，遂寻求中医治疗。

现病史：左胸胀痛频发，因生气诱发，持续数分钟自行缓解，夜寐不安，入睡困难，甚至彻夜难眠，心烦易怒，易激动，时悲伤欲哭，口干苦，口舌生疮，饮食一般，大便正常，舌质红，苔略黄，脉沉弦。既往有高血压病病史 10 余年。

诊断：胸痹。

辨证：肝胆郁热，气滞血瘀。

方药：龙胆泻肝汤合活络效灵丹化裁治疗：

龙胆草 5g　炒栀子 10g　柴胡 10g　黄芩片 10g　生地黄 15g　川木通 10g　当归 10g　车

前子 10g　泽泻 10g　炒酸枣仁 30g　珍珠母 30g　丹参 30g　乳香 10g　没药 10g　甘草片 6g

7 剂，水煎服，每日 1 剂，分早晚 2 次服用。嘱降压、扩血管等药物继续服用。

二诊

患者服药 7 剂后复诊，诉心烦、易怒明显减轻，睡眠好转，胸痛发作次数减少，精神明显好转。

原方加减延服 7 剂，情绪稳定，睡眠基本正常，胸痛发作基本消失。

按语： 患者为冠心病心绞痛，属中医"胸痹"范畴。本例患者特点在于胸痛，失眠程度重，甚至彻夜难眠，口舌生疮。辨证为肝胆郁热，气滞血瘀。肝胆郁热循经上扰，故反复胸痛、口疮，肝不藏魂，故彻夜难眠。龙胆泻肝汤清利并行，大剂苦寒降泻之中又寓调畅肝胆气机，当归、生地黄补血以养肝，为泻肝之剂，反作补肝之药。患者胸痛日久，久病化瘀入络，故予龙胆泻肝汤合活络效灵丹。活络效灵丹治气滞血瘀，祛瘀止痛之力颇强，为治疗血瘀所致心腹诸痛的有效方剂。

案一百一十三　胸痹（病毒性心肌炎）

马某某，男，33 岁。

初诊　2017 年 4 月 12 日。

主诉：胸闷心慌 5 天。

现病史：病人 2 周前踢足球后受凉出现恶寒发热、头痛、咽干、流涕等症状，自服感冒清热颗粒等药物后症状缓解。5 天前无明显诱因出现胸闷、心慌，活动后加重，完善相关检查诊断为病毒性心肌炎。现症见胸闷心慌，活动后加重，伴汗出，气短，舌红少苔，脉细数。

诊断：胸痹。

证型：热毒炽盛，气阴两虚。

治则：清热解毒，益气养阴。

方药：金银花 30g　大青叶 10g　虎杖 15g　黄芪 20g　麦冬 15g　沙参 15g　白芍 15g　姜黄 10g　生地 15g　西洋参 5g　炙甘草 5g

7 剂，水煎服，日 1 剂。

二诊　2017 年 4 月 20 日。

病人诉服药后胸闷心慌好转，仍有气短，活动后明显，伴汗出，纳眠尚可，二便调。舌红苔薄黄，脉细。

初诊方去虎杖，加党参 20g，7 剂，水煎服，日 1 剂。

三诊　2017 年 4 月 28 日。

患者诉症状大部分好转，仍偶感乏力。

二诊方加百合 20g、玉竹 15g，10 剂，水煎服，日 1 剂。

服药 10 剂后，随访患者症状基本消失。

按语： 病毒性心肌炎是近几年得到人们重视的一种心脏病。发病的年龄从胎儿、新生儿、一直到儿童和青少年。患者绝大多数是儿童和青少年。病毒性心肌炎是病毒感染后直接侵入心脏，损害心肌，影响心肌的血液供应或是病毒在局部产生的毒素，累及中枢神经后，使心肌发生继发性损害。而且这种病还与营养不良、疲劳、外伤以及接触有毒物质有关。病毒性心肌炎在发病前大多都有感冒的症状。因此常被误认为是患感冒而耽误了心肌炎的诊治。该病人为青年男性，有典型的前驱感染病史，属病毒性心肌炎易受累人群。其后出现胸闷、心慌，活动后加重，伴汗出、气短等典型症状。患者以胸闷心悸为主症，当属中医胸痹范畴。初期潜伏于卫分、气分之邪毒日久，侵入血分、阴分，累及心脏，引起胸闷、心慌；邪毒最易伤气耗阴，导致气阴两虚，故有明显的乏力、气短、动则气喘、舌红、少苔、脉细数等症状。故初诊时选用金银花、大青叶、虎杖凉血活血、清热解毒；补气药黄芪、西洋参及养阴药生地、麦冬、白芍、沙参配伍以益气养阴，炙甘草调和诸药。二诊病人胸闷心慌好转，阴分、血分热毒之邪渐清，用药不宜过用寒凉，故去虎杖，此时以活动后气短，伴汗出等气虚表现为主，故加入党参。三诊病人热毒已清，后期阴伤明显加百合、玉竹加强益气养阴之功。

心痹

案一百一十四　心痹（心脏神经官能症）

庞某某，男，47 岁。

初诊　2019 年 6 月 28 日。

主诉：反复胸闷不适 1 年，加重半月。

现病史：患者 1 年前因心情不畅后开始出现胸闷不适，未向肩背部放射，经常伴胃脘部胀闷，睡眠欠佳，在当地医院就诊，诊断为心脏神经官能症，给予中西药治疗，胸闷时发时止，今日就诊。现症见胸闷，善太息，胃脘部胀闷，纳食少，难于入睡，每日睡眠不足 5 小时，小便黄，大便干，每日一次，舌质红，苔薄黄，脉弦细。

诊断：心痹。

证型：脾气亏虚，痰气交阻。

治则：健脾化湿，安神定志。

方药：太子参 20g　白术 15g　茯苓 15g　炙甘草 5g　法半夏 10g　瓜蒌皮 15g　白豆蔻 15g　红景天 15g　黄芩 15g　北沙参 15g　玉竹 15g　绞股蓝 15g　刺五加 10g　炒酸枣仁 30g　茯神 15g　大枣 15g　莲子心 15g　煅龙骨 15g

15 剂，水煎服，日 1 剂。

二诊　2019 年 7 月 12 日。

患者胸闷改善，胃脘部胀闷减轻，纳食一般，睡眠改善，小便、大便正常，舌质红，苔薄黄，脉细。

初诊方加五指毛桃 30g，15 剂，水煎服，日 1 剂。

三诊　2019 年 7 月 26 日。

患者胸闷偶发，胃脘部胀闷，纳食及睡眠尚可，二便干调，舌质红，苔薄白，脉细。

二诊方去瓜蒌皮、大枣、莲子心，加石菖蒲 10g，15 剂，水煎服，日 1 剂。

按语：随着现代人们生活及工作压力的增大，越来越多的患者出现焦虑不安导致心脏神经官能症，属于心因性疾病。张师认为长期的精神压力过大，则木旺乘土，导致脾土亏虚，脾失健运，痰浊内生，盘踞心胸，胸闷及胃脘部不适反复发作。因此张师在治病过程中依旧以健脾化湿为基本法则，顾护脾胃为主，方药上予四君子汤加减，其中加用红景天补气，还有明显的抗疲劳，改善心脏血供。现代研究表明刺五加、绞股蓝不仅能够镇静安神，还有很好的健脾疗效。海南患者常年地处湿热，痰浊最易化热，予黄芩清上焦之湿热；五指毛桃是岭南一带常用的药食同源的植物，又称"五爪龙"，号称"广东人参"，具有健脾行气除湿之功。张师临床上经常加入五指毛桃健脾除湿，一举两得，取得良好的疗效。另外此类患者经常伴有睡眠障碍，所以常加入炒酸枣仁、茯神、莲子心、煅龙骨等镇静安神。

心悸

案一百一十五　心悸（冠心病）

史某，女，60 岁。

初诊

主诉：心慌，心悸 3 年。

现病史：患者 3 年前确诊为冠心病，近 3 个月来心悸明显，心电图提示为频发性室性期前收缩。症见心悸心烦，手指麻木，伴口苦口干，不欲饮食，两胁疼痛连及后背。大便稀溏，每日三四次，午后腹胀，小便不利。患者舌质红，苔白滑，脉弦缓而结代。

诊断：心悸。

证型：心气虚。

治则：补气养心。

方药：红景天 15g　绞股蓝 10g　丹参 6g　远志 10g　茯神 10g　柴胡 12g　黄芩 6g　干姜 6g　桂枝 10g　天花粉 10g　鸡骨草 30g　茯苓 30g　炙甘草 12g　田三七 10g　鸡血藤 10g

5 剂，水煎服，日 1 剂。

二诊

患者自述服药后心悸明显减轻，便溏腹胀等症也减。上方又服 7 剂后，诸症皆消，心电图检查提示大致正常。

三诊

改为苓桂术甘汤加太子参增强疗效，患者服药后电话回报效果佳，症状基本痊愈。

按语：随着老龄化社会的到来，冠心病等疾病越来越多。本方为笔者多年经验用药，大体思路上是在柴胡桂枝汤基础上增加活血化瘀的功效。因患者胁肋疼痛连接后背，可知肝胆经仍有余邪，且因少阳余邪，因此选择用柴胡、黄芩等通络肝经之药。后为增强患者正气，选择增加红景天、田三七等药。因此效果较好。

案一百一十六　心悸（心律失常 1）

甘某某，女，63 岁。

初诊　2019 年 7 月 15 日。

主诉：反复心悸 1 个月。

现病史：患者于 1 个月前开始突然出现心慌，每天均有发作，遇冷则加剧，发作时欲手按胸口则舒，未予系统治疗。近日心慌频作，难以忍受，遂求诊。现症见：面色萎黄，心慌，畏寒，乏力，后背一遇冷则心慌发作，汗较多，纳可，睡少。大便 1 日 1 次，偏稀，小便正常。舌淡红，苔薄白，脉沉细。

诊断：心悸。

证型：心阳亏虚，血脉失充。

治则：通阳复脉，养血定悸。

方药：桂枝 15g　炙甘草 10g　麦冬 15g　郁金 10g　红花 10g　白芍 10g　黄芪 30g　党参 15g　白扁豆 10g　桃仁 10g　大枣 10g　地黄 10g　当归尾 10g　炮姜 10g

5 剂，水煎服，日 1 剂。

二诊　2019 年 7 月 25 日。

患者自诉该药甜味很浓，略稍有辣味，服用 1 剂后自觉心中舒服，温暖，服用 5 剂后心慌大减，大便调。

初诊方去郁金、红花、党参、白扁豆、桃仁、当归尾，加砂仁 10g，5 剂，水煎服，日 1 剂。

三诊　2019 年 7 月 30 日。

服用 10 剂即愈，已经 4 天未发作心慌，随访 2 周，患者无不适，心慌未复发。

按语：桂枝甘草汤出自《伤寒论·辨太阳病脉证并治中第六》，该方仅由桂枝与甘草组成，用于治疗心阳不足之证，具有温通心阳的功效。《伤寒论·辨太阳病脉证并治中第六》记载："发汗过多，其人叉手自冒心，心下悸，欲得按者，桂枝甘草汤主之。"发汗过多之后，患者两手交叉，按于心脏部位，以此缓解心悸症状。清·尤在泾《伤寒贯珠集·太阳篇上》说："心为阳脏，而汗为心之液。发汗过多，心阳则伤。其人叉手自冒心者，里虚欲为外护也。"尤氏认为桂枝甘草汤证心悸的病机是心阳随汗外泄，导致心阳亏虚，心神失守，发为心悸。虚证心悸喜实喜按，故患者两手交叉按于胸部。清·徐大椿《伤寒方论·和剂》说："阳本受气于胸中，发汗过多，阳气太泄则胸中阳气不足，故叉手冒心，然说不到阴血上。"张师认为无论是汗多伤阳、素体阳虚还是风寒侵袭伤阳，凡出现心悸喜按之状，即为心胸阳气亏损，心气失护之心悸，当以温通心阳之法治之，方用桂枝甘草汤。方中桂枝性味辛温，色赤入心，长于温通经脉，和营通阳，平冲降逆，定惊悸。甘草味甘平，甘缓和中，缓急定悸，又长于补中焦之气，能助阳气。二者相合，即辛甘化阳，心阳得复，心悸自平。本案患者为中年女性，素体阳气亏虚，故见畏寒。心阳亏虚则心神失养，发为心悸，喜欢双手按于胸口，夜间心神不宁而眠差；心气推动无力，气血不荣于面，故见面色黄，气血不荣于周身，故见全身乏力，脉沉细。四诊合参，证属心阳虚证。本案患者心悸而喜按，畏寒，脉沉细，符合桂枝甘草汤方证，故用之以温通心阳。

案一百一十七　心悸（心律失常 2）

王某，男，46 岁。

初诊　2018 年 4 月 25 日。

主诉：阵发性心悸 4 个月，加重 3 天。

现病史：患者 4 个月前因受寒感冒后出现心悸，未进一步诊治，近 3 天加重，出现频发心悸。现症见心悸，时有胸闷、气短，头晕，双下肢酸重，易疲劳，口干渴，纳食可，睡眠欠佳，小便频，大便秘结。舌质淡暗，苔薄滑，脉沉滑数。

诊断：心悸病。

证型：阳气不足，饮邪上泛。

治则：温阳化气，利水渗湿。

方药：桂枝 10g　茯苓 12g　猪苓 10g　泽泻 10g　白术 10g　半夏 10g　干姜 12g　炙甘草 10g

7 剂，水煎服，日 1 剂。

嘱患者清淡饮食，适当运动。

二诊　2018 年 5 月 3 日。

患者自述晨起心悸，偶有胸闷、气短，心烦、头晕减轻，睡眠欠佳，尿频好转，大便可，舌脉同前。根据患者病情变化，调整上方药物。

前方桂枝改为 20g，加首乌藤 30g、酸枣仁 25g，7 剂，水煎服，日 1 剂。嘱患者清淡饮食，少看手机。

三诊 2018 年 5 月 10 日。

患者自述基本无心悸、胸闷、气短症状，睡眠明显改善，大小便可，舌质淡暗，苔薄白，脉沉。

二诊方去首乌藤、酸枣仁，加山药 10g、枸杞 15g、生地 15g，7 剂，水煎服，日 1 剂。再投 7 剂，巩固疗效。

按语：心悸病不外乎虚、实两端，临床中以虚证多见，且他脏他腑失调导致的心悸较为多见。脾、胃、肾起主导作用。《灵枢•经脉》：脾足太阴之脉，其支者，复从胃，别上膈，注心中；肾足少阴之脉，其支者，从肺出，络心，注胸中。五苓散出自东汉张仲景的《伤寒论》书中曰："太阳病篇蓄水证 太阳病，发汗后，大汗出，胃中干，烦躁不得眠，欲得饮水者，少少与饮之，令胃气和则愈。若脉浮，小便不利，微热，消渴者，五苓散主之"。张师通过多年的临床经验总结及对中医经典的深入学习得出，临床在应用五苓散加减治疗心悸病方面往往屡试不爽。方中泽泻味甘性寒，归肾经和膀胱经，功擅利水、湿、泻热；猪苓味甘、淡，主入脾肾二经，利水渗湿，二药合用通利下焦。脾胃为中焦气机之枢纽，脾气健运则气机调达。茯苓性甘、淡而平，即可渗湿利水又与白术配伍益气健脾。桂枝乃五味中的点睛之笔，桂枝性温，属阳，具有温通经脉之功，可温通引领诸药抵达病所。

案一百一十八 心悸（室性早搏）

吴某某，男，45 岁。

初诊 2017 年 5 月 22 日。

主诉：反复心慌 3 年余，加重半月余。

现病史：患者既往室性早搏病史 3 年余，反复心慌，时有胸闷，近半月前因为情绪激动后心慌加重，在外院检查仍提示"室性早搏"，余未见明显异常。现症见阵发性心慌，胸闷，口干口苦，烦躁易怒，失眠多梦，饮食可，小便可，大便偏干，2 日 1 行。舌边尖红，苔黄腻，脉弦滑。

诊断：心悸。

证型：痰热内蕴，心神不宁。

治则：清热化痰，宁心安神。

方药：柴胡 15g 黄芩 10g 法半夏 15g 陈皮 10g 茯苓 20g 瓜蒌仁 15g 竹茹 15g 枳壳 15g 黄连 5g 石菖蒲 15g 远志 15g 丹参 15g 合欢皮 15g 柏子仁 30g 甘草 5g

7 剂，水煎服，日 1 剂。

二诊 2017 年 5 月 29 日。

服药后心慌、胸闷缓解，口干口苦、烦躁易怒、失眠多梦好转，小便可，大便可，舌边红，苔薄黄腻，脉弦滑。

初诊方去黄连，加郁金 10g，7 剂，水煎服，日 1 剂。

三诊 2017 年 6 月 6 日。

服药后偶心慌，无胸闷感，口干口苦、烦躁易怒、失眠多梦好转，小便可，大便可，舌淡红，苔薄黄，脉弦。

二诊方去丹参、合欢皮、柏子仁。前方继服 7 剂后，心慌消失，余症亦未见不适，嘱患者避免熬夜，注意保持心情舒畅。

按语：心悸是因外感或内伤，致气血阴阳亏虚，心失所养；或痰饮瘀血阻滞，心脉不畅，引起以心中急剧跳动，惊慌不安，甚则不能自主为主要临床表现的一种病证。如《证治汇外·心悸怔忡》云："惊悸者，忽然若有所惊，惕惕然心中不宁，其动也有时。"患者以阵发性心慌、胸闷、口干口苦、烦躁易怒、失眠多梦等为主要表现，乃痰热内蕴、扰乱心神，治当清热化痰、宁心安神。方选柴苓温胆汤加减，加入黄连、丹参以清心除烦，加石菖蒲、远志以化痰安神，加合欢皮、柏子仁以解郁、养心安神。患者在生活中也要保持精神乐观，情绪稳定，作息规律，饮食有节，应避免惊恐刺激及忧思恼怒等。

案一百一十九　心悸（频发房性早搏）

符某，女，63岁。

初诊　2014年5月20日。

主诉：心悸间作2年，加重3天。

现病史：2年前患者每因劳累后开始出现心悸，偶胸闷，无胸痛，时头晕，乏力，曾前往医院就诊，诊断为频发房性早搏，给予美托洛尔口服，心悸反复发作。近3天来心悸加重，今日就诊。现症见心悸，心慌，气短，头晕，乏力，纳食少，时觉腹胀，夜间睡眠欠差，小便清长，大便溏烂。舌质淡红，苔薄白，脉结弱。

诊断：心悸。

证型：脾气虚弱，心血不足。

治则：益气健脾，补血养心。

方药：黄芪30g　当归10g　党参20g　白术10g　炙甘草5g　茯苓15g　远志5g　酸枣仁20g　龙眼肉15g　木香10g　桑寄生15g

7剂，水煎服，日1剂。

二诊　2014年5月27日。

患者精神好转，诉心悸，心慌改善，气短、乏力减轻，仍觉腹胀，纳食、睡眠好转，大便成行。舌质淡红，苔薄白，脉结。

初诊方加陈皮10g，7剂，水煎服，日1剂。

三诊　2014年6月13日。

患者精神明显好转，诉偶觉心悸，乏力明显改善，无腹胀，偶心情欠佳，纳食、睡眠尚可，二便调。舌质淡红，苔薄白，脉结。

二诊方，加玫瑰花10g，14剂，水煎服，日1剂。

按语：心悸是心脏常见病证之一，既可仅发于心得病变，也可由其他脏病变波及于心得多脏腑病变，相当于西医的各种原因引起的心律失常。张师认为心悸的病位虽在心，但其发病与脾、肺、肾、肝四脏功能的失调相关，其病性有虚实两方面，而虚实之间可以相互夹杂或相互转化的，正如《丹溪心法·惊悸怔忡》："惊悸者血虚，……怔忡无时，血少者多；有，……思虑便动属虚，时作时止者，痰因火动……"。心悸的辨证论治首先把握虚实，另外要结合辨病辨证，临床上才能取得良效。张师在该病案通过益气健脾，补血养心，佐以化痰，方予归脾汤而取效。

案一百二十　心悸（神经官能症）

吴某某，女，33岁。

初诊　2014年5月22日。

主诉：心悸 2 个月。

现病史：2 个月前患者因工作紧张后开始出现心悸，伴心烦失眠，口干，前往医院就诊，诊断为神经官能症，服用抗焦虑药，症状无明显改善，今日就诊。现症见心悸，口干，心烦，时伴耳鸣，腰部不适，头晕，无视物旋转，睡眠欠差，小便黄，大便每日 1 次。舌质红绛，苔少，脉细数。

诊断：心悸。

证型：阴虚火旺，心肾不交。

治则：滋阴降火，交通心肾。

方药：黄连 5g　黄芩 10g　白芍 20g　阿胶（烊化）10g　生牡蛎（先煎）15g　生龙骨（先煎）15g

7 剂，上方水煎取汁，加入鸡子黄后早晚内服，日 1 剂。

二诊　2014 年 5 月 29 日。

患者精神好转，诉心悸、口干减轻，偶心烦，无耳鸣，腰酸，无头晕，睡眠改善，小便清，大便每日 1 次。舌质红，苔少，脉细。

初诊方加桑寄生 10g，7 剂，上方水煎取汁，加入鸡子黄后早晚内服，日 1 剂。

三诊　2014 年 6 月 5 日。

患者精神尚可，诉偶觉心悸，无口干，腰酸改善，纳食、睡眠尚可，二便调。舌质红，苔少，脉细。

二诊方加玫瑰花 10g，7 剂，上方水煎取汁，加入鸡子黄后早晚内服，日 1 剂。

按语：心悸可因禀赋不足，劳伤过度，久病失养，情志所伤，导致心、脾、肺、肾气血阴阳不足，心神失养，或气郁、痰浊、血瘀、水饮扰动心神而发病。张师认为心悸证候特点多为虚实相兼，该病案中因患者因心气郁结，郁而化火，火伤阴，导致阴虚火旺，通过滋阴降火，《伤寒论》："心中烦，不得眠"，选用经方黄连阿胶汤加减而取效。黄连阿胶汤主要清心火，滋肾阴，用于邪实正虚，阴虚阳亢之证，药证相符，疗效显著。

案一百二十一　心悸（冠心病）

程某，女，70 岁。

初诊

主诉：心悸 1 周。

现病史：患者诉劳累后心悸，头晕 1 周，伴两耳鸣，右重，寐差，出汗多，两手麻木，两腿麻木、胀，腰酸，小便黄热，大便干，2 日 1 行。舌淡暗少苔，左脉弦数。既往有冠心病、高血压病病史。

诊断：心悸。

证型：心气不足，肝热内扰。

治则：养心安神，清肝泻热。

方药：自拟经验方加减：

丹参 30g　赤芍 10g　白芍 10g　郁金 10g　半夏 10g　砂仁 6g　太子参 15g　茯苓 15g　白术 10g　甘草 5g　桂枝 6g　杜仲 10g　怀牛膝 10g　生龙骨 15g　远志 5g　生牡蛎（先煎）30g　天麻 6g　龙胆草 5g　黄芩 10g　夏枯草 10g　麦冬 30g　菊花 10g

7 剂，水煎服，日 1 剂。早中晚饭后 1 小时服。

二诊

药后 1 周，大便日 1 次，前干后溏，耳鸣愈，心悸、头晕减轻，小便热，手麻消除，或牙龈出血，舌淡苔薄黄，左脉弦。前方龙胆草加至 6g。10 剂，日 1 剂，早中晚饭后 1 小时服。

三诊

心悸，头晕减轻，时腿痛，脚胀。前方加桑椹子 10g。10 剂，水煎服，日 1 剂，早中晚饭后一小时服。

按语：心主血脉，是血液运行的动力，老年人，年过半百，阴气自半，平素体虚，劳累后心气不足，无力推动血液运行，心阴不足，心脉失养，而致心悸；患者平素情志不畅，肝气郁结，疏泄失常，郁而化热，肝热内扰清窍而致耳鸣、头晕，内扰心神而致寐差。治宜养心安神，清肝泄热，方用养心清肝汤加减，药用丹参、赤芍养血活血通脉；郁金、白芍疏肝柔肝，解郁止痛；半夏、茯苓、白术、砂仁调理脾胃，和中化痰；太子参、麦冬、甘草益气养心；远志养心安神；桂枝温通经脉止悸；杜仲、怀牛膝补肝肾，强筋骨，引火下行；天麻平肝通络；生龙骨、生牡蛎镇惊安神，收敛固涩；龙胆草、夏枯草、黄芩、菊花清肝泄热。全方总奏养心安神、清肝泄热之效。二诊小便热，舌苔薄黄，增龙胆草用量以加强清肝泻热之功。三诊诸症均减，时腿痛，脚胀，加桑椹子补肝肾之阴。

案一百二十二　心悸（神经衰弱症）

刘某，男，19 岁。

初诊

主诉：心悸半年，劳累加重。

现病史：因学习紧张，压力太大，于半年前出现心慌心悸，头晕头痛，失眠，梦遗等症状，病后到医院就诊，未能查出器质性病变，按神经衰弱服用镇静药及中药治疗，亦未见病情有好转。现症见心慌心悸，头晕，睡眠不安，时梦遗，纳食不香，大便时烂而不爽。症状在长时间看书时较明显。舌质偏红，舌苔白，脉细弦。

诊断：心悸。

证型：心阴不足兼肝郁。

治法：养心安神，柔肝解郁。

方药：天王补心汤合甘麦大枣汤化裁：

天冬 10g　麦冬 15g　沙参 15g　玄参 15g　女贞子 15g　生地 10g　白芍 15g　酸枣仁 15g 柏子仁 10g　茯神 20g　丹参 15g　五味子 7g　浮小麦 30g　大枣 15g　甘草 5g

7 剂，水煎服，每日 1 剂。

二诊

心悸、头晕虽有减轻，睡眠好有好转，但食欲未能改善，大便不爽仍存在，舌质尖偏红，舌苔白稍腻，脉细弦。益阴养心柔肝，同时注意调理脾胃，以前方化裁：

天冬 10g　麦冬 15g　沙参 15g　女贞子 15g　白芍 25g　酸枣仁 15g　茯神 20g　丹参 15g 浮小麦 30g　大枣 15g　苍术 10g　山楂 7g　茯苓 15g　夜交藤 15g　甘草 5g

10 剂，水煎服，每日 1 剂。

三诊

前述诸症均大为减轻，舌质淡红，舌苔白，脉弦细。治疗仍以前法，守上方加减：

太子参 15g　麦冬 15g　沙参 15g　女贞子 15g　白芍 25g　酸枣仁 10g　丹参 15g　浮小麦 30g　大枣 15g　白术 10g　山楂 7g　茯苓 15g　甘草 5g

20 剂，水煎服，每日 1 剂。

服药后症状基本缓解，后又嘱其以天王补心丹及香砂六君子丸交替服用，并合理安排作息，随访 1 年，未见复发。

按语： 该患者劳思太过，以至于心肝之阴血均为之所耗。心阴虚则血脉失养，故心悸。肝阴虚则疏泄失常，而见头晕，睡眠不安，梦遗等，还影响到脾胃的功能，导致脾失健运。方虽以天王补心汤为主，实则为心肝之阴共益。一诊时由于强调养阴，没有注意到健脾，故而阴液恢复并不理想，脾胃功能也没有明显改善。因此在二诊处方时适当给予祛湿运脾，如茯苓、苍术、山楂。加强疏柔理肝的用药，如在前方之酸枣仁、浮小麦等基础上加夜交藤。同时酌减生地、玄参、柏子仁等可能滋腻碍气之品。三诊及其以后的调理均是这一治疗思路。

案一百二十三 心悸（病态窦房结综合征）

苏某，女，44 岁。

初诊

主诉： 近 2 个月来心悸发作频繁。

现病史： 患者有心动过缓史近 5 年。2 年前开始出现心悸，曾去多家医院检查，做阿托品试验、食道心房调搏及动态心电图，均诊断为病态窦房结综合征。其中动态心电图提示：基本心律为窦性心动过缓并窦性停搏及房速和房扑。近两个月来心悸发作频繁。现症见头晕，健忘，睡眠不佳，心悸发作时气紧胸闷，舌质淡而稍暗，舌苔白，脉迟而细，脉率 38 次/分。

诊断： 心悸。

证型： 心肺阴阳两虚，肺气失宣。

治则： 益气通阳养阴，宣通肺气。

方药： 生脉散合麻黄汤加味：

红参（另炖）10g 麦冬 15g 五味子 10g 麻黄 10g 桂枝 10g 杏仁 10g 炙甘草 13g 黄芪 15g 黄精 15g 龟板（先煎）20g

水煎服，每日 1 剂。

二诊 10 月 20 日。

上药已服 15 剂，心悸发作次数减少，仍头晕，睡眠不佳，舌脉同前，脉率 42 次/分。拟增活血之品，前方加丹参 15g、川芎 10g，每日 1 剂。

三诊 11 月 20 日。

上药服 30 剂，已近半月无心悸发作，其他症状亦减轻，舌脉同前，脉率 50 次/分。药已中病，效不更方，上方将红参、麻黄各改为 5g。此后随证加减，再治疗 3 个月，复查动态心电图：窦性心律，心率 55~60 次/分，未见停搏，房速及房扑大为减少，有少量房性及室性早搏。嘱患者长期服用生脉口服液。随访 1 年，病情稳定。

按语： 病态窦房结综合征一般多用温阳方法治疗。本例脉迟舌淡，确有寒象，但从脉细分析，又可见其阴液亏耗。故在治疗时，借鉴了金匮肾气丸从阴取阳的方法，用龟板填精补阴，黄精、麦冬、五味子等益阴敛阴，益心肺阴液之不足，以参、芪大补元气。通过麻黄汤的辛温通阳，宣发肺气，使阳气充盛而能除血脉之涩滞，从而达到畅利血脉的目的。从症状及舌脉来看，本例似无肺气不宣的表现，但从治疗的需要分析，却需肺气宣发敷布阳气而心气始能行，故在双补阴阳的基础上佐以宣发肺气是必要的。

案一百二十四　心悸（心肌缺血）

李某，女，65岁。

初诊

主诉：心悸、头晕、寐差4年。

现病史：患者于4年前出现心悸、头晕、寐差。现下：咽不利，有痰，两颧潮红，目干，手足心热，大便干，尿黄热。既往患胆囊炎、胆结石。左脉弦数，苔薄黄，舌边尖红，舌下溃疡。

诊断：心悸。

证型：肝热扰心，心神不宁证。

治则：清肝泻火，宁心安神。

方药：自拟经验方加减：

丹参30g　赤芍10g　白芍10g　柴胡10g　郁金10g　砂仁6g　半夏10g　青皮10g　陈皮6g　茯苓15g　白术10g　生龙骨、生牡蛎（先煎）各30g　远志5g　莲子心6g　麦冬30g　太子参15g　甘草5g　丹皮6g　龙胆草5g　夏枯草10g　菊花10g　黄芩10g　怀牛膝10g　天麻6g　晚蚕沙15g　女贞子10g

7剂，水煎服，日1剂。

二诊

心悸除，欲眠，痰多，两颧潮红减，舌下溃疡减，尿黄减，大便干，脉弦，舌淡暗，苔薄黄腻。前方去生龙骨、生牡蛎、晚蚕沙、女贞子，丹皮增至8g，加苏子、苏梗各6g，7剂，水煎服，日1剂。

三诊

寐可，手足心热，两颧潮红减，舌苔薄白，舌下溃疡减，脉弦。前方加元参10g，10剂。

按语：肝为刚脏，性喜条达而恶抑郁，肝主疏泄，心主神明，肝藏血，心主血，肝不藏血，则心无所主，患者平素易急躁，情志不畅，肝郁化火伤阴，致心血失养，出现心悸；肝热扰心，心神不宁则寐差；肝火上扰清窍则头晕。治宜清肝泻火，宁心安神，方用自拟方加减。药用丹参、赤芍养血活血通脉；柴胡、青皮、郁金、白芍疏肝柔肝，解郁止痛；半夏、陈皮、茯苓、白术、砂仁调理脾胃，和中化痰；太子参、麦冬、甘草益气养心；远志、莲子心、生龙骨、生牡蛎宁心安神，收敛固涩；龙胆草、夏枯草、黄芩、菊花、丹皮清肝泻火；天麻平肝通络；怀牛膝补肝肾，强筋骨，引火下行；女贞子滋阴清热；晚蚕沙和胃化湿。二诊心悸，寐差减，去生龙骨、生牡蛎、晚蚕沙、女贞子，增丹皮用量以加强清热凉血之功，加苏子、苏梗理气化痰；三诊诸症均减，手足心热，加元参以增强滋阴清火之功。

奔豚

案一百二十五　奔豚（心动过缓）

林某，女，48岁。

初诊

主诉：气从少腹上冲胸部1周。

现病史：患者因"膜性肾病Ⅱ期"长期在门诊治疗，现处于小剂量激素维持治疗阶段，素因肝气不舒、心肾阳虚而常服中药调理，肾病较稳定。既往有阵发性室上性心动过速史，近期因发作较频繁行射频消融术，因自主神经损伤出现心动过缓，虽安装了心脏起搏器，但患者自此出现气上冲胸，小腹胀满，冒冷汗，难以入睡，痛苦万分，大便偏硬，小便尚调，舌质淡晦，苔白，脉细。

诊断：奔豚病。

辨证：肾脏寒气上冲。

方药：桂枝加桂汤化裁：

桂枝 20g　白芍 15g　红枣 10g　柴胡 10g　煅龙骨、煅牡蛎各 25g　炙甘草 5g　生姜（自加）3 片

7 剂。水煎内服，日 1 剂。

二诊

7 日后复诊，患者自觉气上冲胸大减。

予续服前方 7 剂，症状消失。随访未见复发。

按语："奔豚"一词首见于《难经》，东汉张仲景所著《金匮要略》中设有专篇论述，明确提出"奔豚气"这一病名，指出奔豚气的病因，并载有三方，沿用至今。《金匮要略》记载："奔豚病，从少腹起，上冲咽喉，发作欲死，复还止"，此条文阐述了奔豚气病发病特征。又言"烧针令其汗，针处被寒，核起而赤者，必发奔豚。气从少腹上冲心者，灸其核上各一壮，与桂枝加桂汤主之。" 明确指出肾积奔豚气的发病原因及治疗方法。现代学者程敏等归纳认为凡是机体容易有惊恐的反应，或是能够容易促使生理上有惊发反应的人，易发奔豚气。而本案患者素体心肾阳虚，加之射频消融术损伤其自主神经，与仲景所言"烧针令其汗，针处被寒"极为相似，因"烧针"惊动心气，心阳受损，肾寒之气乘虚上犯而发奔豚。故予仲景之桂枝加桂汤治之，重用桂枝以温通心阳、平冲降逆，予白芍酸甘化阴，共调阴阳，以姜枣温中扶虚，辅以柴胡疏理肝气，龙牡敛汗，方证相合而获效。

腹痛

案一百二十六　腹痛（慢性胃炎伴胆汁反流）

吴某，女，42 岁。

初诊

主诉：低热间作 3 年余，上腹痞胀隐痛 1 年。

既病史：患者既往胆囊息肉摘除，有眩晕史。3 年前无明显诱因而致低热不退，体温 37.5～37.8℃，无干咳，无夜间盗汗，无关节疼痛，无尿频、尿痛等症，无明显消瘦，曾查甲状腺功能，基本正常，结核菌素试验检查阴性，促肾上腺皮质激素释放因子（CRF）、红细胞沉降率（简称血沉，ESR）、抗链球菌溶血素 O（ASO）、类风湿因子（RF）、抗核抗体（ANA）等均正常。1 年前行胃镜下息肉摘除术，诊断为慢性胃炎伴胆汁反流，选进中西药治疗未效。

现病史：上腹痞胀隐痛，夜间尤甚，嗳气不遂，得嗳则舒，兼泛酸苦水，经常口苦，手掌色红、抖动，大便日行 2～3 次，时有低热。舌质偏红，苔薄白，脉细小数。

诊断：腹痛。

证型：肝胃郁热，阴虚阳亢，虚劳。

治则：泄肝和胃，兼以平肝。

方药：化肝煎加减：

青皮6g　陈皮6g　牡丹皮10g　山栀10g　象贝10g　白芍15g　炙甘草3g　白蒺藜15g　菊花6g　桑叶15g　夏枯草10g　橘叶15g　蝉衣3g　木瓜10g　煅瓦楞30g　茯苓15g　麦芽30g　合欢花10g　白薇10g

7剂，水煎服，日1剂。

二诊

患者服药后，痞胀隐痛缓而未除，泛酸已少，低热依然。查：体温37.6℃；三碘甲状腺原氨酸（T$_3$）等正常，血糖不高；舌质淡红，苔薄白，脉沉细小弦。治以清胆降胆、理气和胃为主，兼清虚热。拟方：

青蒿10g　炒黄芩6g　青皮6g　陈皮6g　法半夏6g　白芍15g　炙甘草3g　刀豆壳20g　柿蒂15g　黄连2g　苏梗10g　香附10g　藿香10g　焦白术10g　白薇10g

18剂，水煎服，日1剂。

三诊

患者服药后，疼痛已止，脘腹痞胀好转，但不稳定，自觉胃中酸，口苦，饮水不多，大便已渐正常，唯畏寒，时有夜间痛醒，近日体温在37.4℃左右，无烦躁，无手足心汗，伸手而抖。查：甲状腺不大，血压偏低，舌质红，少苔，脉细。考虑尚胃痛及肝虚有风。治法在原法基础上增养胃理气之品，佐以平肝。拟方：

青蒿15g　黄芩6g　白薇15g　麦冬15g　白芍15g　煅瓦楞30g　煅牡蛎15g　鸡内金10g　佛手10g　香附10g　三棱10g　麦芽30g　橘络5g　百合20g　建曲10g　白蒺藜12g

四至六诊

患者胃脘痞胀隐痛时有反复，情志不畅易发，胃中酸苦，低热渐退，手抖依然，在上述清胆和胃的基础上，又先后加秦艽、地骨皮、银柴胡、鸭跖草以清虚热而除蒸，桑叶枝、煅牡蛎等以清热平肝潜阳，继服药约2个月，症状尚平。

按语：化肝煎是《景岳全书》中所录的一首临床有效处方，由青皮、陈皮、白芍、牡丹皮、栀子、泽泻、贝母组成。主治怒气伤肝，因气逆动火致烦热胁痛、胀满动血等。方中用青皮、陈皮合用奏疏肝理气解郁之功；白芍养阴柔肝，既制气药之燥性，又缓筋脉之挛急；栀子清肝宣郁，为治"火郁"之要药；牡丹皮清肝凉血散瘀；贝母（常用浙贝）化痰散结，疏利肺气，有"佐金平木"之意；泽泻淡渗泻热，使热从小便出。七药之中疏肝、柔肝、清肝、泄肝诸法共备，使肝气得舒而阴血不伤，郁火得泻而魂魄复宁。

患者原有胆囊疾病，情绪时有波动，12年前又行胆囊切除术。肝属甲木，胆为乙木，肝胆失于疏泄，气机不畅，久郁化热，肝为起病之源，胃为传病之所，故见上腹痞胀隐痛，兼酸苦水，经常口苦等肝胃郁热之候；肝胃郁热，肝阴渐耗，阴虚阳亢，肝风内动，故见手抖；胆经郁热，少阳不和，故时有低热。紧抓主证，初诊以肝胃郁热为病机关键，治宜泄肝和胃，兼以平肝清胆。二诊胃脘痞胀隐痛明显缓解，低热未退，改投清胆降胆、和胃理气，兼和少阳之品，药后胃痛止，低热渐退，仍从原法加减而收效。

案一百二十七　腹痛（胃炎）

张某，女，16岁。

初诊

主诉：间歇性腹痛2周，伴嗳气。

现病史：患者反复腹痛腹泻，空腹时腹痛明显，大便稀溏，每日2次以上，且每日喜嗳气。

前往医院做胃镜检查，有慢性浅表性胃炎。因患者认为中药调理脾胃副作用较小，故选择前来医院就诊。患者舌淡红，苔薄腻，脉弦缓。

诊断：腹痛。

证型：肝胃不和。

治则：和胃疏肝，制酸止痛。

方药：苍术 15g　炒白术 15g　白豆蔻 15g　茯苓 15g　煅瓦楞子 30g　蒲公英 15g　姜半夏 15g　海螵蛸 15g　黄芩 10g　白芷 10g　厚朴 15g　芡实 20g　香橼 15g　炙甘草 5g　大枣 10g　鸡内金 15g　延胡索 15g　白芍 10g　炒蒺藜 15g

14 剂，日 1 剂，水煎服。

二诊

服用 2 周后效果尚可，酌情增加陈皮 10g、山药 30g，去白豆蔻。续服 1 周后，腹痛、嗳气症状大幅改善。

按语：患者因饮食不规律，导致胃炎。因腹部疼痛均为空腹疼痛，故推测是胃部浅表性胃炎或是胃溃疡受胃部胃酸分泌刺激导致。从中医学的角度来看，就是要和胃疏肝。因此选择茯苓、炒白术、炙甘草、姜半夏和胃气且健脾，再运用延胡索、厚朴、香橼助肝理气；最后运用海螵蛸与芡实制酸止痛。因鸡内金平补脾胃，患者大便稀溏，因此运用鸡内金平补胃气。因患者服用后自觉好转，故增加山药平补脾胃。

案一百二十八　腹痛（胃炎）

张某，男，52 岁。

初诊

主诉：上腹部间歇性疼痛十余年，伴吞酸嗳气，神差纳减。

现病史：患者近月来症状加剧，发作频繁，饥饿则发，进食缓解。纳差口淡，时口干苦，脘腹痞胀，大便溏薄。经医院胃肠钡剂检查，诊为胃溃疡合并慢性肥厚性胃炎。入院后曾用西药治疗，症状不减，疼痛反而加重。故来求医。患者舌质暗淡，苔白厚浊，脉弦细。

诊断：腹痛。

证型：脾虚湿困兼肝郁。

治则：健脾祛湿，活血化瘀。

方药：党参 15g　云苓 10g　白术 15g　扁豆花 10g　薏苡仁 30g　陈皮 10g　川萆薢 10g　藿香 10g　甘草 6g

7 剂，日 1 剂，水煎服。

二诊

胃痛甚，每半小时至 1 小时剧痛 1 次，腹胀，吞酸如故，但胃纳略有改善。大便溏，舌淡，苔白厚，脉沉细。考虑脾阳虚且湿气太重，又考虑肝气犯逆脾土，有相乘之势，拟健脾疏肝化湿治法变化方剂：

黄芪 12g　白芍 10g　大枣 10g　党参 12g　白术 12g　茯苓 15g　陈皮 10g　煅瓦楞 10g　川连 6g　法半夏 9g　肉桂心 3g　鸡内金 10g　枳壳 6g　甘草 6g

共 7 剂，1 天 2 剂，频服，水煎服。

三诊

患者电话自述痛减，发作次数亦少，自觉舒适，但略有头晕。

仍守前法。再加柴胡 10g，黄芩 10g。共 7 剂，煎服法同上。1 周后患者电话自述大幅好转。

按语：本例西医诊断为胃小弯上部溃疡合并肥厚性胃炎，中医辨证为脾虚湿困兼肝郁。服健脾祛湿之剂，初期疼痛未减与情绪有较大关系；二诊运用六君子汤合黄芪建中汤加减后效果大为好转。后期治疗仍以健脾为主，但是稍稍给予疏肝活气的药物。值得注意的是，患者出现头晕，可能与服黄芪建中汤触动肝阳有关，故予以养肝肾潜阳疏肝之法。足见李东垣"健脾与制相火"之论是有实践依据的。本病常为慢性且反复发作，故不能满足于症状的缓解而中止治疗，须坚持服药以巩固疗效。西医治疗本病重视制酸，个人认为制酸并不能根治本病，在调理脾胃药中加入一些制酸之品，使标本兼治，才是良策。

案一百二十九　腹痛（胃炎）

潘某，男，40岁。

初诊

主诉：腹痛3日。

现病史：患者胃部不适呈间歇性，喜叹息，消瘦，口干，消化不良，饮食胃口不佳，大便稀溏，睡眠较差，故来求诊。舌有齿痕，脉弦细。

诊断：腹痛。

证型：肝气犯胃。

治则：健脾和胃，疏肝理气。

方药：太子参30g　麸炒白术15g　茯苓15g　白扁豆10g　陈皮10g　蒲公英15g　白芍10g　红景天20g　山药20g　清半夏10g　柴胡10g　枳壳10g　焦山楂15g　炒麦芽15g　龙眼肉15g　茯神10g　远志10g　黄连6g　吴茱萸10g　炙甘草5g　大枣10g

7剂，水煎服，日1剂。

二诊

1个疗程后，患者自述效果较好。

初诊方加鸡内金增强消食化瘀之功。1个疗程后患者自述痊愈。

按语：本方杂糅数个方剂，左金丸柔肝和胃；香砂六君子健脾培土；归脾汤增强健脾。其中茯神、远志、龙眼肉、大枣皆助睡眠安神，最后运用焦山楂、炒麦芽配合减少脾胃运化负担。当下肝胃不和患者增多，与当下生活节奏较快、工作压力较大有关。此外，也与饮食不规律有较大关系。

案一百三十　腹痛（胃肠炎）

陈某，男，12岁。

初诊

主诉：因饮食不节腹胀、腹痛3天。

现病史：患者食用两个肉粽，第二天胃痛腹胀，啼哭不止。询知大便已3日未解，解衣观腹，腹胀，以手按其腹则叫哭不已，故来求诊。患者舌苔黄白腻，脉沉滑有力。

诊断：腹痛。

证型：饮食积滞。

治则：消食导滞，理气止痛。

方药：茯苓15g　白术10g　党参10g　陈皮12g　法半夏10g　大黄9g　枳实9g　厚朴9g　藿香梗6g　生姜6g

服药后约 2 小时，腹中气动有声，旋即大便作泻，泻下酸臭物甚多，连下 2 次，腹痛止而思睡。转用香砂六君子合保和丸加减固护胃气。

按语： 小儿贪食且因身体各项功能未发育完全，因此常有消化不良的现象。该男孩已 12 岁，因此在药物的选择及剂量上与成人相仿。在临床用药中要注意剂量的把握。

案一百三十一　腹痛（胃炎）

郑某，女，32 岁。

初诊

主诉：胃脘疼痛伴呃逆 3 天。

现病史：患者胃脘部间歇性疼痛 3 天，且伴呃逆症状。患者大便不畅，饮食、小便、睡眠未见明显异常。舌淡红，苔薄腻，脉弦滑。

诊断：腹痛。

证型：气机阻滞。

治则：降逆止呕，行气止痛。

方药：六君子汤加减：

茯苓 15g　姜半夏 15g　黄芩 15g　白术 15g　麸炒苍术 20g　厚朴 20g　炒莱菔子 15g　蒲公英 15g　豆蔻 15g　煅瓦楞子 30g　海螵蛸 15g　炒蒺藜 15g　甘松 15g　合欢皮 15g　炙甘草 8g　大枣 15g　槟榔 6g　白芷 15g

5 剂，水煎服，日 1 剂，2 次/日。

二诊

患者自述胃脘部疼痛缓解明显，再服 5 剂以巩固疗效。

按语： 因现代人作息不规律，常有胃病。针对胃病要辨证看待和治疗。虽然本方选择六君子汤打底，但是同样考虑了加入海螵蛸、煅瓦楞子等制酸，另炒蒺藜和蒲公英有较好的消炎作用，还少许加入槟榔与厚朴组合理气。因此，在健脾和胃的同时还要针对具体症状选择用药及配合现代医学设备检查具体情况，判断是胃炎还是其他疾病。

案一百三十二　腹痛（十二指肠溃疡）

卢某某，男，46 岁。

初诊　2018 年 5 月 13 日。

主诉：反复脐周痛 5 年余。

现病史：患者 5 年前因工作劳累后出现脐周隐痛，尤其饥饿时明显，在外院检查诊断为"十二指肠溃疡"，服用各种西药及中药后腹痛有缓解，但是仍容易发作，稍"受凉"则腹痛加剧。现症状见腹部隐痛，以脐周明显，遇寒加重，喜温喜按，形体消瘦，神疲乏力，面色少华，易汗出，怕风，口干不欲饮，纳差，失眠多梦，小便可，大便干，2～3 日一行，舌淡，苔薄白，脉弦细。

诊断：腹痛。

证型：中焦虚寒，血虚失养。

治则：温中补虚，和里缓急。

方药：黄芪 40g　当归 10g　桂枝 10g　白芍 20g　生姜 15g　大枣 15g　饴糖（烊化）20g　白术 15g　防风 10g　红景天 20g　绞股蓝 20g　炙甘草 6g

7 剂，水煎服，日 1 剂。

二诊 2018年5月20日。

服药后脐周痛程度减轻，发作次数减少，汗出、怕风好转，仍神疲乏力、纳差、失眠多梦，小便可，大便稍干，1～2日一行，舌淡，苔薄白，脉弦细。

初诊方加酸枣仁30g、炒谷芽30g、炒麦芽30g，10剂，水煎服，日1剂。

三诊 2018年5月30日。

服药后精神转佳，面色有泽，脐周痛明显缓解，无汗出、怕风，乏力、纳差、失眠好转，二便可。舌淡红，苔薄白，脉弦细。

二诊方去防风10剂，水煎服，日1剂。

四诊 2018年6月10日。

服药后精神佳，面色有泽，无明显脐周痛，稍乏力，胃口好转，偶失眠，二便可。舌淡红，苔薄白，脉弦。

三诊方加党参15g，继服15剂后，脐周痛未再复发，余症消除，嘱患者注意休息，饮食规律，避免过度劳累，少食刺激辛辣之物。随访半年未再复发，且体重增加约8kg。

按语： 患者以脐周反复隐痛为主要表现，属中医"腹痛"范畴。《脾胃论》云："形体劳倦则脾病"。患者因长期过度劳累，耗伤元气，损伤脾胃，致气血生化乏源，脏腑失于温养，表虚不能抗邪，故出现脐周隐痛、喜温喜按、形体消瘦、神疲乏力、面色少华、汗出怕风、口干、纳差、失眠多梦、大便干。《金匮要略》云："虚劳里急，悸，衄，腹中痛，梦失精，四肢酸疼，手足烦热，咽干口燥，小建中汤主之。"方选小建中汤合当归补血汤以温中补虚、和里缓急，配玉屏风散益气固表，加红景天、绞股蓝以补虚强壮。该案辨证确切，用方精准，经1月余的治疗后，脐周痛消失且未再复发。

案一百三十三 腹痛（慢性胆囊炎）

王某某，男，50岁。

初诊 2018年3月1日。

主诉：反复右上腹疼痛2周。

现病史：2周前饮食不节后出现右上腹部隐痛，就诊于海南省三甲医院，除外肿瘤复发，考虑慢性胆囊炎急性发作，予抗感染治疗后症状好转，但出院后仍反复出现右上腹部隐痛，口干口苦，食欲不振，进食量少。现症见面色痛苦表情，右上腹部隐痛，偶有恶心呕吐，口干口苦明显，不思饮食，进食量少大便偏干，2～3日一行，小便偏黄。眠差，舌红，苔微腻，脉弦滑。既往2016年行右肾透明细胞癌根治术，现病情稳定。

中医诊断：腹痛。

证型：肝气不舒，湿热内蕴。

治则：疏肝理气，祛湿止痛。

方药：柴胡15g 白芍15g 枳实10g 甘草15g 金钱草30g 郁金15g 鸡内金10g 茵陈15g 丹参15g 延胡索10g

7剂，水煎服，日1剂。

按语： 李中梓云："此证虽云四逆，必不甚冷，或指头微温，或脉不沉微，乃阴中涵阳之证，唯气不宣通，是为逆冷。"本病案通过六经辨证，考虑右上腹部疼痛属于肝胆经循行部位，故选用四逆散疏肝止痛，对于胆囊炎，多伴有结石，而三金散具有较好的疗效，属于经验治疗方。另外，因为慢性胆囊炎反复发作，久病必有瘀，此方加入丹参、延胡索活血化瘀通络止痛，可以提高临床疗效。

案一百三十四　腹痛（肝血管瘤）

马某某，女，53 岁。

初诊　2018 年 3 月 5 日。

主诉：反复右上腹疼痛 4 年余，头晕头痛 1 周。

现病史：患者 4 年前上腹部疼痛，尚可忍受，可自行缓解。2 年前发现行上腹部 CT 检查明确：肝脏血管瘤。1 周前出现头晕头痛，经休息未见好转。现症见右上腹疼痛，腹胀，胸闷胸痛，口干口苦，胃纳欠佳，睡眠可，精神疲乏，面色萎黄，形体适中，大便偏稀，小便正常，舌质淡暗，苔白，脉弦细。

诊断：腹痛。

证型：肝气不畅，脾失健运。

治则：疏肝健脾，理气止痛。

方药：柴胡 15g　茯苓 15g　白术 10g　白芍 10g　当归 15g　甘草 5g　焦山楂 20g　砂仁 5g　红曲 2 袋　木香 10g　枳实 10g

5 剂，水煎服，日 1 剂。

二诊　2018 年 3 月 11 日。

患者服药后上述症状减轻，右上腹疼痛减轻，胸闷痛减轻，稍口干口苦，精神转佳，面色好转，二便正常，舌质淡暗，苔白，脉弦细。

原方加川楝子 10g，延胡索 15g，继服 5 剂，上述诸症缓解。

按语： 患者不慎感受邪毒，侵袭肝脏，复平情志不遂，导致肝气郁结，气机不畅，久则血行不畅，瘀血阻于肝络，日久而变生积块，积于胁下，故见肝肿块。肝失疏泄，经气郁滞，故见右上腹部疼痛、胸闷胸痛；肝气郁结，气郁化火，故见口干口苦；肝失疏泄，气机不畅，肝气横逆犯脾，脾失健运，气血生化乏源，故见腹胀、纳差；脾虚湿困，水湿下注肠道，故见大便偏稀；舌质淡暗、苔白、脉弦细皆为肝郁脾虚之象。治以疏肝解郁，健脾益气，以逍遥散为基础方疏肝解郁、健脾益气，加山楂、红曲、砂仁益胃，加木香、枳实行气止痛。患者以肝脏结节就诊，考虑恶性肿瘤可能性大，且有腹痛腹胀的症状，属于肝胆经巡行的部位，我们以疏泄肝胆为主要的治疗方案，疏泄肝胆的药物苦寒，容易损伤脾胃，因此在疏泄肝胆的同时，兼以固护脾胃的药物，故取得较好的治疗效果。

案一百三十五　腹痛（肠系膜淋巴结炎）

患者，女，12 岁。

初诊

主诉：腹痛反复发作 3 年余，加重 3 个月余。患者曾行腹部彩超检查提示肠系膜淋巴结炎，反复采用中西药治疗（具体不详），症状反复发作。

现病史：面色青黄，消瘦，郁郁寡欢，腹痛隐隐，以脐周为著，夜晚 3 点左右加重，喜暖喜按，眠差，多动易怒，手足冰凉，食欲欠佳，大便干、1 次/日，小便可，舌淡暗，苔白腻，脉沉弱。

诊断：腹痛（西医诊断：肠系膜淋巴结炎）。

辨证：寒热错杂。

治则：清热散寒。

方药：乌梅丸加减。

乌梅9g　花椒2g　细辛3g　黄连6g　黄柏3g　肉桂6g　干姜6g　附子6g　党参6g　当归3g

3剂。2日1剂，水煎服。

二诊

1年半后，患者复诊，腹痛减轻，面色、食欲较前改善。上方易肉桂为桂枝，继服14剂，患者腹痛基本消失。继以乌梅丸随症加减调理1个月余，患者面色、饮食、情绪明显改善。

半年后随访，腹痛未再发作。

按语：肠系膜淋巴结炎多见于儿童，病因尚不明确。西医治疗该病尚缺乏特效手段，多采用抗生素治疗，但疗效欠佳。本证患者腹痛反复发作3年余，历程较久。患儿面色青黄，"肝色青""脾色黄"，责之于肝脾；腹痛隐隐、喜暖畏寒、手足冰冷说明患者阳气不足；多动易怒提示热邪肆虐；"厥阴病欲解时，从丑至卯上"，患儿腹痛于夜间3点左右加重，正是厥阴病主时；夜不安寐，则肝胆不和。阳无阴制而热，阴无阳助则寒，故辨证其为寒热错杂、虚实并见，治宜寒热平调、虚实同治。乌梅丸加减方中乌梅味酸，敛肝阴，泻肝气；干姜、细辛、花椒、附子、肉桂温阳散寒；黄连、黄柏苦寒泄热以除邪；党参、当归益气养血而扶正。考虑本方药较热，患儿恐不能耐受，故2日一剂。二诊时恐肉桂温燥，故以桂枝易肉桂。其后以乌梅丸加减调理1个月余，病愈。

案一百三十六　腹痛（结肠息肉）

钟某，女，57岁。

初诊

主诉：下腹痛反复发作10余年，加重1日。

现病史：患者近10余年常感下腹部疼痛，左侧明显，多在半夜或凌晨发作，严重时可痛醒，下床活动后可缓解，未做系统检查及治疗。就诊当日凌晨5点左右，患者上述症状再次发作，痛醒并晕厥，伴汗出，数分钟后意识转清，遂来就诊。患者平素易心烦，胃堵塞感，纳食可，口干苦，大便干结、数日1行，小便调。舌暗红苔黄白，脉弦细滑。腹诊：脐下、脐下偏左、左侧少腹部可扪及条索状物，压痛明显，无反跳痛。腹部彩超检查示：右侧卵巢囊肿，子宫肌瘤。肠镜检查示：结肠息肉。

诊断：腹痛。

辨证：少阳阳明合病挟瘀血。

方药：大柴胡汤合桂枝茯苓丸加减：

柴胡18g　黄芩10g　清半夏12g　炒枳实24g　白芍15g　生大黄（后下）15g　桂枝15g　茯苓30g　桃仁20g　赤芍15g　牡丹皮15g　炙甘草6g　生姜3片　大枣（掰）3个

水煎服，4剂，日1剂，分早晚2次服。

二诊

4日后复诊，患者诉服药后腹痛略减，口干苦减轻，大便日1次、质干，舌脉、腹诊如前。上方再合抵当汤、大黄牡丹汤加减：

柴胡20g　黄芩10g　清半夏12g　炒枳实24g　白芍15g　生大黄（后下）20g　桂枝20g　茯苓30g　桃仁30g　赤芍30g　牡丹皮15g　冬瓜仁24g　芒硝（冲服）9g　水蛭（研末，冲服）3g　炙甘草6g　生姜3片　大枣（掰）3个

水煎服。

7剂，日1剂，分早晚2次服。

三诊

7 日后复诊，患者诉服药后腹痛较前减轻，发作频率较前减少，大便仍欠通畅，舌脉、腹诊如前。

药已起效，病因病机实质未变，故不更方。然此方皆系峻猛攻下之品，恐过量用药戕伐正气，故嘱前方继服 3 剂，以观后效，及时调整。

四诊

16 日后复诊，患者诉服药后症状好转。因春节停服中药数日，近日又感双侧少腹部疼痛，夜间甚，时痛醒，口苦，小便热，大便 2 日 1 行、略干，舌淡红苔白黄腻，脉弦细。腹诊：左侧少腹、脐下可扪及条索状物，伴压痛，无反跳痛。仍考虑少阳阳明合病挟瘀血，遵 2 月 5 日方继服 7 剂。

五诊

7 日后复诊，患者诉服药后大便日 5～6 次，便出块状黑红色黏液样污物，后腹痛明显减轻。舌淡红苔薄黄不腻，脉滑，腹诊条索样物不明显，压痛减轻。

按语：患者口干苦、大便干属少阳阳明合病，处大柴胡汤和调枢机，通行腑气，清泻结热。此外，腹诊是本病辨证之关键。患者少腹部位充实饱满、压痛明显，为下焦蓄血证腹诊表现。《伤寒论》桃核承气汤"少腹急结"、抵当汤"少腹硬"即为明证。条索状物为《金匮要略》桂枝茯苓丸"癥瘕害"之腹诊特点。通过腹诊得知患者兼下焦蓄血证，弥补了传统四诊辨证之不足。陶节庵曰："伤寒腹痛有四，若小腹硬痛，小水自利，大便黑，身目黄者，属蓄血痛，用寒剂加行血药，下尽黑物自愈。"初诊合桂枝茯苓丸活血消癥，变丸剂为汤剂，汤者，荡也，但取其消，不欲其缓。药后症状略微改善，腹诊如前，愈加确定蓄血为患，且日久年深，邪已深固，非重剂攻逐不可。《伤寒论》曰："伤寒有热，少腹满，应小便不利。今反利者，为有血也，当下之，不可余药，宜抵当丸。"故取抵当丸药物，改为汤剂，加强攻逐行瘀之力，更合大黄牡丹汤泻热破结，暗合桃核承气汤于其中，且药物剂量重，诸方合用，直捣窠巢，药后便出黏液样污物，疼痛明显减轻，腹诊亦无条索状物，与《伤寒论》方后注"下血乃愈"一致。

腹胀

案一百三十七　腹胀（胃肠功能紊乱 1）

符某某，男，37 岁。

初诊　2018 年 4 月 19 日。

主诉：腹胀半月余。

现病史：患者半月前因饮食过饱后出现腹胀，伴有嗳气吞酸，自服健胃消食片后未见好转。自诉平日暴饮暴食，喜饮酒，嗜食肥甘厚味。现症见腹胀，嗳气酸腐，恶心欲呕，纳呆，形体肥胖，夜卧不安，小便黄，大便黏滞臭秽，日 2-3 次，舌红，苔黄腻，脉沉滑。

诊断：腹胀。

证型：湿热食滞，内阻肠胃。

治则：清热利湿，消食导滞。

方药：山楂 15g　神曲 15g　莱菔子 10g　黄连 6g　黄芩 10g　熟大黄 15g　泽泻 20g　炒白术 20g　茯苓 20g　枳实 15g　陈皮 15g　法半夏 10g　姜竹茹 15g　槟榔 10g　石菖蒲 15g

木香（后下）10g　远志 15g　炙甘草 6g

7 剂，水煎服，日 1 剂。

二诊　2018 年 4 月 26 日。

服药后腹胀减轻，嗳气酸腐、恶心欲呕好转，食欲增加，睡眠改善，小便偏黄，大便次数增多，日 3～4 次，但每次泻后身体舒爽。舌淡红，苔薄黄腻，脉沉滑。

初诊方去槟榔、远志，加厚朴 10g，7 剂，水煎服，日 1 剂。

三诊　2018 年 5 月 3 日。

服药后腹胀持续缓解，无嗳气酸腐、恶心欲呕，食欲转佳，睡眠可，小便可，大便溏，无黏滞臭秽，舌淡红，苔薄白腻，脉沉细。

二诊方去黄连、黄芩、熟大黄、泽泻、枳实、姜竹茹、厚朴、石菖蒲，加炒麦芽 30g、砂仁 10g，上方继服用 10 剂后，患者腹胀消失，余症皆除，嘱患者勿暴饮暴食，平时多运动、少饮酒，饮食清淡。

按语：《素问》云"饮食自倍，肠胃乃伤"。患者形体肥胖，平素暴饮暴食，嗜食肥甘厚腻之品，导致脾胃损伤，湿热内蕴。故患者饮食过饱后，饮食积滞，脾胃失于运化，腹胀难除，正如《兰室秘藏》所言："脾湿有余，腹满食不化"。同时还伴有嗳气酸腐、恶心欲呕、纳呆、夜卧不安、小便黄、大便黏滞臭秽等，辨证为湿热食滞，内阻肠胃，方选枳实导滞丸清热利湿、消食导滞，佐以温胆汤化痰和胃安神，加木香、槟榔取木香槟榔丸之意以行气导滞，加石菖蒲、远志化痰安神。待湿热食滞逐渐清除后，改用香砂六君子汤合保和丸调护脾胃，恢复其运化功能。

案一百三十八　腹胀（胃肠功能紊乱 2）

赵某，男，36 岁。

初诊

主诉：腹胀 2 个月余。

现病史：患者病发于饮食不节。刻下腹部胀满，纳谷不馨，大便干，睡眠欠佳，有时偶有泛酸，形体适中，精神尚可，小便通畅。舌淡胖，苔略黄厚腻，脉弦细。

诊断：腹胀。

证型：脾虚湿滞证。

治则：化湿健脾，行气消胀。

方药：藿香正气汤合二陈汤加减：

藿香（后下）10g　茯苓 12g　陈皮 12g　半夏 12g　炒麦芽 15g　远志 12g　海螵蛸 10g
枳壳 15g　槟榔 6g　炙甘草 6g　茯苓 10g　生姜 3 片　大枣 3 枚

7 剂，水煎服，日 1 剂，早晚饭后 1 小时服。

嘱其注意劳逸结合，多食易消化之食品，忌辛辣生冷等刺激性之品。

二诊

药后腹部胀满大为减轻，纳食增加，精神较前转佳，大便基本通畅，再未泛酸，睡眠好转。舌淡红苔由厚转为略厚腻，脉弦细。前方减藿香至 6g，减半夏至 10g，去槟榔，加厚朴 10g 以加行气宽肠之力。7 剂，水煎服，日 1 剂，早晚饭后 1 小时服。

继上方加减服用 1 月余后，脐周胀满已止，纳食增加，大便通畅。医嘱同前。

按语：脐周胀满属腹胀之证，《素问·痹论》云："饮食自倍，肠胃乃伤"。因患者系中年，由饮食不节，伤及脾胃，日久脾胃运化功能失常，湿邪阻滞肠胃气机，气滞于中则脐周胀满，运化失常则纳谷不馨，胃气不和则睡眠欠佳。虽属脾虚湿阻、气滞食积，但病程较短，只要谨守病机，随证用药，见效也快，故用藿香正气汤合二陈汤加减治疗 1 月后，脐周胀满已止。方中藿香、陈皮、半夏、云苓合用化湿燥湿、渗湿健脾相得益彰，炙甘草、大枣、生姜合用益脾和中，厚朴、枳壳合用行气消胀、助消散、炒麦芽合用消食化滞，海螵蛸和胃制酸，远志安神。诸药合用则湿浊得化、胀气得解、食滞得消、泛酸得止、神志得安而腹胀等症皆愈。

案一百三十九　腹胀（胃肠功能紊乱3）

罗某，女，20 岁。

初诊

主诉：腹胀，便秘 2 年。

现病史：患者病发于饮食不节。现下腹胀，食后尤甚，便秘，2～3 天一次，时有头晕目眩，呃逆，神疲乏力，口干淡无味。舌淡红，苔略黄腻水滑，脉沉细。

诊断：腹胀。

证型：脾虚气滞挟湿证。

治则：益气健脾，行气消胀。

方药：补中益气汤加减治疗：

黄芪 30g　生白术 15g　当归 10g　炒薏仁 15g　陈皮 10g　茯苓 12g　陈皮 10g　炒槟榔 15g　厚朴 15g　枳实 10g　炒麦芽 15g　炙甘草 6g　生姜 3 片　大枣 3 枚

水煎服，日 1 剂，日 2 次，早晚饭后 1 小时用，取 7 剂。

医嘱：不宜过饱，忌食生冷及辛辣刺激之品，注意保暖，适寒温。

二诊

药后腹胀减轻，纳食增加，大便稀溏，精神较前转佳。舌淡红苔白稍厚，脉沉细。药已对症，仍时有头晕。乃寒湿中阻、上扰清窍所致。加炒薏仁至 30g、大腹皮 30g、台乌药 12g 以加强燥湿散寒。7 剂，煎服法同前。

三诊

上方加减服用，腹胀已止，大便通畅，纳食较前增加，精神较前转佳，临床治疗显效。继以上方加减服用半个月以巩固疗效。

按语： 本案之腹胀属脾虚气滞、湿浊中阻之证，脾虚气滞，气机不畅则腹胀；脾胃虚弱，化源不足，不能充精养神而致神疲乏力；脾胃虚弱，运化无力则口干淡无味；食后胃脘胀闷不适；气机阻滞，气血运行不畅，胃失和降则时有呃逆；脾胃功能失常，气机阻滞，腑气不通故便秘；脾胃虚弱，湿浊阻滞气机，气血不能上荣于头则头晕。益气健脾、行气消胀、燥湿消食之法为主，用补中益气汤加减，效果明显方中厚朴、枳实等合用行气消胀；黄芪、生白术、茯苓、当归等合用益气健脾调血；炒薏仁、陈皮、炒麦芽、生姜合用燥湿消食和胃。

案一百四十　腹胀（胃下垂）

许某，女，56 岁。

初诊

主诉：胃下垂 10 年，小腹憋胀十余日。

现病史：患者上腹憋胀半月，不敢进食，食入胀急更甚。其症，小腹鼓凸，按之空软。神疲乏力，动则烘热汗出。大便稀溏，脉细弱，舌淡无华。

诊断：腹胀。

证型：脾虚气陷证。

治则：补中益气，升阳举陷。

方药：补中益气汤加减：

生黄芪 60g　知母 18g　当归 15g　柴胡 30g　升麻 30g　炙甘草 10g　补骨脂 30g　炒白术 20g　生姜 5 片　枣 10 枚

7 剂，水煎服，日 1 剂。

二诊

上方服用后 3 剂量，汗敛喘定。觉气从丹田缓缓上达，小腹之鼓凸、胀急，立时消散，症状有所好转，7 剂服完食纳如常。患者大喜过望，忘乎所以，因觉病大好，而夏日炎热，多饮凉茶，症状突起，中午不敢进食。故上方加干姜 30g，红参（另打小块吞服）、炙草各 10g，木香、柴胡各 3g，5 剂后诸症皆消，平复如初。

按语：中气下陷证临床多见，多由内伤积久而来。此证之重者，即张锡纯氏论述之"大气下陷证"。脉多细弱，右寸尤弱。上则见气短难续似喘，下则少腹明显鼓凸如孕妇，按之必空软无物，胃下垂多有此见症。凡遇此症，万不可见胀消胀，稍涉散气消胀、寒凉败中或消导开破，气机为病，瞬息万变。此由生冷寒凉，戕伤脾胃生阳之气，亟温之。古谓："下虚者用补中升陷，须防提脱。"补中益气汤与人参胡桃汤、青娥丸合方再加山萸肉之酸收，升中有敛有固，使升降复常，效果甚好。又加知母滋阴液以配黄芪，防其过于温燥升提也。此即张锡纯氏之升陷汤法。

呕吐

案一百四十一　呕吐（慢性萎缩性胃炎伴糜烂）

李某某，男，42 岁。

初诊　2017 年 3 月 3 日。

主诉：间断性呕吐半年余。

现病史：患者半年前无明显原因出现呕吐，呕吐痰涎，夹杂少量食物残渣，平素喜食生冷，呕吐常在食后及情绪激动时发作，伴有头痛，自行口服红糖姜水后呕吐及头痛有所好转。在外院检查诊断为"慢性萎缩性胃炎伴糜烂"，经治疗后未见改善。现症见间断性呕吐痰涎，食后及情绪激动时易发作，伴头痛，以巅顶处最为明显，四肢欠温，纳差，乏力，夜寐可，小便可，大便溏。舌淡，苔白，脉弦细紧。

诊断：呕吐。

证型：中焦虚寒，肝胃不和。

治则：温中和胃，降逆止呕。

方药：吴茱萸 10g　党参 15g　生姜 30g　姜半夏 10g　小茴香 10g　大枣 10g　炒白术 15g　茯苓 15g　炙甘草 5g

5 剂，水煎服，日 1 剂。

二诊　2017 年 3 月 8 日。

服药后呕吐未再发作，已无头痛，四肢稍温，仍纳差、乏力，大便溏，舌淡，苔白，脉细紧。拟方：

党参20g　干姜10g　炒白术15g　炙甘草5g　茯苓15g　陈皮15g　法半夏10g　柴胡15g　白芍15g　木香（后下）10g　砂仁（后下）10g　炒谷芽30g　炒麦芽30g

上方继服 15 剂后，诸症消失，四肢温，食可，二便可，嘱患者平素少食生冷之品，多运动。

按语：患者久食生冷，导致中焦虚寒，土虚木乘，胃失和降，浊阴上逆，故出现间断性呕吐痰涎伴巅顶痛、四肢欠温、纳差、乏力、大便溏。《金匮要略》云："干呕，吐涎沫，头痛者，吴茱萸汤主之"。吴茱萸汤为温中和胃、降逆止呕之方，合入四君子汤加强补益中气，加姜半夏增止呕之效，也是小半夏汤之意，加小茴香以疏肝散寒止痛。5剂后患者呕吐及头痛除，愈后当以理中丸和柴芍六君子汤加减以温中益气，健脾和胃。

呃逆

案一百四十二　呃逆（慢性胃炎）

吴某，女，29 岁。

初诊

主诉：呃逆 3 天，伴呕吐。

现病史：患者自诉 3 天前因饮食较为油腻且不节制而诱发胃部不适，自觉胃胀且呃逆不断，偶有呕吐反酸。因症状愈发严重，遂就医。患者自述有 *Hp*（+），即幽门螺杆菌阳性，且舌淡，苔薄，脉弦细数，舌体胖大。

诊断：呃逆。

证型：湿滞脾胃。

治则：清热和中，降呃止逆。

方药：太子参 20g　白术 15g　茯苓 15g　白豆蔻 15g　合欢花 15g　炒蒺藜 15g　黄芩 15g　蒲公英 15g　麸炒枳壳 15g　厚朴 15g　姜半夏 15g　煅瓦楞子 30g　白芷 10g　茯神 15g　延胡索 15g　炒麦芽 15g　炙甘草 8g　大枣 15g　砂仁 10g

7 剂，日 1 剂，水煎服。

二诊

1 周后复诊，自述胃部胀满缓解，呃逆症状消失。后遂服 7 剂巩固疗效。

按语：因餐饮用具不洁净或饮食习惯不佳可引起幽门螺杆菌感染。从中医角度理解为"外部毒邪"自口而入，故而要清热排毒。另因为毒邪久蕴脾胃，因此除了要清热排毒外，还要固护脾土。又因患者有呃逆症状，知亦有肝气犯胃，故应在健脾的同时和肝柔肝。因此，自拟经验方选参苓白术散合六君子汤加减。运用太子参、白术、茯苓以健脾和胃；合欢花与延胡索配合姜半夏和厚朴、枳壳以疏肝理气；运用黄芩、蒲公英以清热解毒；运用煅瓦楞子合砂仁以止酸缓解症状。

案一百四十三　呃逆（神经官能症）

杨某某，女，58 岁。

初诊　2018 年 3 月 10 日。

主诉：呃逆 5 年余，加重 1 个月。

现病史：患者 5 年前因饱食后进食冷饮，随即出现呃逆，喝热水后当时可解除，后又呃逆如常，在外院检查考虑为"神经官能症"，经过多方中西医治疗后，呃逆有所减轻，但未根除。1个月前，患者因家中变故后呃逆逐渐加重，经中西医结合治疗不效，前来就诊。现症见呃逆频频，声响如雷，晨起后即作，夜卧入眠后消失，伴有胸闷痛，情绪低落，纳呆，四肢欠温，失眠，小便可，大便秘结，3～4日一行，舌质暗，苔薄黄，脉弦滑。

诊断：呃逆。

证型：气滞血瘀，胃气上逆。

治则：行气活血，降逆止呃。

方药：柴胡15g　白芍15g　赤芍20g　枳壳15g　当归15g　生地15g　川芎10g　桃仁15g　红花10g　川牛膝15g　桔梗10g　橘皮15g　竹茹15g　合欢皮15　酸枣仁30g　莱菔子10g　炙甘草5g

7剂，水煎服，日1剂。

二诊　2018年3月18日。

服药后呃逆大减，程度和频次明显降低，胸闷痛减轻，情绪低落稍改善，四肢转温，饮食及睡眠好转，小便可，大便偏干，2日一行，舌淡红偏暗，苔薄黄，脉弦滑。

效不更方，继续服用初诊方7剂，水煎服，日1剂。

三诊　2018年3月25日。

服药后呃逆基本消失，无胸闷痛，情绪稍低落，胃口改善，睡眠可，二便可，舌淡红，苔薄白，脉弦细。拟方：

柴胡15g　茯苓15g　白术20g　白芍15g　赤芍15g　当归15g　薄荷（后下）5g　炒麦芽30g　炒谷芽30g　炙甘草5g

上方继服10剂后，呃逆未再复发，无胸闷痛，食欲佳，诸症皆除。嘱其调节情绪，健康饮食。

按语： 呃逆是以气逆上冲、喉间呃声连连、声短而频、不能自主为特征，多由饮食不节、情志失和、正气亏虚而致胃气上逆所引起。本案患者5年前因饱食后进食冷饮，中焦受寒，胃气上逆动膈而致呃逆，经过多方治疗后虽有减轻但未除根，1个月前又因情志失调而呃逆加重，《古今医统大全·呃逆》云："凡有忍气郁结积怒之人，并不得行其津者多有呃逆之证。"患者呃逆长达5年，初起在经，病久入血，症见呃逆伴有胸闷痛、情绪低落、纳呆、四肢欠温、失眠、便秘，结合舌脉辨证为气滞血瘀，胃气上逆。方选血府逐瘀汤以行气活血、通脉降逆，加橘皮、竹茹降逆止呃，加合欢皮、酸枣仁安神，加莱菔子降逆和胃；同时对患者予以心理疏导。呃逆消除后，予逍遥散加减疏肝健脾和胃以善后，一则防止复发，二则调其情志。

案一百四十四　呃逆（慢性胃炎）

李某，男，57岁。

初诊

主诉：呃逆1个月。

现病史：患者于1个月前出现呃逆，平卧加重。现见呃逆频频，卧则重，心烦，腰酸，大便软，小便黄，脉弦，左尺弱，舌淡，苔黄厚少津。

诊断：呃逆。

证型：脾虚胃热证。

治则：调中理脾，清热和胃，降逆止呃。

方药：橘皮竹茹汤合半夏泻心汤加减：

紫苏梗 10g　陈皮 6g　半夏 10g　竹茹 6g　黄芩 10g　黄连 4g　党参 10g　茯苓 10g　麦冬 15g　茅根 10g　赤芍 10g　砂仁 5g　生姜 6g　生甘草 5g

5 剂。水煎服，日 1 剂。

二诊

服药后呃逆症状好转，可平躺休息，纳增，寐可，口干，上半身汗出多，腰微酸，仍尿黄，大便可，脉弦，左尺弱，苔黄少津。上方党参增至 15g，茅根增至 15g，加代赭石（包）15g。5 剂。

三诊

呃止 3 天，大便可，尿淡黄，纳振，苔薄黄，脉微弦。上方。5 剂。

按语：呃逆是指胃气上逆动膈，气逆上冲，出于喉间，呃呃连声，声短而频，不能自制的一种病证。《金匮要略·呕吐哕下利病脉证治》对呃逆的证治做出了论述，记载了橘皮汤通阳和胃治胃寒气逆之呃，橘皮竹茹汤清热补虚治胃中虚热之呃。两方均有陈皮和生姜，可见此二药为治呃逆之要药。又《素问·至真要大论》云："诸逆冲上，皆属于火。"故孔老认为橘皮竹茹汤更符合临床使用。本案患者经化疗后血象偏低，气血两亏，调脾益气，使血随气生，当属治疗定法，但若脾虚不运，仍过分投补，易使饮食滞留于胃，堵塞中焦，久积化热，上逆动膈。法当调中理脾，清热和胃，降逆止呃，方用橘皮竹茹汤合半夏泻心汤加减。药用苏梗、陈皮、半夏宽中理气，降逆化痰，和胃止呃；竹茹味甘、性微寒，能清热化痰，除烦止呃；黄芩、黄连苦降胃气，清热燥湿；太子参、茯苓健脾调中；胃喜润恶燥，麦冬、茅根二药滋而不腻，能养胃阴，以顺其本性；赤芍清血分之热；砂仁、生姜汁温中和胃，降逆止呃；甘草和中兼调诸药。二诊呃减，能平躺休息，纳增，可知胃逆渐减，中焦始运，见其大便不溏，加代赭石以加强降逆之效；但腰酸，口干，舌上少津，左尺弱，属阴液亏虚，故加女贞子以养阴血，又增太子参和茅根之量。三诊呃止，纳振，大便可，可知脾胃升降复常，固守上方以巩固疗效。

呃逆一病他医多针对治胃，但孔老在丰富的理论和经验指导下，认为治胃之同时，更应调脾。因为脾胃同属中焦，一脏一腑，一阴一阳，一升一降，互为表里，关系密切。《脾胃论》云："胃既病，则脾无所禀受，脾为死阴，不主时也，故亦从而病焉。""脾既病，则其胃不能独行津液，故亦从而病焉。"故本案以橘皮竹茹汤清热和胃降逆同时，参入半夏泻心汤辛开苦降，标本同治，终获满意疗效。

嗳气

案一百四十五　嗳气（萎缩性胃炎）

王某，男，45 岁。

初诊

主诉：嗳气时作 2 年。

现病史：患者 2 年前误食污染食物，引起急性中毒症状。此后嗳气时作。多思虑，时有头晕。咽中异物感，吐之不出、咽之不下，发作随情志的变化而增减。颈项板紧，时有手麻，喜于冷饮，胃脘无不适，大便调畅。舌质偏暗，苔薄白，脉细。

诊断：嗳气（萎缩性胃炎）。

证型：肝胃不和证。

治则：平肝和胃，补中降逆。

方药：旋覆代赭汤合半夏厚朴汤加味：

旋覆花 30g　代赭石 10g　紫苏梗 15g　佛手 10g　柴胡 10g　姜半夏 15g　枳壳 10g　茯苓 15g　天麻 10g　钩藤 15g　葛根 30g　生姜 6g　川芎 15g　蔓荆子 20g　合欢皮 30g

水煎服，日 1 剂。连服 14 日。

二诊

上药服后嗳气明显减少，咽中异物感松动，颈项板紧减轻。舌质偏红，苔薄白，脉细。血压 140/85mmHg。再续前方 14 剂，以巩固疗效。

三诊

服药后症状基本消失，舌淡红，苔薄黄，脉弦细。方以香砂六君子加减，扶正以固护脾胃之气：

党参 20g　白术 10g　茯苓 15g　陈皮 10g　姜半夏 9g　砂仁 6g　蔻仁 6g　木香 10g　甘草 6g

水煎服，日 1 剂。连服 7 日。

按语：嗳气每因胃气上逆所致。患者有萎缩性胃炎病史，加之前误食污染食物，呕吐、腹泻伤及脾胃升清降浊之能，随后致使嗳气时作，咽中异物感。因嗳气反复不愈，多思多虑，肝失疏泄，肝阳上亢；故以平肝和胃降逆治其标，补益脾胃以治其本，拟旋覆代赭汤合半夏厚朴汤加味。方中旋覆花、代赭石下气降逆；苏梗、佛手疏肝理气宽中；柴胡、枳壳、半夏疏肝解郁，行气散结；天麻、钩藤清热平抑肝阳；葛根、川芎、蔓荆子活血祛风通络，上行头目；合欢皮解郁宁心。全方共奏平肝和胃降逆、补益脾胃之效。于疏肝之中兼以补肾，则咽部气机调畅而阻滞之感渐除。诸药同用则久滞之气得舒、气机升降如常，故而诸症自减。

吞酸

案一百四十六　吞酸（胆汁反流性食管炎）

周某某，女，58 岁。

初诊　2017 年 4 月 6 日。

主诉：反酸烧心半年。

现病史：患者半年前无明显诱因出现反酸，伴有烧心感，症状逐渐加重，在外院检查诊断为"胆汁反流性食管炎"。经过中西综合治疗后未见好转，故前来就诊。现症见反酸，伴有烧心感，纳差，食后腹胀，神疲乏力，口干喜热饮，无恶心呕吐，睡眠可，小便可，大便溏。舌边尖红，苔薄黄，脉弦细。

诊断：吞酸。

证型：肝热犯胃，中焦气虚。

治则：清肝和胃，益气健脾。

方药：柴胡 15g　炒白芍 20g　陈皮 15g　太子参 30g　炒白术 20g　茯苓 15g　木香（后下）10g　葛根 15g　法半夏 10g　黄连 6g　吴茱萸 2g　煅瓦楞 30g　川楝子 15g　神曲 15g　炒麦芽 30g　炒山药 30g　大枣 10g　炙甘草 5g

10 剂，水煎服，日 1 剂。

二诊 2017年4月16日。

服药后精神状态好转，反酸及烧心感减轻，食欲好转，食后腹胀减轻，仍乏力，大便偶溏。舌边尖红，苔薄黄，脉弦细。

初诊方去葛根，加砂仁6g、海螵蛸20g，10剂，水煎服，日1剂。

三诊 2017年4月26日。

服药后偶有反酸，已无烧心感，胃口尚可，无腹胀，乏力好转，大便可。舌淡红，苔薄白，脉弦细。

二诊方去柴胡、炒白芍、木香、砂仁、黄连、吴茱萸、川楝子，继服10剂后，患者已无反酸，余症皆除，嘱其规律饮食和起居，慢进食，少食辛辣刺激。

按语：患者以反酸为主诉，伴有烧心感，当属中医"吞酸"范畴。《素问》云："诸呕吐酸，暴注下迫，皆属于热。"《医家心法》云："凡是吐酸，尽属肝木曲直作酸也……然总是木气所致也"。患者吞酸伴有烧心感，纳差，食后腹胀，神疲乏力，大便溏，舌边尖红，苔薄黄，脉弦细。证属肝热犯胃，中焦气虚，故选用柴芍六君子汤合左金丸加减以清肝和胃，益气健脾。方中加煅瓦楞和海螵蛸增强制酸、川楝子泄肝热，加炒麦芽、神曲、炒山药、大枣、炙甘草加强补中健脾开胃之功，诸药合用，吞酸可除。

胃脘痛

案一百四十七 胃痛（急性胃炎）

段某某，女，35岁。

初诊 2013年8月7日。

主诉：上腹剧痛2天。

现病史：患者两天前因吃萝卜过多，且饮冰镇啤酒，食后又受寒，而致剧烈胃痛。曾在海口市人民医院门诊给予内服阿托品片等，后来又注射阿托品针剂，均未能止住疼痛。昨晚注射杜冷丁100mg，才止住疼痛。建议患者住院观察，但患者因经济原因，未能住院。今晨胃痛又作，上腹部痞闷胀满，不思饮食，疼痛剧烈，辗转不安，大便三日未行，舌苔白满，中后部略浮微黄色，脉象弦滑。查体：发育正常，急性痛苦病容，侧卧于床上，怀抱热水袋暖腹。心肺听诊正常，腹部平坦，胃脘部按之疼痛，喜暖喜按，昨天曾在海口市人民医院门诊检查血常规提示正常，血尿淀粉酶亦在正常范围。腹部平片正常。建议患者再次检查血常规及血尿淀粉酶，但患者以经济困难为由拒绝检查，并签字。

诊断：胃脘痛。

证型：食滞中焦，寒食相加。

治则：温中消食，通腑导滞。

方药：高良姜10g 干姜5g 吴茱萸10g 木香5g 枳实10g 厚朴10g 酒军10g 焦槟榔15g 焦神曲15g 三棱10g 元胡10g

1剂，急煎频服。

二诊 2013年8月8日。

胃痛已消，痞满亦除，且能进些稀粥，脐左处重按之尚有轻痛，大便仍未解，舌苔已化薄，脉象滑，重按有力。据此脉症，知中焦已温和，停滞已下行，故又投温下法，以荡邪外出。仍以上方结合大黄附子汤和当归通幽汤意，随症加减：

　　吴茱萸 5g　干姜 5g　酒军 5g　制附片 5g　枳实 10g　当归 10g　桃仁泥 10g　焦槟榔 10g 焦神曲 10g　鸡内金 10g　元胡 10g

　　1 剂，水煎频服。

　　三诊　2013 年 8 月 9 日。

　　大便已解，胃痛未作，腹部舒适，舌质淡红、苔薄白，脉弦。嘱其停药，注意饮食调养。后 1 周后、2 周后两次电话追访，胃痛未作，病已痊愈。

　　按语： 中医能否治疗急症，常是患者担心的问题，自古以来，中医治疗急症，只要辨证准确，常能效如浮鼓，且常价格低廉。但一定要结合现代医学的检查，心中有数，患者突发胃脘痛，一定要排除常见的胆结石、胰腺炎，阑尾炎等常见的外科急腹症。同时排除不常见的急性心肌梗死、腹主动脉瘤等。这样才不会误诊，同时也是医护人员自我保护的一种措施。该患者因经济原因，通过简单的相关检查，暂排除常见急腹症，结合病史及临床特点，辨证为食滞中焦，寒食相加，给予温中导滞。因病情急，给予中药 1 剂急煎频服，同时叮嘱家属密切观察病情变化，若服药后症状改善，继续服药，若病情变化，急来医院。2 剂中药，不到 100 元而治愈。

案一百四十八　胃痛（慢性胃炎）

　　曾某某，女，15 岁。

　　初诊　2017 年 3 月 18 日。

　　主诉：反复胃痛 1 年余。

　　现病史：患者平素暴饮暴食，且时常挑食，1 年前开始出现胃部隐痛，食后加重并腹胀，其母诉孩子平时容易感冒，且近 1 年来体重和身高增加明显缓慢，在外院检查未见明显异常。现症见胃部隐痛，伴有胀闷感，食后加重，伴有嗳气，平素易汗出，怕风，纳谷不馨，神疲乏力，形体偏瘦，面色少华，夜寐浅，易醒，小便可，大便干难解，舌淡，苔薄白，脉细弱。月经至今未潮。

　　诊断：胃脘痛。

　　证型：脾虚气滞，卫外不固。

　　治则：益气健脾，理气和胃。

　　方药：太子参 30g　红景天 20g　绞股蓝 20g　炙甘草 10g　大枣 10g　五指毛桃 30g　生白术 30g　茯苓 15g　黄芪 30g　防风 15g　糯稻根 20g　麻黄根 15g　酸枣仁 15g　合欢皮 15g 陈皮 15g　炒麦芽 30g　炒谷芽 30g　莱菔子 15g　火麻仁 15g

　　15 剂，水煎服，日 1 剂。

　　二诊　2017 年 4 月 3 日。

　　服药后面色及精神好转，胃痛及腹胀减轻，汗出减少，稍怕风，无嗳气，食欲、睡眠好转，仍乏力，小便可，大便稍干。舌淡，苔薄白，脉细弱。

　　初诊方去火麻仁，加当归 10g，15 剂，水煎服，日 1 剂。

　　三诊　2017 年 4 月 18 日。

　　服药后面色红润，精神如常，偶有胃痛，食后稍胀，偶有汗出，食欲增加，睡眠可，乏力，二便可。舌淡红，苔薄白，脉细。

　　二诊方继进 15 剂，水煎服，日 1 剂。

　　四诊　2017 年 5 月 3 日。

　　服药后无明显胃痛及腹胀，食可，无汗出，稍乏力，二便可。舌淡红，苔薄白，脉细。

　　三诊方去糯稻根、麻黄根、莱菔子，上方继服 15 剂后，患者已无胃痛，胃口佳，二便调，近一月来，体重有所增加，嘱患者保持良好的饮食习惯，切忌暴饮暴食。

按语：《素问》云："饮食自倍，肠胃乃伤"。患者平素暴饮暴食，导致脾胃受伤，加之饮食挑食，导致气血生化乏源，则脾胃气虚，中焦气滞，胃气上逆，浊阴不降，则胃痛、腹胀、嗳气、纳呆、纳差、乏力、便秘，脾主四肢肌肉，脾虚则形体瘦小，卫外不固则多汗、怕风。后天之脾胃亏虚，不能滋养先天，则天癸不至而月经未潮。方选用异功散、玉屏风散、当归补血汤以补气养血，健脾和胃，理气除胀。加红景天、绞股蓝补虚强壮，五指毛桃健脾补肺，糯稻根、麻黄根敛汗止汗，炒麦芽、炒谷芽、莱菔子开胃消食除胀，火麻仁润肠通便，合欢皮、酸枣仁疏肝养血安神。患者症状基本消除后，建议继续调养一段时间直到天癸至。

第二讲　经方应用

本讲选择医案 160 余例，是笔者应用经方治疗临床各科典型病例经验心得与总结。其中应用麻黄汤治疗高热、桂枝汤治疗自主神经功能紊乱、麻杏石甘汤治疗急性期咳喘、当归四逆汤治疗疮疡、柴胡桂枝干姜汤治疗乳漏、芎归胶艾汤治疗妊娠漏下、炙甘草汤治疗病毒性心肌炎、黄芪桂枝五物汤治疗末梢神经炎、桂枝芍药知母汤治疗痛风性关节炎、桂枝茯苓丸治疗前列腺增生等案例，其疗效更显著快捷。

麻黄汤

案一　伤寒（感冒发热）

万某，男，40 岁。

冬季，因天气骤然变冷，风大，外出应酬，途中不慎感受风寒邪气，当天感觉身体不适，昏昏欲睡。晨起来院就诊，其精神倦怠乏力，查体温 38.5℃。自述怕冷，盖棉被仍感觉瑟瑟发抖，周身酸痛，无汗，皮肤滚烫，咳嗽轻，食纳稍减，大小便正常，视其舌苔白稍腻，切其脉浮紧有力，此乃太阳伤寒表实证。《伤寒论》云："太阳病，或已发热，或未发热，必恶寒，体痛呕逆，脉阴阳俱紧者，名曰伤寒。"治宜辛温发汗，解表散寒。

诊断：外感伤寒。

证型：外感伤寒实证。

方药：麻黄汤加减：

麻黄 9g　桂枝 6g　杏仁 12g　苍术 9g　白芷 6g　炙甘草 3g

1 剂，水煎服。一次 150ml，一日服尽。

服药后，温覆衣被，静息，通身汗出而解。

嘱患者食纳恢复后清淡饮食，多饮热水，防止复发。

按语：患者因天气变冷，外出受凉，伤寒直中肌表，出现恶寒发热，无汗。因患者就诊及时，日 1 剂，尽服即愈，收效良好。

案二　伤寒（感冒发热）

李某，男，54 岁。

初冬季节，素体欠佳，因气温有所降低，餐后海边散步，不慎受凉。来院就诊，精神萎靡不振，倦怠无力，查体温 38℃。自述怕冷，微流清涕，身穿冬装，全身疼痛，皮肤发烫，咳嗽，不思饮食，大小便正常。视其舌苔白厚腻，脉浮紧有力，此乃太阳伤寒表证。

诊断：感冒。

证型：伤寒实证。

方药：麻黄汤加减：

麻黄 9g　桂枝 6g　杏仁 12g　苍术 9g　白芷 6g　砂仁（后下）6g　生姜 6g　炙甘草 3g

2 剂，水煎服。一次 150ml，一日服尽。

服药后，温覆衣被，静息，通身汗出而解。

按语：本案患者虽素体欠佳，但感受伤寒表邪病未入里。仍选择麻黄汤解。配以砂仁、苍术健脾、运脾，以便药物吸收更好。再配以白芷，通鼻窍而止痛。诸药合用，散表寒，健运脾气，标本皆治，疗效显著。因素体较差，嘱患者食纳恢复后，饮食宜清淡，多饮热水，避风休息两日，防止复发。

案三　热证（感冒发热）

罗某，女，30 岁。

隆冬季节，工作比较繁忙，近日感觉疲惫，晚上不慎受凉，来院就诊，精神欠佳，倦怠，面色欠红润，查体温 39℃。自述怕冷，身体疼痛，皮肤滚烫，咳嗽，睡眠欠佳，大小便正常。视其舌苔薄白，脉浮紧，此乃太阳伤寒表证。

诊断：外感伤寒。

证型：伤寒实证。

方药：麻黄汤加味：

麻黄 9g　桂枝 6g　杏仁 12g　白芷 6g　茯神 10g　炙甘草 3g

1 剂，水煎服。一次 150ml，一日服尽。

服药后，温覆衣被，静息，通身汗出而解。

嘱患者清淡饮食，多饮热水，多休息，防止复发。

按语：麻黄汤为太阳表实证而设。其病机是风寒之邪客于太阳之表，卫阳被遏，营阴郁滞。因此，临床症状表现为无汗而喘和恶寒头身疼痛的表实证候。本方能发汗解表，宣通肺卫，畅达营阴，使寒邪从汗而出。

麻黄汤为发汗峻剂，用之不当，易生他变，不少临床医生畏麻、桂，而少投用，特别是海南亚热带地区。一见发热，便认为是温热之证，滥用辛凉之品，反令表寒闭郁，久久不解，或致久咳不已，或致低热不退，或致咽喉不利等。盖表实证之发热，乃由卫阳郁闭，正邪交争所致，故发热必伴有恶寒。这与温热病的发热不恶寒，伴有口渴伤津之候，有其本质的区别。风寒郁闭卫阳，故直须辛温发汗，寒随汗出，卫气一通，则发热自退，即《内经》所谓"体若燔炭，汗出而散"也。因海南地区空气湿度相对较大，所以大多患者，有苔腻现象，所以，方剂多加健脾化湿类药物。

桂枝汤

桂枝汤证为营卫、气血、阴阳、表里不和之证，临床以汗出、畏寒恶风、脉弱为主要见证。桂枝汤用于调和营卫阴阳，通彻表里上下。

案四 汗证（自主神经功能紊乱）

李某，男，46 岁。

初诊

患自汗 2 年，断续治疗效果不明显。第一次发病因于外感风热，汗出过多，复感外邪。曾口服中成药玉屏风散及其他不明中成药均不效。现自汗，动则尤甚，伴见怕风，易感冒，稍遇风寒即鼻塞、喷嚏，诊其脉浮而缓弱，舌质淡红，苔薄白，微腻，口唇色稍紫暗。实验室检查：血压 136/87mmHg，尿酸 567μmol/L，谷丙转氨酶 69.1U/L，三酰甘油 3.97mmol/L，低密度脂蛋白（LDL）2.6mmol/L。辨为外感过于表散，卫气失固，营不内守，营卫不和。治以解肌祛风，调和营卫。

诊断：自汗。

证型：营卫不和。

方药：桂枝汤加味：

桂枝 12g　芍药 12g　炙甘草 10g　生姜 10g　大枣 10g

2 剂，水煎服，日 1 剂，服药后，卧床保暖休息，加以热粥，取微汗。

二诊

2 剂后，停药两日复诊，自汗明显减轻。现微恶风寒，运动后出汗也减轻，唇色紫暗，舌质淡红，苔薄白，脉浮缓。拟方：

桂枝 12g　芍药 12g　炙甘草 10g　生姜 10g　大枣 10g　煅龙骨 20g　煅牡蛎 20g　黄芪15g　白术 10g　焦山楂 10g

5 剂，水煎服，日 1 剂，此法用于善后。

按语：本证为外感过于表散，体虚复感外邪，风邪久留肌表，致营卫不和，腠理开阖失司所致。故以桂枝汤解肌祛风邪而调营卫，外邪去，营卫调则腠理开阖复常而愈。

案五 术后汗证（自主神经功能紊乱）

吴某，女，35 岁。

自述上月胎动不安，胎漏，在省医院做人工流产，术后 1 个月。现因昨日换衣服感寒而发热恶风，头痛自汗出，鼻流清涕。诊见：因恶风而紧覆被，苔薄白，脉浮缓。体温 38.5℃。证属术后体虚，腠理不固，复感外邪。治以解肌祛风，调和营卫。

诊断：术后汗证。

证型：营卫不和。

方药：桂枝汤加味：

桂枝 12g　芍药 12g　炙甘草 10g　生姜 10g　大枣 10g

2 剂，水煎温服后，啜热粥一碗，尽剂而愈。

按语：产后发热又因感染邪毒、血瘀、血虚、外感等，原因不同，执法各异。桂枝汤原为太阳中风表虚证而设，术后发热证由于术后阴血骤虚，不能敛阳，常自汗出，若感受风寒，大多数出现典型的桂枝汤证，服桂枝汤后多见卓效。

案六 热证（间歇性发热）

李某，女，53 岁。

初诊

患阵发性发热，汗出 1 年余，每天发作两到三次。心悸，失眠，纳食稍差，大便 1～2 日一行，舌淡，苔薄白，脉缓软无力。辨为营卫不和，卫不护营之证。当调和营卫，用发汗以止汗的方法。

诊断：阵发性发热。

证型：营卫不和。

方药：桂枝汤：

桂枝 9g　白芍 9g　生姜 9g　炙甘草 6g　大枣 15g

3 剂，水煎服，日 1 剂，服药后，啜热稀粥，覆取微汗而病瘳。

二诊

服药 3 剂后，患者阵发性发汗明显减轻，精神状态好转，现仍心悸，失眠，食纳欠佳，大便 1～2 日一行，舌淡，苔薄白，脉缓软无力。拟方：

桂枝 9g　白芍 9g　生姜 9g　炙甘草 6g　大枣 15g　丹参 12g　川芎 10g　首乌藤 20g　绞股蓝 10g

5 剂，水煎服，日 1 剂，温热服药。

按语：夫营卫者，人体之阴阳也，宜相将而不宜相离也。营卫皆和，则阴阳协调，卫为之固，营为之守。若营阴济于卫阳，热则不发；卫阳外护营阴，汗则不出。今营卫不和，两相背离，阴阳互不维系，故患者时发热而自汗出。《伤寒论》54 条说："病人脏无他病，时发热，自汗出而不愈者，此卫气不和也。先其时则发汗即愈，宜桂枝汤。"

桂枝汤发汗而又止汗，发汗而不伤正，止汗而不留邪，外能解肌散风，调和营卫，内能调和脾胃阴阳。本方运用十分广泛，凡由气血失调、营卫不和引起的发热、汗出等症，均可用之。

桂枝加葛根汤

桂枝加葛根汤用于治疗太阳病兼项背强几几，伴见汗出恶风。方用桂枝汤以解肌祛风，调营卫，葛根以解肌发表，升津舒筋。现代多用此方治疗感冒、头痛、眩晕、颈椎病、急性肠炎等。

案七　眩晕（头晕）

冯某，男，46 岁。

患者阵发性眩晕数年，头位转动时易发或加重，伴恶心呕吐，颈项强痛不适 3 天，今来我处就诊，精神倦怠，面色晦暗，嗜睡，汗多白天尤甚。舌体未见明显异常，舌苔白腻，脉缓稍弱。饮食饮水尚可，大小便尚可，睡眠尚可。X 线检查：提示颈 4、颈 5 椎体骨质增生，提示椎动脉型颈椎病。

诊断：椎动脉型颈椎病。

证型：营阴不和，阻滞经络。

方药：桂枝加葛根汤加味：

葛根 30g　桂枝 12g　白芍 12g　生姜 10g　大枣 5 枚　茯苓 15g　半夏 6g　炒薏苡仁 30g　甘草 10g　丹参 20g　黄芪 15g　天麻 20g　钩藤 30g　三七粉（冲服）1g

3 剂，水煎服，日 1 剂，3 次/日。

服完 3 剂药后，眩晕减轻，上方继续服 3 剂。服药后症状基本消除，为巩固疗效，上方共 5 剂，打超细粉，温水冲服，每次 10g，3 次/日。

按语：颈椎病眩晕常兼项背强几几，为邪客太阳之经，致经输不利，气机升降受阻，清阳不升则眩。此方用桂枝加葛根汤之加味方，桂枝加葛根汤解肌祛风，调营卫，升津舒筋；黄芪益气升阳，协助桂枝加葛根引领清阳上升；"无虚不作眩"，故用天麻补肾填精强督以止眩晕；三七化瘀养血，协助葛根扩张血管以改善椎动脉之供血。项背强几几乃风邪所致，钩藤为风中之润剂，祛风不伤正。诸药合用，解肌调营卫，生津舒筋，祛风养血，补肾强督，故奏捷效。后笔者用此方治疗颈椎病性眩晕、椎基底动脉供血不足之眩晕，屡收佳效。

案八 项痹（肌肉关节疼痛）

裴某，女，37 岁。

初诊

患颈部关节疼痛数年，现颈项、腰背酸痛重着，活动受限，上臂屈伸不利，手脚冰凉。每遇阴雨天气症状加重，痛不可忍。带下量多，色白，黏腻。口不渴，时有恶心，厌油腻，小便短黄，大便溏薄，舌质暗红，苔白厚腻，脉弦滑。曾服用"布洛芬"等药，当时痛减，过后疼痛如故。证属风湿相搏，郁于太阳之经。治宜温经散寒，祛风胜湿。

诊断：项痹。

方药：桂枝葛根汤合羌活胜湿汤加减：

葛根 30g　桂枝 15g　白芍 15g　生姜 10g　甘草 6g　羌活 10g　独活 15g　川芎 12g　蔓荆子 10g　藁本 6g　防风 10g　白芷 10g　茯苓 15g　麸炒白术 15g　白豆蔻 15g　大枣（若羌小枣）10g

7 剂，水煎服，日 1 剂，2 次/日。

二诊

服上药后，项背之痛即止，腰背酸痛减轻，带下减少，仍舌苔白腻，小便短黄。转方用胃苓汤：

苍术 12g　厚朴 10g　陈皮 10g　生姜 10g　茯苓 30g　猪苓 20g　桂枝 10g　白术 10g　泽泻 15g　独活 15g　桑寄生 15g　白芷 15g

5 剂，水煎服，日 1 剂，2 次/日，诸症皆愈。

按语：本案为风湿侵犯太阳经输，经气不利之证。太阳经包括足太阳膀胱经和手太阳小肠经，膀胱经"其直者，从巅入络脑，还出别下项，循肩膊内，挟脊抵腰中，入循膂，络肾属膀胱。"湿伤太阳，经气不利，故见颈项疼痛，连及腰背。湿邪循经入腑，气化不行，则见小便短涩。湿性重着黏腻，故疼痛伴有酸痛感，以及带下黏腻、舌苔厚腻等症。治应祛除太阳经之风湿，舒筋活络。方用桂枝加葛根汤舒筋活络，羌活胜湿汤祛风胜湿，服药后当微发其汗，可使风湿尽去，桂枝通阳活络，葛根生津舒筋，使邪有去处，经有所养，乃能奏效。

案九 项痹（肌肉劳损）

刘某，男，31 岁。

患病已 3 个月，项背强紧，活动受限，自汗出而恶风，头晕，恶心，欲吐，精神尚可，面色灰暗，静息两天后有所缓解，大便稀溏，排便有下坠感，舌苔薄白，舌体水润，脉浮。CT 提示有颈椎病。

诊断：项痹。

证型：风热证。

方药：桂枝加葛根汤加味：

桂枝 15g　葛根 30g　白芍 15g　生姜 12g　大枣 10g　炙甘草 10g　川芎 15g　白芷 15g

7 剂，水煎服。日 1 剂，服药后，不须啜粥，连服 7 剂，诸症皆爽然而愈。

病症分析：项背拘急而强几几为太阳经输气血不利所致；大便溏薄，肛肠下坠后重，则为阳明受邪升清不利之象。仲景示人，有汗者用桂枝，无汗者用麻黄，脉浮，汗出恶风，故本证当用桂枝汤。项背强急，应加葛根，又大便下利，为"太阳阳明合病"，而葛根能走上彻下，疏解"二阳"，切为病之所宜。

按语：本证在项背强急的同时，并见下利，有下坠感，实补原方之所略也。后世用本方治疗外感不解，又有下利之证，每获效验。此外，本方用于治疗风寒背部痹痛，以及下颌关节炎等，亦有较好疗效。

麻黄杏仁石膏甘草汤

本方由麻黄汤去桂枝加石膏组成，是变辛温发表之法为辛凉宣透之法方。本证是汗下后外邪入里化热，热壅于肺，症见汗出而喘，无大热，伴咳嗽，尚有口渴，脉数等，病机为邪热壅肺。本方现在用于各型肺炎、哮喘、急慢性支气管炎等。

案十　咳喘（支气管炎）

苏某，男，5 岁。

因感寒后发热，咳嗽 1 周，经西药抗生素及解热、镇咳化痰药综合治疗 5 天，热虽退但咳嗽不止，现咽痒咳嗽呈阵发性，咳痰黄稠胶黏，咳吐不利，剧咳时，喉部有水鸣声，口渴，微汗，舌红苔薄黄，脉浮数。辨为外感风寒，内蕴郁热。治以散寒祛风，清热宣肺。

诊断：咳喘。

证型：痰热蕴肺。

方药：麻杏石甘汤合止嗽散：

麻黄 6g　杏仁 9g　石膏 15g　甘草 6g　僵蚕 8g　蝉蜕 9g　炒牛蒡子 9g　荆芥 9g　白前 9g　炙百部 9g　紫菀 9g　橘红 6g　桔梗 6g　炒瓜蒌仁 6g

3 剂，水煎服，日 1 剂，服药毕后，诸症消失。

按语：小儿咳喘，纯寒纯热者少，寒热兼挟者多。本例咳嗽属寒郁化热兼风痰阻肺。故以麻杏石甘汤清热宣肺，止嗽散祛风化痰。僵蚕、蝉蜕解痉镇咳；瓜蒌、牛蒡子化痰利咽。本方寒、热、风、痰兼治，标本兼顾，适应范围较广，对小儿寒热兼挟之咳喘疗效显著。

案十一　咳喘（上呼吸道感染）

吴某，女，5 岁 5 个月。

初诊

患者因感寒后发热，体温 37.5℃，经做小儿推拿治疗后，当天好转，体温降至 36.5℃，夜晚 3~5 点体温复升，又逐渐升高至 38℃，出现咳嗽，服西药后热退，阵发性咳嗽不止，咳声重着，气急，咽痒，咯黄痰，量多，大便干，小便正常，饮食、睡眠不佳。舌质红，苔黄薄腻，脉浮、滑数。

诊断：咳喘。

证型：肺热壅肺。

方药：麻杏石甘汤合止嗽散加减：

麻黄 4g　杏仁 8g　石膏 15g　瓜蒌皮 8g　桑白皮 8g　紫苏子 5g　鱼腥草 8g　茯苓 8g 浙贝母 8g　白前 5g　白芷 6g　郁李仁 5g　牛蒡子 5g　清半夏 5g　桔梗 5g　炙甘草 5g　大枣 10g

5 剂，水煎服，日 1 剂，3 次/日。

服上药，咳嗽减轻一半，夜卧能安，排便仍干。

二诊

麻黄 4g　杏仁 8g　石膏 15g　瓜蒌皮 8g　桑白皮 8g　干鱼腥草 8g　茯苓 8g　浙贝母 8g 白前 5g　白芷 6g　清半夏 5g　桔梗 5g　炙甘草 5g　大枣 10g　火麻仁 10g

5 剂，水煎服，日 1 剂，3 次/日，服上药后，诸症消失。

按语： 本证为太阳病汗后未解，表现为发热，咽痒。汗出而咳喘，患儿出现阵发性咳嗽，气急，咳声重着。其表无大热，而里热壅盛，因汗后出现咯黄痰，大便干，舌苔薄黄，脉滑数。方中麻黄辛温宣肺定喘，石膏辛寒直清里热。麻黄配石膏，清宣肺中郁热而定喘逆，而石膏用量倍重于麻黄，故可借石膏辛凉之性，以制麻黄辛温发散之力，又能外透肌表，使邪无复留。瓜蒌皮、桑白皮、鱼腥草、浙贝母助麻黄、石膏宣降肺气，清郁肺热。杏仁宣降肺气而治喘咳，白前、白芷、桔梗、清半夏助杏仁降气化痰，共协同麻黄更增平喘之效。火麻仁润下通便，配合以上诸药使热邪既清上又通下，邪有所出也。小儿脾胃稚嫩，茯苓、大枣健脾，以杜生痰之源，互助胃气，以炙甘草和中缓急，调和诸药。诸药合用，宣肺清热平喘，降气化痰健脾，疗效显著。

小柴胡汤

小柴胡汤以寒热往来、胸胁苦满为主证，并多见有心烦喜呕、默默不欲饮食、口苦咽干、目眩、脉弦等症。正气亏虚者患小柴胡汤证脉象偏弱，一般在方中重用人参以益气，并可用四物汤、四君子汤等善后。胃虚者可倍用姜枣以养胃气。少阳阳明合病时，常可见大便先溏后干结，不可攻下，宜和解。此外，《伤寒论》中有浮紧即弦之说，也就是"脉阴阳俱紧"。柴胡性味苦平，有疏通肝木郁结之效力，若配以清热生津之葛根、天花粉等甘咸寒药，则可防止疏散太过而劫阴之弊。

案十二　发热（感冒）

刘某，女，37 岁。

寒热往来，发热多，畏寒少，心中烦闷，呕吐痰涎，睡眠不佳，自觉腹部发凉，饮食尚可，月经正常，舌淡苔薄白，脉沉弦。治宜和解少阳，温养太阴。

诊断：发热。

证型：少阳枢机不利。

方药：小柴胡汤加减：

柴胡 16g　姜半夏 12g　党参 15g　生姜 15g　大枣 20g　黄芩 6g　炙甘草 9g　煅石膏 20g 茯神 12g

7 剂，水煎服，日 1 剂，3 次/日。服后不呕、不烦、不发作寒热，但腹部尚发凉，遂加干姜 15g，更服 14 剂。

按语：此病有少阳之热，亦有太阴之寒。故应清少阳之热以利太阴之湿。少阳病循经传里则发为太阴病，太阴病理状态下大多属湿，而呕吐痰涎恰恰印证了这一点。脾阳不运则腹部发凉，与少阳之热相合则心中烦满。少阳热更明显则发热多、恶寒少。

案十三　头痛（神经症）

冯某，男，46 岁。

近 1 年来时常自汗出，偶尔发低热，劳累时症状加剧。平时眩晕，心悸，视物模糊不清，口苦，口渴不欲饮。最近两个月晨起咳痰，量少而黏伴右侧太阳穴疼痛如裂，情志抑郁。平素厌食油腻，时有呕吐感，食肉后易腹胀，睡眠尚可。观其面色晦暗，舌质暗，苔白厚腻，脉细无力。血压 141/105mmHg。

治则：宜调营卫，和枢机，益气化痰。

诊断：偏头痛兼自汗出（少阳枢机不利）。

方药：小柴胡汤合桂枝汤加减：

姜半夏 12g　厚朴 9g　生姜 15g　党参 18g　天麻 15g　钩藤 15g　茯苓 15g　陈皮 12g　甘草 9g　桂枝 15g　白芍 15g　大枣 12g　黄芪 30g　升麻 6g　柴胡 16g　黄芩 6g　蔓荆子 12g　山楂 15g

7 剂，水煎服，日 1 剂，3 次/日。服后汗出已愈，口不苦，腹胀减轻，效不更方，继服 7 剂。

按语：此患者病机复杂，属少阳枢机不利，营卫不和，气虚痰浊。气虚则精神倦怠；营卫失调，阴不制约阳，卫阳亢则发热；卫气不固营阴则自汗出。痰浊阻滞少阳枢机，胆气升发不利则见晨起咳痰、口苦等症；循经上干清窍则右侧头痛剧烈，眩晕，视物不清；三焦水道不通则心悸、口渴不欲饮。阳气者烦劳则张，故诸症劳累加剧。久病消耗气血，必兼瘀虚之象，故面色晦暗，舌质暗，苔白厚腻；脉细无力均为营卫不和兼痰浊壅盛之象。

此患者太阳与少阳合病。患者平素脾虚，易生痰浊，易受木乘。故桂枝证未罢，柴胡证又起，应太阳少阳同治。小柴胡汤有疏利三焦、条达上下、宣通内外、和畅气机的作用，清窍气机宣通则眩晕头痛可去；津液布散有权，胃气和，则口渴可消，呕吐感自除；三焦通畅，营卫和，则可助桂枝汤"身濈然汗出而解"。《伤寒论》53 条云："病常自汗出者……以卫气不共荣气和谐……复发其汗，荣卫和则愈。"虽有"脏无他病"之说，但据心悸、脉细无力等症状及"阳浮则热自发，阴弱则汗自出"，可判断为营卫不和，属桂枝汤证。加入厚朴一味，蕴厚朴半夏甘草人参汤理气健脾之意。

当归四逆汤

当归四逆汤常用于虚寒性的疼痛，善于治疗四肢冷痛、头痛，是临床治疗血虚寒凝证的首选方剂。"手足厥寒，脉细欲绝者，当归四逆汤主之"。当归四逆汤证主症为四肢逆冷，以指尖为甚，故名"四逆"。其还可见手足末端麻木、发冷、青紫及身体各部分刺痛或疼痛，疼痛多遇冷加剧，喜温喜按；女性可见随月经周期症状加重。当归是妇科调经要药，有补血、镇痛之效，当归配伍芍药常用于经期腹痛；细辛发散风寒、温通止痛作用强，但含马兜铃酸，使用时候应权衡利弊，把握药量。

案十四　痹证（风湿性关节炎）

郑某，女，26 岁。

四肢末端关节及指尖疼痛，触之寒，每于月经前加剧，月经后期，量少色暗，伴口淡不渴，气短神疲，腰痛，嗜睡，舌苔薄白，脉微细无力。治宜养血通脉，温经散寒。

诊断：痹证（血虚不荣）。

方药：当归四逆汤加减：

黄芪 18g　当归 15g　桂枝 15g　白芍 15g　细辛 9g　甘草 9g　通草 9g　大枣 18g　杜仲 12g　续断 12g　熟地黄 20g　川芎 6g

7 剂，水煎服，日 1 剂，3 次/日。月经干净后服用，服后身暖，效不更方，嘱咐其继服 7 剂。

按语： 四肢逆冷，脉细欲绝为少阴阳衰，阴寒内盛之证。"少阴之为病，脉微细，但欲寐也"。阳气者，精则养神，柔则养筋，阳虚阴寒内盛则嗜睡神疲、肌肉疼痛。血虚寒郁，脉道失充，故脉细欲绝；素体血虚兼经脉寒凝，血行更为不畅；血不能载气，阳气不能通达四末，则末端关节寒冷；口不渴，苔薄白，亦为血虚有寒之象。

案十五　冻疮（溃疡病）

何某，男，19 岁。

背部长冻疮 2 年。患者 2 年前感风寒后即开始生冻疮，发病处酸胀痛兼麻木，四肢厥冷，平素畏寒，面色萎黄，眼睑色淡，口唇发白，纳、眠俱佳，无潮热，口不渴，不发热，不呕，查见患者背部肿胀，按之凹陷不起，皮色不变，触之凉，耳边有冻疮，舌淡红，脉沉细缓。治宜温阳散寒，养血通脉。

诊断：冻疮（血虚不荣）。

方药：阳和汤合当归四逆汤加减：

熟地黄 30g　炙麻黄 6g　鹿角胶 9g　肉桂 6g　炙甘草 6g　炮姜炭 6g　当归 15g　白芥子 3g　吴茱萸 6g　桂枝 15g　细辛 6g　通草 9g　炙甘草 6g　大枣 30g

7 剂，水煎服，日 1 剂，3 次/日。服后冻疮渐消，其余症状缓解，效不更方，继服 14 剂。

按语： 面色萎黄，眼、口均显示血虚，阳气不足以达四末则四肢厥冷。阴虚火旺之人断不可用阳和汤，但患者素体阳虚，营血不足，虚邪贼风乘虚而入，寒凝肌肤，痹阻于肌肉而成冻疮。阴寒为病，故畏寒，不发热，口不渴；冻疮因于血分，血虚则用大枣、熟地黄、鹿角胶养血，血肉有情之品赞助之；血寒则用细辛、炙麻黄、桂枝温血散寒。舌淡红，脉沉细缓均为血虚里有寒之象。

黄连汤

黄连汤对寒热虚实割据之胃痛有良效，应引起重视。《伤寒论》第 173 条："伤寒胸中有热……腹中痛，欲呕吐，黄连汤主之。"黄连汤具有调和胃热和脾寒之用，《神农本草经》称桂枝为气分药，可治"结气"，桂枝在黄连汤中可交通上下之寒热阴阳，打破"寒自为寒，热自为热"之局面。重用黄连为主药，可清上焦邪热；昼三夜二频服，而非顿服，可减少对胃肠道的刺激，以防脾胃抗拒纳药，也可使药效持久。

案十六 产后腹痛（产后综合征）

李某，女，33 岁。

半月前患外感，自行服用药物十余种，具体不详。而后心情烦躁，入睡困难，左上腹疼痛，时有肠鸣，大便溏薄，6~9 次/日，但无肛门灼热感。时有呕吐感，饥而不欲食，口略苦。观其面色暗黄无光，舌淡有齿痕，苔薄白，脉弦滑数。宜清胃热，温脾寒。

诊断：产后腹痛（脾胃不调）。

方药：黄连汤合左金丸加减：

黄连18g 肉桂9g 党参15g 姜半夏12g 炙甘草15g 干姜15g 大枣20g 吴茱萸3g 黄芩9g

7 剂，水煎服，日 1 剂，3 次/日。服后睡眠改善，但尚不思饮食。上方易大枣 20g 为砂仁 15g，继服 14 剂。

按语：该患者素体胃寒较甚，加之滥服药物，已成坏病；内外合邪，犯及胃气，气机不畅故左上腹疼痛；脾胃运化之力非姜、枣等物所能启动，故首诊后饮食尚差。砂仁辛温，为"醒脾调胃要药"，寒湿气滞者尤为适宜，且可行肠胃之气，增进肠道运动，排出肠道积气。大便溏薄次数多及舌有齿痕为下焦有寒湿邪气之表现，心烦、脉弦滑数、口苦为上焦有热之象。

案十七 腹胀（反流性食管炎）

赵某，男，57 岁。

胸骨后及胃脘部不适多年，有胀闷感，引及胁部，食用冷物后加剧。嗳气频繁，时呕吐苦水，吞咽不利，大便不畅，每因生活不愉快而疼痛发作，口干咽燥，口渴喜冷饮。查其双目有神，神志清晰，舌红，苔薄白，脉弦细无力。宜疏肝和胃，清上温下。

诊断：腹胀（肝气不舒挟湿热）。

方药：柴胡疏肝散合黄连汤加减：

青皮9g 炙甘草9g 枳壳9g 柴胡12g 白芍9g 黄连12g 干姜12g 桂枝12g 党参12g 大枣18g 生姜12g 姜半夏12g 川芎9g 香附9g 厚朴9g

7 剂，水煎服，日 1 剂，3 次/日。服后呕吐止，他症趋愈。效不更方，继服 7 剂以待观察。

按语：腹痛兼呕吐，即可考虑黄连汤。患者情志不遂，肝失条达，疏泄失职则影响脾胃升降，导致上热下寒格拒；横逆犯胃则胃脘不舒；胃气上逆则呕吐；肝气郁结化火，加之阳明不合，胃火走窜则喜冷饮；虽呕吐但胃阴尚健，故双目有神，可以攻邪之法为主，佐以扶正。舌红苔薄白，脉弦细无力均为肝胃不和兼脾虚气血虚弱之象。

黄芩汤

"太阳与少阳合病……下利者，与黄芩汤；若呕者，黄芩加半夏生姜汤主之"。黄芩汤证病机重点是在少阳，方中芍药既能平木清热，又能利小便以泻湿，为少阳邪热下迫大肠的热利专方，也有人将其视为和解少阳之方。现代药理学研究表明其有解除痉挛、消炎止痛及免疫调节作用。临床上常用于"易上火"人群，特点是喜食辛辣炙煿之品，熬夜吸烟，长期大声说话或伏案工作，心率快、易咽痛、易扁桃体肥大、易腹痛腹泻，大便黏腻不爽，肛门灼痛，口臭或肛裂、痔疮、便秘。黄芩汤亦被视为治疗痢疾的祖方，传统上治里急后重症一般喜欢用柔缓的芍药甘草汤，而黄芩汤恰好包含了芍药甘草汤在内。此外，黄芩汤尚需与葛根芩连汤相鉴别，以方测证，黄芩汤在实际中常无表证。

案十八 泄泻（腹泻）

杨某，男，33 岁。

消谷善饥，食欲旺盛，咽喉红肿，口唇干燥脱皮，牙龈出血，大便黏腻，一天 7~9 次，腹中胀痛拒按，汗出黏腻，肛门灼热，心情烦躁，口苦，小便短赤，舌苔黄腻，脉滑数。治宜清热利湿止泻。

诊断：泄泻（湿热下注）。

方药：黄芩汤合栀子豉汤加减：

黄芩 15g　白芍 30g　生甘草 9g　大枣 9g　黄连 6g　制大黄 9g　栀子 9g　淡豆豉 9g　杏仁 9g　厚朴 9g　滑石 12g　淡竹叶 12g　芦根 20g　茵陈 15g　泽泻 12g

7 剂，水煎服，日 1 剂，3 次/日。服后大便次数减少，口苦除，但口渴，其余症状缓解，去泽泻，继服 14 剂。

按语： 黄芩汤宜加不宜减。足少阳之脉属三焦，水道不通则小便不利；腠理毫毛为湿热之邪由内而外侵袭之通路，应于外则汗出而黏；少阳郁热犯胃，故消谷善饥；邪热迫胃，阳明不降，烧灼胃中津液则大便不通而黏腻；郁热扰心神则心情烦躁；湿与热合，如油入面，热极生风则大便次数多，湿性重浊则黏腻不爽；此患者腹痛拒按并非阳明腑实之证，而是因肠蕴湿热致大肠蠕动无力；舌苔黄腻脉滑数均为湿热郁结少阳之象。

案十九 胃痛（胃溃疡）

王某，女，23 岁。

3 年前胃脘部烧灼样痛，后在某医院诊断为"胃溃疡"，未用过药物。现食欲不振，胃脘有灼热刺痛，痛时喜用手按，喜饮热汤，口苦甚，大便干结，舌苔黄，脉沉弦有力。宜土木同治，调和气机。

诊断：胃痛（寒热错杂）。

方药：黄芩汤合半夏泻心汤加减：

黄芩 12g　大枣 9g　白芍 30g　赤芍 12g　甘草 9g　干姜 15g　黄连 12g　党参 15g　蒲黄 9g　五灵脂 9g　山楂 18g

7 剂，水煎服，日 1 剂，3 次/日。服后食欲大增，胃脘痛减，效不更方，继服 14 剂。

按语： 胃痛属肝脾失调之热证，多用黄芩汤加减。中焦脾胃气机升降失司，寒热错杂则喜饮热汤和热象并现；少阳郁热不伸，疏泄不利，气机不畅，可暴注下迫而成痢疾，也可烧灼津液致大便干结；胃脘部刺痛为久病血行不畅而致血瘀；邪入少阳，经气不利，影响脾胃运化，故食欲不振；但未见齿痕舌，也无倦怠乏力之表现，说明胃气尚健。舌苔黄，脉沉弦有力均为肝木乘脾但脾非虚寒之象。

柴胡桂枝干姜汤

柴胡桂枝干姜汤在《伤寒杂病论》中主要治疗伤寒汗下后的坏病和疟疾；《汉方医学十讲》认为柴胡桂枝干姜汤多适用于过度精神紧张、饮食不调者，患者常常情绪波动幅度大，比如兴奋之后马上低落；但总的来说，这是一张缓解疲劳性精神症状的方子。本方有调和少阳枢机、温脾散寒、生津止渴之作用。全方共七味药：柴胡、黄芩和解少阳、解郁；桂枝、干姜、甘草温中通阳，以固汗、温补下后受损之阳气；牡蛎、天花粉润燥散结，并补充津液，以防气机凝结进一步发展。柴胡桂枝干姜汤证主症是"胸胁满、口干、便溏"，也可见心悸、烦躁、食欲不振、腹泻、寒热往来、易受惊吓等符合少阳病兼脾虚津伤病机的证候。虚寒证明显，减黄芩、天花粉剂量，加党参、白术；倦怠乏力、畏寒可加肉豆蔻、吴茱萸、黄芪等；寒热夹杂之咳嗽、咽喉不利，合半夏厚朴汤；寒热夹杂的盆腔炎见腹痛者，加当归芍药散；若胆热多，脾寒少，可于原方加淡豆豉、栀子；腹胀、大便黏腻可酌加厚朴。此外，尚有认为本方证病机属太阳少阳合病之"寒包火"兼水饮内结一说。

案二十　产后乳漏（催乳素增多症）

刘某，女，27岁。

患者素体强健，2年前剖宫产一男婴，哺乳1年断奶，断奶后用药物回乳效果不佳，仍然乳汁外溢，但量不多，曾服用丹栀逍遥散、补中益气丸等药物。现经前乳房胀痛，经后缓解，四肢冰冷，胸中燥热，心悸，易受惊吓，口渴甚，喜冷饮，口苦，食欲不佳，睡眠可，月经正常，二便正常，舌质淡红，苔白厚腻，脉弦有力。宜和解少阳，温脾生津。

诊断：产后乳漏（肝虚挟郁）。

方药：柴胡桂枝干姜汤加减：

柴胡18g　桂枝15g　干姜15g　黄芩9g　天花粉15g　煅牡蛎30g　炙甘草9g　远志9g　菖蒲9g　砂仁15g　栀子9g　淡豆豉9g　枳壳9g　白芍12g　山楂15g

14剂，水煎服，日1剂，3次/日。服后脉象由拘急转缓，口渴、食欲不振等症状消失，效不更方，继服14剂以巩固疗效。

按语：患者平素健康，产后的特点是"多虚多瘀"，津液亏虚，正气受伐，但总体情况还比较好。未见气虚之气短懒言、倦怠乏力、嗜睡之症；也没有阳气巨亏，汗出漏下不止的附子证。患者既有口渴口苦喜冷饮、胸中燥热之热扰胸膈、少阳郁热之征，又有四肢冰冷、食欲不佳之虚寒征，加之产后津伤，故用柴胡桂枝干姜汤定惊除烦，温脾和胃，解郁清热，生津止渴。

柴胡加龙骨牡蛎汤

柴胡加龙骨牡蛎汤共十二味药，其中铅丹可用磁石、龙齿、生铁落等物代替，也可具体问题具体分析，原则辨证不用。本方镇惊安神之用明显强于柴胡桂枝干姜汤，可用于抑郁焦虑等精神疾病，也有镇静安眠、抗癫痫之作用，同时也可和解泻热；本方还适用于胸满、烦、惊、胡言乱语、打人毁物为特征的疾病，如抑郁症、焦虑症、精神分裂症、双相情感障碍、癫痫、小儿抽动症等。本方可视为由小柴胡汤加减而来，加桂枝、茯苓，以助太阳气化而行津液，通利三焦而利小便；加大黄以泻阳明热结，和胃气而止谵妄；加龙骨、牡蛎、铅丹重镇安神以治标。脐腹动悸之证也是张仲景使用龙骨、牡蛎的依据之一。临床见患者以精神或自觉症状居多，多有睡眠障碍、性功能障碍、心悸、精神错乱、噩梦、易惊吓、易惊醒，脉多弦而有力，常无明显器质性病变，也可本方去人参，以适用于病陷于厥阴、少阳而阳明腑实热的疾病。

案二十一　郁证（神经症）

曾某，男，31岁。

1 周前与人争吵后胸闷，心情烦躁，焦虑不安，入睡困难，不知饥饿，时谵语不避亲疏，腹胀，大便已 3 日不通，排尿困难，晨起喉间痰鸣，肠鸣阵阵，矢气频作，气味臭秽，自觉脐周跳动。观其语速缓慢，话语不多，神态疲倦，舌红苔黄腻，脉弦滑有力。治宜和解少阳，化痰通腑，镇惊安神。

诊断：郁证（少阳枢机不利，气机失调）。

方药：柴胡加龙骨牡蛎汤加减：

柴胡 20g　黄芩 9g　人参 9g　桂枝 9g　茯苓 9g　姜半夏 9g　大黄 9g　龙骨 35g　牡蛎 35g　生姜 12g　大枣 9g　竹茹 12g　瓜蒌 12g　天竺黄 12g　栀子 15g　厚朴 12g　枳壳 12g　磁石 12g

7 剂，水煎服，日 1 剂，3 次/日。服后大便已通，余症改善。上方去大黄，继服 14 剂以巩固疗效。

按语：由于少阳主枢机，少阳病常常兼挟阳明里实、太阴脾虚、心神不宁等证候。该患者的精神症状不只为烦躁、失眠，还有癫狂；少阳经气不利则胸满；胆腑郁火扰心则心烦，焦虑不安；胆为将军之官，主决断，阳不入阴，心胆不宁则入睡困难；阳明热盛则谵语；少阳下贯膈属三焦，少阳胆气升发不利则晨起痰鸣；三焦不利则决渎失职，膀胱气化失司则排尿困难；邪高痛下，肝胆木火乘脾则运化无力，矢气频作；枢机开阖不利，阳气内郁则神态疲倦。舌红苔黄腻，脉弦滑有力均为阳明热实兼肝胆郁热有痰之象。

案二十二　郁证（神经症）

吴某，女，49 岁。

初诊

患者失眠 4 年，加重 4 个月，睡眠时好时差。近几个月因情志不悦而加重。现一夜睡眠时间为 4～5 小时，入睡难，多梦，易醒。白天头晕、头胀伴头皮跳痛，时脑鸣，颈肩僵硬，腰痛，口干欲饮，情志不畅，心慌不安，胃脘稍胀，食纳正常，大便秘结，月经量少，时有不调，舌淡偏红，苔薄腻，脉细微弦。辨为肝郁阳亢，气血痹阻。治宜解郁平肝，通络活血，清热安神。

诊断：郁证（肝胆郁热）。

方药：柴胡龙牡汤合甘麦苦参汤加减：

淮小麦 30g　生甘草 10g　苦参 15g　蝉蜕 6g　僵蚕 10g　天麻 10g　钩藤（后下）15g　葛根 30g　川芎 15g　蔓荆子 20g　威灵仙 30g　鸡血藤 30g　柴胡 10g　广郁金 15g　石菖蒲 10g　煅龙骨 30g　煅牡蛎 30g　赤芍 15g　白芍 15g　焦栀子 15g　地骨皮 20g　合欢皮 30g　远志 10g

7 剂，水煎服，日 1 剂，一日 2 次。

二诊

服上药 1 周，夜寐 6~7 小时，入睡难有所减轻，多梦减少，头晕胀缓解，跳痛减轻，记忆改善，腰痛及颈肩僵硬缓解，胃脘不胀，食纳增加，头胀头皮跳痛缓解，脑鸣仍作，便秘好转，再续前方 14 剂，以巩固疗效。

按语：《内经》云，肝主情志，恶抑郁，喜条达。情志不悦最易引起气血不畅，郁证因情志因素引起颇多。凡情志不悦引起者，当首选从肝论治法，本案采用柴胡龙牡汤合甘麦苦参汤加减以解郁平肝，再加入威灵仙、鸡血藤、赤芍、白芍等活血柔肝、通络安神之剂，果收良效。

瓜蒌瞿麦丸

《金匮要略》曰："小便不利……其人苦渴，瓜蒌瞿麦丸主之。"本方所治小便不利，是因肾阳不足为患。小便不利者，乃阳气虚水停；水寒之气停蓄于下焦，阳气不伸，故腹寒。方中附子温肾壮阳，以助膀胱之气化，肾阳充足，膀胱气化有权，小便自然通利；配伍茯苓淡渗利水，山药润燥止渴，益脾气以抑水泛，使水湿下行，津液上承，则小便利，口渴止；瞿麦有通利水道之功，渗利水气，尤善治膀胱热淋；天花粉又可监制附子之燥热，以期助阳而不伤阴。五药相配，具有补肾阳、利小便、生津液、止口渴的效果。据原文，使用本方应达到"小便利，腹中温"的效果。若其人阳气尚不亏虚，且水邪泛滥不拘一经者，可易附子为桂枝，因桂枝擅长祛邪通阳，性走表、走上，走而不守也。

气不能化水为津以上承，上焦不得津液濡润，故而燥热、烦渴；若水停心下，其人当不渴。此外，五苓散证是热多寒少，饮入于胃，被热所耗，不得滋养脏腑之需；饮水多者水反上逆，故其人饮多亦渴不减，其心下有水，是为水逆，属于全身性的水液代谢疾病。瓜蒌瞿麦丸证是寒多热少，其人上燥而下寒，其渴当是以口舌干燥为主，且腹中有寒，多饮必致腹部不舒，故虽口渴也只欲极少量冷饮或不欲饮。

案二十三 消渴（糖尿病）

张某，女，58岁。

2年前因口渴甚，小便数，身体燥热前往医院，被诊为糖尿病。后间断服用西药治疗，现测得空腹血糖9.1mmol/L，餐后血糖11.3mmol/L。近1个月口渴甚却不欲饮，眩晕，失眠，食欲旺盛，腰膝酸软，动辄气喘，畏寒肢冷，左下肢膝盖以下浮肿，按之凹陷，大便偏干，排便不畅，小便点滴而出。查：其形体消瘦，下腹部触之凉，舌淡胖有齿痕，苔黄腻，脉沉滑无力。治宜养阴润燥，蒸津利水。

诊断：消渴（阴液亏虚，津液不利）。

方药：瓜蒌瞿麦丸合猪苓汤加减：

天花粉10g　茯苓15g　山药15g　炮附子（先下30分钟）9g　瞿麦5g　猪苓15g　泽泻15g　阿胶15g　滑石15g　牛膝15g　桑白皮12g　麻仁9g

7剂，水煎服，日1剂，3次/日。服后口渴缓解，腹部转暖，效不更方，继服14剂。

按语：肾水素亏，故发为消渴；阴损及阳，不能生化津液，津液不上承，上焦反而生眩晕、失眠等燥热之证；壮火食气，故动辄气喘；口渴不欲饮，是水寒偏结于下，而燥火独聚于上；阳虚不化，水滞不行，故下肢局部浮肿；腹部凉、脉沉、小便点滴而出说明有下焦阳气不足之虚寒证。阴虚则有热，阳虚则生水，热与水结而伤阴者，当随其所得而攻之，故合猪苓汤。苔黄腻，脉沉滑无力均为热邪与水邪交合之象。

案二十四 水肿（水钠潴留）

宋某，男，45岁。

平素养尊处优，不喜运动，四肢浮肿已2年有余，时经治好转，但停药后又发，食欲不振，头晕，视物不清，神疲乏力，口略渴，口苦，小便短少而频，时有涩痛，大便正常。查：其体格肥壮，面白无华，舌淡红，苔润，脉细。治宜温肾壮阳，健脾祛湿。

诊断：水肿（脾肾阳虚，湿邪困阻）。

方药：瓜蒌瞿麦丸加减：

茯苓 15g　山药 15g　瞿麦 5g　制白附片（先下 30 分钟）9g　车前子 15g　牛膝 12g　泽泻 12g　白术 12g　黄芪 15g

14 剂，水煎服，日 1 剂，3 次/日。服后诸症悉除。

按语： 此属脾肾阳虚，不能化气行水，水饮泛溢，津不上承。"膀胱者……津液藏焉，气化则能出矣"。膀胱气化依赖肾阳，现肾阳虚不能化气行水，膀胱气化失职，故出现水肿。其人小便少而频，是因阴气滞于下，气不化津，津不上承所致，应宣上通下，驱逐水饮。此患者口渴不甚，故去天花粉（瓜蒌根）以防伤其阳气。

竹叶汤

竹叶汤出自仲景"产后病篇"，是治疗妇人产后中风兼阳虚的方剂。"产后中风发热，面正赤，喘而头痛，竹叶汤主之"。本方所治之证，属阳气不足，复感风邪所致。方中竹叶甘淡轻清为君，人参、附子温阳益气，葛根甘凉以解肌退热，生津止渴；桂枝、桔梗疏风解肌；甘草、生姜、大枣甘缓和中，调和营卫。诸药合用，既可扶正，又可散邪。产后妇人气血俱虚，易患恶露不行等病。"血弱气尽，腠理开，邪气因入，与正气相搏，结于胁下"，产后又多血瘀之证。《素问·脉要精微论》曰："肝脉搏坚而长……当病坠若搏，因血在胁下，令人喘逆。"有似因瘀血在胸胁引发喘证。临床上对于恶露排出不畅之患者，可酌加活血化瘀之品，如红花、益母草、当归等；此外，使用本方应该温覆衣被，使风邪随腠理开放而出；头痛甚则酌加菊花、蔓荆子；产后身体虚弱，酌加党参、黄芪、白术以益气固表。

案二十五　发热（热证）

蒋某，女，28 岁。

产后 7 日，恶寒发热，怕风，汗出头痛，偶有咳嗽，头晕眼花，恶露量少，色紫暗，多血块，小腹疼痛拒按，入夜尤甚，疼痛致难以入睡，两颧潮红如妆，气短懒言，动则气促不能言语，大便正常，小便频数，饮食尚可。查其体温 38.6℃，舌有瘀斑，苔薄白，脉浮而无力。治宜扶正祛邪，活血化瘀。

诊断：产后发热（阴虚血瘀）。

方药：竹叶汤合生化汤加减：

当归 30g　川芎 9g　桃仁 9g　炮姜 9g　炙甘草 9g　竹叶 25g　防风 6g　桔梗 6g　桂枝 15g　白芍 15g　党参 18g　甘草 9g　附子 9g　大枣 15g　生姜 9g　麦冬 12g　熟地黄 30g　黄芪 18g

7 剂，黄酒煎服，日 1 剂，3 次/日，加 50~80ml。嘱其卧床取半卧位，密切观察服药反应，服后排出大量黑色血块，余症均减。

按语： 产后发热是产褥期内，出现高热持续不退或低热持续，或突然高热寒战，并伴有其他症状者。此患者产后血室正开，胞脉空虚；阴血骤虚，气随血脱，阳无所附，以致虚阳浮越于外而发热、两颧潮红；血运无力，易致血瘀，故腹痛入夜尤甚。阳虚则风邪易入侵人体，与血相搏，营卫不通而发热。生化汤主治产后恶露不下兼腹痛，可使瘀血祛而新血生。血虚不能上荣清窍则头晕眼花；阳气虚肾不纳气则气喘；膀胱气化不利，肾气不固小便频数。舌体有瘀斑为血瘀之征，脉浮而无力为血虚之象。

橘皮竹茹汤

本方降、清、补药共同配伍,主以清降,清而不寒,补而不滞,适用于慢性胃炎、慢性肠炎、胃溃疡、妊娠恶阻、神经性呕吐、颅内压高等属胃虚有热、胃气不降者。呃逆之证,常寒热虚实错杂,胃虚宜补,有热宜清,气逆宜降,故立清补降逆之法。《本草纲目》载橘皮可疗"呕哕反胃嘈杂,时吐清水",可见橘皮有苦降之性。竹茹能清胃热而降逆止呕,为治疗胃热呕逆之要药,尚能入血分以清热凉血止血。方中橘皮辛温,竹茹甘寒,寒热平调以止呕,皆重用为君。人参甘温,益气补虚,与橘皮合用,补而不滞;生姜辛温发散,和胃止呕,可行水气。甘草、大枣助人参益气补中以治胃虚,调和诸药,是为佐使。脾胃升降失调合干姜黄芩黄连人参汤,胃阴不足加北沙参、芦根、麦冬、石斛;兼瘀血则加失笑散或桃仁、水蛭、红花;肝胃不和则合左金丸;若小便少,不宜用甘草补虚者,可易甘草为砂仁、黄芪。

案二十六 胃痛(反流性胃炎)

刘某,男,31岁。

胃脘嘈杂时有疼痛,呃逆频繁,时吐酸水,情志抑郁或暴怒时症状加重。心情烦躁,少气懒言,胸腹部凉,手足心热,四肢灼热,口舌干燥,小便短赤,舌红,苔薄黄,脉弦虚。治宜调和寒热,疏肝和胃。

诊断:胃痛(肝胃不和,寒热错杂)。

方药:橘皮竹茹汤合左金丸加减:

陈皮18g 竹茹18g 党参12g 生姜12g 甘草15g 大枣20g 黄连18g 吴茱萸3g 枳壳12g 柴胡12g 白芍12g 海螵蛸15g

14剂,水煎服,日1剂,3次/日。服后患者感觉胃部舒适,但口舌尚干燥,四肢灼热不减,加白薇15g、玉竹15g,继服14剂以待观察。

按语:本病由胃中虚热,气逆上冲,土虚木乘所致。肝气郁结,肝失疏泄,横逆犯胃,故情志异常时诸症加重;胃气上逆,胃失和降则呃逆频繁、时吐酸水;中焦脾胃运化失职,阳气不伸,则胸腹部凉;脾主肌肉四肢,脾胃虚阳气不能固摄,游弋于外则四肢灼热;肝木不得升发,气机郁结,津液敷布失常则口干舌燥;肝胆之火从小便疏泄则小便短赤;脾不健运,运化失调,清阳不升则气少懒言。舌红苔薄黄,脉弦虚均为肝胃不和寒热错杂之象。

案二十七 呕吐(妊娠呕吐)

钱某,女,26岁。

妊娠3个月,平素食欲不振,胸闷不舒,唾液异常增多,低头时流涎不能自止。现发作时每先头目眩晕而后呕吐,口苦,大便正常,小便深黄。观其面色淡黄无光,舌红苔黄腻,脉弦滑。宜健胃和中,降逆止呕。

诊断:呕吐(胃气不和,胃气上逆)。

方药:橘皮竹茹汤合半夏泻心汤加减:

干姜15g 黄芩9g 黄连9g 党参15g 陈皮15g 竹茹12g 生姜18g 大枣12g 甘草6g 豆蔻12g 益智仁20g 葛根15g

7剂,水煎服,日1剂,3次/日。3剂后不呕吐,嘱其中病即止。

按语:孕后血聚胎元,冲气偏盛,胃气素虚,失于和降,冲气挟胃气上逆则呕吐;脾胃运化不利，脾升胃降失职则胸闷不舒，食欲不振；清阳不升，不能固摄唾液，则时时流涎。益智仁有温脾化饮、摄涎止唾之功，故应加大剂量使用。

防己黄芪汤

防己苦寒，属膀胱经、肺经，分为汉防己和木防己，其中木防己又称广防己，属马兜铃科植物；汉防己为防己科植物粉防己的干燥根。汉防己的利水消肿作用比较好，木防己擅长祛风止痛。此外防己易伤胃气，胃纳不佳者谨慎使用。症见浮肿以下肢为甚，身体困重，汗出恶风，关节疼痛难以屈伸等，辨证要点为身重、汗出、恶风、脉浮。黄芪与防己一补一泻，益气利水，是治疗气虚水湿的绝妙配伍。临床常见患者素体腠理疏松，卫外不固，气短懒言，容易感冒，缠绵难愈。防己黄芪汤亦不可小觑，总之，本方临床应用极其广泛，常用于痹证、水肿、喘咳、臌胀、骨折后愈合肿胀、肥胖病、风湿性心脏病、肝炎等属于表虚湿盛者。服用本方时应嘱咐患者注意保暖，服用后，患者可能出现"如虫行皮中""从腰以下如冰"等主观感觉，此乃卫阳振奋，风湿欲解，湿邪下行而出之征兆。临床上小便不利兼小腹拘急可合五苓散，阳气不足、水溢肌肤也可合防己茯苓汤。

案二十八 水肿（高血压病）

陈某，男，66岁。

患高血压病10年余，平素大吃大喝，饮食无度，自述周身乏力，心悸多汗，皮肤常湿润黏腻，有腋臭，口渴甚但小便少，下肢浮肿，关节肿痛，难以屈伸。查：其形体肥胖，皮肤苍白，肌肉松弛，舌淡苔白，脉浮。治宜益气健脾化痰，利水消肿。

诊断：水肿（脾虚湿盛，气机不利）。

方药：防己黄芪汤合五苓散加减：

粉防己20g　生黄芪30g　苍术15g　生甘草6g　生姜15g　泽泻20g　猪苓12g　茯苓12g　桂枝12g　白术15g

14剂水煎服，日1剂，3次/日。服后口不渴，心不悸，他症亦消。效不更方，继服14剂。

按语：风挟湿外袭，湿性黏腻，风为百病之长，善行数变，故身体乏力，在表皮肤汗出黏腻，在里小便少、关节疼痛。肺脾气虚，肺宣发肃降功能失司，脾脏运化失权，无力行水，水蓄下焦，则小便不利、下肢浮肿；风湿之邪痹阻筋骨则关节肿痛。气虚卫表失固，则多汗；鼓动血脉无力，则代偿性心悸。舌淡苔白，脉浮为风邪在表之象。消渴兼小便少，符合五苓散胃中干、水湿内停之病机；于方中重用泽泻，可降浊化脂，利水渗湿；膀胱之气化有赖于阳气之蒸腾，故配伍桂枝温阳化气，并发散表邪。

胶艾汤

胶艾汤较四物汤多阿胶、艾叶、甘草，侧重于养血补血，调经安胎，主治妇女冲任虚损、崩漏下血及胎动不安之证。阿胶性质黏腻，有碍消化，常配伍山楂、鸡内金等物以健脾开胃。艾叶辛温，多用于虚寒性吐血、少腹冷痛、宫寒不孕等疾病。胶艾汤是异病同治的典范之一，对于病机均属于冲任脉虚，血虚兼寒，阴血不能内守之月经淋漓不尽之漏下、半产后之下血不止、妊娠胞脉闭阻之下血，有调补冲任、固经安胎之作用。值得指出的是，方中的艾叶、当归、川芎均为辛温之品，又有辛温行滞的清酒同煎，若纯属血分有热或癥瘕为害导致的下血则非本方所宜。血虚，以面色㿠白，唇、舌、爪甲色淡无华，头晕目眩，心悸乏力，脉细无力为特征。阴阳互根、气血同源，血虚者必兼气虚，故往往伴有倦怠懒言，动则短气、汗出等气虚症状。出血日久，或多或少令胞宫留瘀，症见小腹疼痛，少腹急结。本方所治之证，虽曰阴血虚弱，然究之临床，血虚、气虚、血瘀共存，不过以血虚为主也。腹痛不明显去川芎，加延胡索；出血量多则去当归，加荆芥炭、炮姜炭、地榆炭等；气虚伴阴挺或小腹坠胀者，可合补中益气汤；腰膝酸软可加川续断、骨碎补、补骨脂；胎动不安者可合泰山磐石散或酌加苎麻根等物。

案二十九 血证（妊娠漏下）

周某，女，34 岁。

结婚 7 年未孕，B 超提示"多囊卵巢综合征"，1 个月前前往某生殖中心行体外受精胚胎移植术。最近 3 天腹痛伴阴道少量出血，颜色深红，质地稠厚，无臭气。腰酸腿软，心烦不安，胃纳不佳，头晕眼花，大便干结，小便黄少。查：形体消瘦，面黄贫血貌，皮肤干燥，无光泽，舌质淡红，苔黄腻，脉细软无力。治宜清热凉血止血，补肾固冲安胎。

诊断：血证（血热妄行，胎动不安）。

方药：胶艾汤合寿胎丸加减：

续断 12g　阿胶 15g　菟丝子 15g　桑寄生 15g　生地黄 30g　白芍 30g　当归 6g　川芎 6g　黄芩 15g　柏叶 12g　白茅根 20g　苎麻根 20g　玄参 15g　麦冬 15g　鸡内金 12g

7 剂，水煎服，日 1 剂，3 次/日。服后出血止，腰不痛，小便利，但最终患者怀孕未成功，亦未前来复诊。

按语：诸病水液，澄澈清冷，皆属于寒；患者月经质地稠且无臭气，属热。加之有腰酸腿软、头晕眼花之阴血亏虚之象，精血同源，故主要为虚热；胃阴亏虚则受纳失司，故胃纳不佳；心血不足以养心则心烦不安；精血不足以上荣清窍则头晕眼花；形体消瘦、面黄、皮肤干燥均由阴血亏甚，体内津液不足，不荣形体肌肤所致。舌淡红苔黄腻，脉细软无力为精血亏虚兼血热盛之象。

炙甘草汤

本方原文："伤寒脉结代，心动悸，炙甘草汤主之。"本条冠以"伤寒"，当知本病成因为外感病，今不见发热恶寒，脉不浮而结代，并见心动悸，说明病始为太阳，而渐内累于心，外邪已罢，仅存里虚之证。表现为脉结代，心动悸，伴少气乏力、头晕、面色少华等症，病机为心阴两虚证。

临床体会：本方治疗外感病后合并病毒性心肌炎而见心阴两虚，表现为心悸，心电图为室性或房性期前收缩，脉见结代者，用本方疗效较好，若由心脏器质性病变造成的心动悸脉结代，则非此方治疗范围。

案三十 心悸（心律失常）

石某，女，60 岁。

患者素体欠佳，不慎受凉，经中西药治疗以后，感冒症状明显缓解，但总感觉身体不适，乏力，心慌，心累，西医诊断有甲状腺功能减退、心肌缺血病史，遇热则心慌气短，长期睡眠差，胃纳尚可，时有胃痛，纳差，大便干结，舌淡，苔薄黄，少苔，脉弦细弱。

诊断：心悸，失眠（心阴血不足）。

方药：炙甘草汤加味：

桂枝 15g　生姜 15g　人参 10g　生地黄 30g　阿胶（烊化）10g　麦冬 25g　火麻仁 10g　合欢皮 15g　首乌藤 20g　红景天 20g　绞股蓝 20g　炙甘草 30g　大枣（若羌小枣）10g

日 1 剂，共 7 剂。黄酒 500ml 加水一起煎服。服药后，患者感觉心慌、气短等不适症状明显缓解。上方继续服用 7 剂后，自我感觉不适症状全部消失。

按语：心主血脉，赖阳气以温煦，阴血以滋养，心阴阳气血不足，则心失所养，故见心动悸，气短；心阳虚鼓动无力，心阴虚脉道不充，心之阴阳俱不足，故脉结代，失眠。方中重用炙甘草补中益气，以充气血生化之源，合人参、大枣补中益气，滋化源，气足血生，以复脉之本；配合红景天、绞股蓝益气养阴。生地黄、阿胶、火麻仁、麦冬养心阴，补心血，以充血脉；然阴无阳则无以化，故用生姜、桂枝宣阳化阴，且桂枝、甘草相合辛甘化阳，以温通心阳，加黄酒振奋阳气，温通血脉。首乌藤养血安神，祛风通络。诸药合用，阳生阴长，阴阳并补，共奏通阳复脉、滋阴养血之功。

案三十一　心悸（病毒性心肌炎）

张某，女，50 岁。

初诊

患者 1 个月前患病毒性心肌炎住院治疗，经用"含镁极化液"静脉给药治疗后病情好转出院。近期，患者感心悸，到医院经心电图检查诊断为"频发室性期前收缩"，经中西药治疗不见好转，特来本所就诊。刻诊：患者体弱消瘦，面色㿠白，自诉胸闷、心悸，遇劳尤甚，伴头晕、乏力，舌暗红而嫩，苔少，脉结代。

诊断：心悸（心阴阳两虚）。

方药：炙甘草汤加减：

炙甘草 30g　生姜 20g　人参 15g　生地黄 60g　桂枝 15g　阿胶 12g　麦冬 40g　炒酸枣仁 15g　丹参 15g　苦参 12g　大枣 20 枚

3 剂，黄酒 500ml，加水 1000ml，煎服，日 1 剂，3 次/日。

二诊

患者感心悸、头晕减轻，全身较前有力，听诊期前收缩明显减少，原方再服 7 剂，复诊前期前收缩基本消失，诸症均有所好转。

按语：本例期前收缩见体弱消瘦，自感心悸，劳则加剧，头晕、乏力，面白舌嫩，苔少，脉结代。病因为外感病后阴阳两伤，心气衰弱，不能鼓动血行。《伤寒论》说"伤寒脉结代，心动悸，炙甘草汤主之"，故用炙甘草汤调补阴阳以复脉，数剂而愈。

酸枣仁汤

酸枣仁汤出自《金匮要略》，原文为"虚劳虚烦不得眠，酸枣汤主之"。论述肝阴不足的虚劳不寐证。本证由肝阴不足，虚热内生，上扰神明所致。

案三十二　失眠（神经衰弱）

王某，男，48 岁。

初诊

自诉失眠 3 周，性情焦虑，难以入眠，易惊醒，多梦，形体消瘦，神气衰减，头晕目眩，有肾结石病史，大便干燥，饮食不佳。舌质红，舌体瘦，苔薄黄，脉弦细。

诊断：失眠（久病阴虚，营血不足）。

方药：酸枣仁汤加减：

知母 20g　太子参 30g　炒白术 15g　茯苓 20g　川芎 20g　合欢皮 15g　红景天 20g　绞股蓝 20g　炒酸枣仁 40g　首乌藤 20g　炙甘草 10g　大枣 15g

7 剂，水煎服，日 1 剂，3 次/日。

配合中成药：七叶神安片 4 盒，精乌胶囊 4 瓶。

二诊

服上药后，失眠、焦虑症状均减轻，纳食好转，精神状态好转，大便稍微变软，上方继续 10 剂，打粉冲服。1 次 10g，3 次/日。药服完后，症状均消失。

按语：本证由营虚无以养心，血虚无以养肝，心虚神不内守，肝虚魂失依附，更加虚阳上升，热扰清空所致。方中重用炒酸枣仁以养肝阴，安神明；知母养阴清热；太子参、红景天、绞股蓝益气养阴生津；川芎、合欢皮理血疏肝且解郁；茯苓、炒白术宁心安神，健脾；首乌藤助酸枣仁安神助眠。大枣健脾养血，配合甘草清热缓急，调和诸药。诸药合用疗效显著。

案三十三　不寐（神经衰弱）

董某，女，29 岁。

初诊

长期失眠多梦易醒，纳呆，性情急躁，易激惹，近期因家务事繁重，身心疲惫而失眠加重，每夜只能睡两个小时，心烦心悸，盗汗，手足心热，不思饮食，月经不调，量少，舌淡红，苔少，薄黄，脉弦细。

诊断：不寐（肝阴不足，心血亏虚证）。

方药：酸枣仁汤合百合地黄汤：

合欢皮 15g　炒酸枣仁 50g　首乌藤 50g　茯神 20g　丹参 15g　红景天 15g　绞股蓝 15g　知母 20g　煅龙骨 20g　煅牡蛎 30g　百合 15g　灵芝 20g　生地黄 30g　大枣 15g　甘草 10g

5 剂，水煎服，日 1 剂，3 次/日。

二诊

每夜能睡 5 个小时，梦少，心烦减轻，精神转佳，盗汗减少，手足心仍热，舌淡红，苔薄黄，脉弦细。拟方：

合欢皮 15g　炒酸枣仁 60g　夜交藤 50g　茯神 20g　丹参 15g　红景天 15g　绞股蓝 15g　知母 20g　煅龙骨 20g　煅牡蛎 30g　百合 15g　灵芝 20g　生地黄 30g　大枣 15g　甘草 10g　白薇 15g　地骨皮 30g

10 剂，水煎服，日 1 剂，3 次/日。

按语：心藏神而肝藏魂。阴血亏虚，则心血虚无以奉神，使神不安宁；肝阴虚则虚热内扰，而魂不得藏。心肝阴血不足，神魂难归其宅，阴阳失调，阳不如阴，则心烦失眠作矣。方用炒酸枣仁、首乌藤养心肝之阴血；茯苓、甘草培土宁心；知母、百合、生地黄滋阴降火；川芎理血养肝；煅龙骨、煅牡蛎潜阳安神；白薇、地骨皮退热除蒸。由于药合证机，故或捷效。需要说明的是，本方中炒酸枣仁、首乌藤必须大剂量使用，量小效果欠佳。

黄芪桂枝五物汤

原文出自《金匮要略》"血痹，阴阳俱微，寸口关上微，尺中小紧，外证身体不仁，如风痹状，黄芪桂枝五物汤主之"。此条为血痹重症的诊治。

案三十四 血痹（末梢循环障碍）

张某，男，46岁。

初诊

患者体胖，有高血压病病史，长期口服阿托伐他汀、阿司匹林。近期去西藏游玩后回来出现轻微胸闷不适感，四肢麻木不仁，无疼痛感，无乏力，无口干，口苦，舌质淡，舌体胖大，舌苔厚腻，脉细涩。

诊断：血痹（气血虚弱）。

方药：黄芪桂枝五物汤加味：

黄芪15g 芍药15g 桂枝15g 生姜30g 丹参30g 川芎15g 炒薏苡仁30g 红景天30g 绞股蓝20g 川牛膝15g 大枣10g

7剂，水煎服，日1剂，2次/日。

二诊

自觉症状减轻，服药后胸闷消失，纳可，舌淡红，舌体偏大，苔薄腻，脉细涩。上方继续服用7剂，症状消失。

按语：阴阳俱微是素体营卫气血不足；寸口关上微，尺中小紧，是阳气不足、阴血涩滞的表现，即阳不足而阴为痹之象。血痹的症状，主要是以局部皮肤麻木不仁为特征。黄芪桂枝五物汤，即桂枝汤去甘草，倍生姜，加黄芪组成。方中黄芪甘温益气，倍生姜以助桂枝通阳行痹，芍药和营理血，生姜、大枣调和营卫，五药相合，温、补、通、调并用，共奏益气通阳、和营行痹之效。本方临床常用于治疗小儿麻痹症、周围神经损伤、肢端血管功能障碍等。

案三十五 血痹（末梢神经炎）

严某，男，47岁。

初诊

有糖尿病病史10年，现餐后2小时血糖为15~17mmol/L，1个月前出现四肢末梢对称性的麻木，在某医院诊断为"糖尿病并发末梢神经炎"，给予维生素B$_1$、维生素B$_{12}$肌内注射10天，一天一次，无明显好转，现双手腕关节处，双足至踝下麻木不仁，气短乏力，不耐疲劳，体困身倦，食纳减少，舌质淡，苔薄腻，脉濡、细涩。

诊断：血痹（气血不足，营卫不和）。

方药：黄芪桂枝五物汤加味：

黄芪50g 桂枝15g 赤芍15g 白芍15g 茯苓15g 炙甘草12g 生姜15g 炒白术15g 灵芝20g 大枣12g 桃仁10g 红花6g 豨莶草30g 鸡血藤30g 地龙10g

5剂，水煎服，日1剂。

二诊

上药服5剂后，患者自感全身渐觉有力，食纳增加，四肢末梢稍有感觉。拟方：

黄芪50g 桂枝20g 赤芍15g 白芍15g 茯苓15g 炙甘草12g 生姜30g 炒白术15g

灵芝20g　大枣12g　桃仁10g　红花6g　鸡血藤30g　地龙10g

5剂，水煎服，日1剂。

三诊

服上药后，症状好转明显，食纳正常。拟方：

黄芪20g　桂枝20g　白芍15g　茯苓15g　炙甘草12g　生姜30g　炒白术15g　灵芝20g　大枣12g　红花6g　鸡血藤30g　地龙10g

5剂，打粉冲服。一次10g，3次/日。服药完毕后，四肢麻木症状好转，精神状态良好，舌脉均平和。

按语： 患者久病气血虚弱，营卫失和，致四肢麻木不仁，但患者发病时间不长，治疗及时，症状乃均消失。方中以大剂量的黄芪补气，配以桂枝通阳行痹，芍药和营理血、补血，配以炒白术、茯苓、大枣以健运脾气，使食纳恢复，化生有源，生姜通阳化气，配红花、鸡血藤、桃仁、地龙增加活血行血之功。诸药合用，效果显著。

案三十六　中风后遗症（脑梗死）

刘某，女，70岁。

初诊

患者经常呕吐、反胃、消化不良多年，中西药治疗效果不明显，服药后可以缓解，停药复发，有高血压病病史，半月前突然头晕，行动缓慢，语言謇涩，脑部MRI检查提示有广泛性腔隙性脑梗死，经住院治疗后，现无头晕，剑突下闷胀不适，食欲不佳，左侧肢体行动缓慢，上下肢体麻木不仁，言语不清晰，乏力，二便频，憋不住，舌质暗红，地图舌，脉细涩。

诊断：中风后遗症（气血不足，阴血涩滞）。

方药：黄芪桂枝五物汤加减：

黄芪30g　芍药20g　桂枝20g　生姜30g　大枣15g　全蝎3g　蜈蚣1条　地龙10g　白芍15g　建曲15g　丹参15g　天麻8g　钩藤（后下）12g　瓜蒌12g　薤白15g　三七（冲服）1g

7剂，水煎服，日1剂，3次/日。

二诊

服上药后，患者感觉言语不清晰，乏力，反胃，呕吐好转。余症均在。拟方：

黄芪40g　芍药20g　桂枝20g　生姜30g　大枣15g　全蝎3g　蜈蚣1条　地龙10g　白芍15g　建曲15g　丹参15g　天麻8g　钩藤（后下）12g　瓜蒌12g　薤白15g　三七（冲服）1g

7剂，水煎服，日1剂，3次/日。

三诊

服上药后上述症状再次好转，二诊方继续服用10剂。

四诊

患者无头晕、胸闷、呕吐的症状，无乏力，言语清晰度、肢体行动度均恢复70%，二便频次减少。舌苔白腐腻，舌体小，舌质红，脉沉细。拟方：

黄芪50g　芍药20g　桂枝20g　生姜30g　大枣15g　全蝎3g　蜈蚣1条　地龙10g　白芍15g　建曲15g　丹参15g　天麻8g　钩藤（后下）12g　瓜蒌12g　薤白15g　三七（冲服）1g

10剂，水煎服，日1剂，3次/日。

五诊

患者言语清晰，行动便利，二便次数正常，憋不住的症状基本消失，无胸闷不适，胃口增加，舌质红，舌体小，舌苔薄腻，脉稍弱。拟方：

黄芪 30g　芍药 20g　桂枝 20g　生姜 15g　大枣 15g　白芍 15g　建曲 15g　丹参 15g　瓜蒌 10g　薤白 10g　炙甘草 5g　三七（冲服）1g

10 剂，水煎服，日 1 剂，3 次/日，服药后，症状痊愈。

按语： 患者素体较差，基础疾病较多，因患者患中风后遗症后，气血亏虚严重，所以黄芪剂量大于原方比例，甘温益气力量不断增强；生姜助桂枝通阳行痹，配建曲以健脾，温胃止呕；芍药、大枣、丹参、三七活血、养血、补血，配全蝎、蜈蚣、地龙以破血行血，祛风通络，此乃"血行风自灭"之意；天麻、钩藤乃风中之润剂，平肝疏风通络，瓜蒌、薤白开心胸之气，配丹参以活血清热，养心。诸药合用，补气养血，和营通阳，活血破瘀。经断续 3 个月治疗，疗效显著，中风后遗症及反胃痊愈。

以上三个病案，都以肢体麻木不仁、脉细涩为主症，发病原因各异，诊断各异，病机相通，治疗效果均显著。体现了中医"异病同治"的原则，也说明黄芪桂枝汤临床运用广泛。

苓桂术甘汤

《伤寒论》原文：伤寒若吐、若下后，心下逆满，气上冲胸，起则头眩，脉沉紧，发汗则动经，身为振振摇者，茯苓桂枝白术甘草汤主之。

案三十七　胸痛（冠心病）

唐某，女，72 岁。

初诊

有冠心病病史，经住院治疗后，病情稳定出院。近期心前区感觉不适，胸闷，阵发性疼痛、汗出、口淡、精神欠佳，舌淡、苔白，脉稍沉、弦紧。

诊断：冠心病（脾虚水停）。

方药：苓桂术甘汤加减：

桂枝 20g　茯苓 30g　白术 15g　陈皮 10g　甘草 15g　山药 15g　大枣（若羌小枣）10g 冠心丹参滴丸，3 次/日，共服 7 天。

7 剂，水煎服，日 1 剂，2 次/日。

二诊

服上药后，症状好转未愈，拟方继续治疗：

桂枝 20g　茯苓 30g　白术 15g　陈皮 10g　甘草 15g　山药 15g　丹参 12g　大枣（若羌小枣）10g　川芎 15g

7 剂，水煎服，日 1 剂，2 次/日。药服完后症状均无，精神状态好。

按语： 本证患者为冠心病久病患者，口淡、舌淡、精神欠佳均为脾虚之证，患病日久，心脾阳虚，水运不化，阻滞中焦，出现胸闷而痛。饮邪内阻，阳气不通则脉弦紧，久病脾虚则苔白、脉沉。阳虚不固则见虚汗出。茯苓、白术健脾利水，山药助茯苓、白术增加健脾功效，桂枝温通心阳，陈皮行胸中之气，甘草、大枣缓急止痛。因患者是长期冠心病患者，所以复诊时配活血之药，减少复发。

案三十八　眩晕（高血压病）

潘某，男，54 岁。

初诊

现病史：自诉头昏沉伴头痛，自行服用黄芪一年（泡水代茶饮），近期出现胸闷，心悸，气上冲胸，眩晕，睡眠不安，舌淡胖大，边缘有齿痕，脉沉、迟紧。血压 150/105mmHg。

诊断：痰饮眩晕（脾虚水停，痰饮上逆）。

方药：苓桂术甘汤加味：

桂枝 20g　丹参 20g　猪苓 15g　茯苓 30g　白术 15g　红景天 20g　绞股蓝 20g　甘草 15g　大枣（若羌小枣）10g

7 剂，水煎服，日 1 剂，2 次/日。

二诊

服上药后，胸闷、心悸、气上冲胸、眩晕的症状有所减轻，余症均在。拟方：

桂枝 20g　丹参 20g　茯苓 30g　白术 15g　红景天 20g　绞股蓝 20g　甘草 15g　大枣（若羌小枣）10g　山药 20g　茯神 20g

7 剂，水煎服，日 1 剂，2 次/日。服药后，症状缓解明显，上方继续服用 7 剂，症状基本消除。

按语：本例患者头晕昏沉半年，舌体胖大有齿痕，舌淡，此为水饮停滞之征，久病出现胸闷、心悸，此为水饮停滞于中焦，水气上逆，出现气上冲胸。自服黄芪代茶饮一年，无明显好转，更能说明，此证为痰饮阻滞中焦，必先祛除有形之邪气。苓桂术甘汤中，茯苓、白术健脾利水，配以猪苓增加其利水之功效。桂枝温通心阳，温化水饮。此外，患者血压偏高，配以红景天、绞股蓝对症治疗。甘草、大枣养心缓急。配以山药补脾肾，茯神健脾安神，在补益先天后天之不足的同时，改善睡眠。服完 14 剂后患者病情好转，基本痊愈，疗效显著。

案三十九　心悸（慢性肾炎）

马某，男，24 岁。

初诊

现病史：患者因 1 年前连续夜班，过于劳累，忽觉心悸不安，气短不续接，动则汗出，患者有慢性肾炎病史。现尿蛋白（+-），隐血（+-），微量白蛋白 272mg/L（正常值 0～150mg/L），自诉平时乏力，睡眠差，心电图提示"频发性室性期前收缩"，饮食、二便尚调，舌质淡嫩，苔腻，脉细弦稍结。

诊断：慢性肾病伴心悸（气虚水停，肾气不足）。

方药：苓桂术甘汤加味：

茯苓 40g　桂枝 30g　白术 15g　炙甘草 15g　川牛膝 15g　丹参 15g　大枣（若羌小枣）10g

7 剂，水煎服，日 1 剂，2 次/日。

二诊

患者服上方后，心悸明显减轻，余症均在。拟方继续服用：

桂枝 30g　白术 15g　制黄精 15g　杜仲 15g　牛膝 15g　茯神 15g　炙甘草 15g　大枣（若羌小枣）10g　茯苓 40g

7 剂，水煎服，日 1 剂，2 次/日。

三诊

服上药后，所有症状均减轻，拟方继续服用：

桂枝 20g　白术 12g　制黄精 15g　杜仲 15g　牛膝 15g　茯神 15g　炙甘草 10g　大枣（若羌小枣）10g　茯苓 30g

7 剂，水煎服，日 1 剂，2 次/日。

按语：本证患者因连续夜班，疲劳过度导致心气大伤，心血不足，出现心悸不安。气短，动则汗出，均为气虚之象。再则，患者素体欠佳，有慢性肾病，肾气不足，所以，劳累后发病。首诊运用原方，健脾温阳利水。胸闷、心悸稍有好转，二诊在此基础上，配以制黄精、杜仲、牛膝，温化后天之脾阳的同时配以先天补肾之药，再配以茯神健脾安神。诸药合用，脾肾双调，整体治疗，疗效良好。

栀子豉汤

案四十 郁证（神经症）

谢某，女，42 岁。

初诊

因家庭不和睦，情志受挫，心烦懊恼，持续 2 年，近期逐渐加重。一直在神经内科就诊，诊断为神经症，给予口服药治疗，病情反复不稳定，今来我处就诊，自诉心烦，苦不堪言。如遇家里不顺心之事，病情即可加重，烦躁不宁，焦虑不安，胸口憋闷，伴脘腹胀满，如物堵塞之感，失眠，多梦，易惊，饮食不调，时好时坏，大便失调，时间不规律，舌尖红，苔腻，脉弦滑。

诊断：烦满（火郁胸膈，气机失调）。

治法：宣郁清热，调畅气机。

方药：栀子豉汤证加味：

赤芍 10g 栀子 15g 淡豆豉 15g 煅龙骨 20g 煅牡蛎 20g 丹参 12g 川牛膝 15g 香附 15g 郁金 15g 生甘草梢 5g

7 剂，水煎服，日 1 剂，3 次/日。

二诊

服上药后，患者心性稍稳定，胸闷、心悸症状有所缓解，腹胀减轻，余症未解。继续服方药：

赤芍 10g 栀子 15g 淡豆豉 15g 煅龙骨 20g 煅牡蛎 20g 丹参 12g 川牛膝 15g 香附 15g 郁金 15g 生甘草梢 5g 瓜蒌 12g 薤白 15g 酸枣仁 15g

7 剂，水煎服，日 1 剂，3 次/日。

按语：本方原文"阳明病，下之，其外有热，手足温，不结胸，心中懊恼，饥不能食，但头汗出者，栀子豉汤主之"。栀子清三焦之热，配以淡豆豉清心除烦；患者上焦心火尤甚，丹参清火以行血，川牛膝引血下行，配煅龙骨、煅牡蛎导热下行，收敛镇静；配合赤芍既清血热，又敛肝阴，配以香附、郁金养肝，清肝，行气，使心胸之郁气有所解，使产生心火之源有所出，肝气条达，心火自降。配以生甘草梢，使热邪有所出。复诊时在原方基础上，加强了宽胸理气之药，瓜蒌 12g，薤白 15g。诸药合用，标本兼治，效果良好。

麻黄连翘赤小豆汤

本条论述之伤寒，即外感风寒表邪未尽，当见发热、恶寒、无汗等证。瘀热，指热邪瘀阻于里，多见于湿热结合，互结于里，身黄、目黄、小便黄、小便短少等证。

案四十一　湿疹（皮炎）

苏某，女，50 岁。

初诊

患者因往返于非沿海城市与海南，面部湿疹反复发作，色淡红，高出皮肤表面，皮肤发痒，小便不利，纳食可，大便不调，胃脘不适，反酸时作，舌边暗红，苔薄腻，脉弦滑。

诊断：湿疹（瘀热互结，兼风寒束表）。

方药：麻黄连翘赤小豆汤加味：

麻黄 10g　连翘 10g　杏仁 12g　赤小豆 25g　桑白皮 10g　生姜 10g　炙甘草 10g　大枣（若羌小枣）10g　薏苡仁 20g

7 剂，水煎服，日 1 剂，2 次/日，麻黄先煮，去上沫，内诸药。

二诊

服上药后，面部湿疹变淡，皮肤发痒减轻，小便通利，余症尚在。拟方：

麻黄 10g　连翘 10g　杏仁 12g　赤小豆 25g　桑白皮 10g　生姜 10g　炙甘草 10g　大枣（若羌小枣）10g　薏苡仁 20g　海螵蛸 20g　白术 15g

7 剂，水煎服，日 1 剂，2 次/日，麻黄先煮，去上沫，内诸药。

按语：麻黄连翘赤小豆汤证多见于湿热发黄的早期。由于病邪郁表，腠理闭塞，而无汗；水湿郁热不得泄越而蓄积于内，影响三焦气化，水道不通则小便不利，致湿无出路，与热相合，产生湿热，熏蒸肝胆而导致发黄。此患者也有湿热郁结之象、小便不利之证，湿热郁肺，所致面部湿疹，所以，不能拘于黄疸一证。此证应属同一证型，治疗方案与原文一致，当以祛邪为要，麻黄解表发汗以散在表之寒，配合连翘清热宣透肺气郁热（即开鬼门），杏仁、桑白皮引药入肺经，轻清宣畅肺气，赤小豆清利小便以泻在里之热，薏苡仁配合赤小豆清利小便的同时加白术共同健脾，以杜绝生湿之源。而发汗、利小便均是除湿祛水途径，患者有反酸、胃脘不适之证，此乃脾胃不和，配以海螵蛸抑制胃酸，收敛湿邪。诸药合用，获取良效。

案四十二　疮疡（痤疮）

杨某，男，28 岁。

初诊

近 2 个月面部出现痤疮，外用搽剂，无明显效果，且呈进行性加重，患者面部反复长痤疮，色稍暗红，小便黄，短少。患者作息不太规律，经常晚睡，舌苔红，苔腻，色暗，脉滑数。

诊断：面部痤疮（湿热郁肺，上蒸于面）。

方药：麻黄连翘赤小豆汤合枇杷清肺饮加减：

麻黄 10g　连翘 12g　杏仁 12g　赤小豆 25g　桑白皮 10g　炙甘草 10g　枇杷叶 20g　大枣（若羌小枣）10g　栀子 10g　牡丹皮 10g　黄芩 8g

7 剂，日 1 剂，水煎服，2 次/日。嘱患者忌辛辣，早休息。

二诊

患者服上方后，症状明显好转，上方改为麻黄 8g，继续服用 7 剂。服药结束后，面部痤疮基本好转痊愈。

按语：《素问·生气通天论》云："寒薄为皶，郁乃痤。"说明皶（即粉刺）、痤之疾可由风寒郁而化热所发。患者年轻，阳气盛，内热偏重。小便黄，多为湿邪作祟。小便少，脉滑数，说明患者不是虚证小便少，是实证小便少，由湿热郁阻所致，湿热均盛。方中麻黄、杏仁宣发肺气，配以枇杷叶、连翘、桑白皮、黄芩清肺热，四药合用，既能发汗又能开提肺气以利水湿，赤小豆、薏苡仁健脾祛湿利尿，栀子、牡丹皮凉血活血，大枣、炙甘草调和诸药，收效良好。

肾气丸《金匮》

原文"男子消渴，小便反多，以饮一斗，小便一斗，肾气丸主之"。

本条主要论述下消的证治。上消和中消，大多属热，唯下消寒热皆有，而且下消不仅只见于男子，女子也有，只是此条文指明男子常见。

案四十三　消渴（糖尿病）

冯某，男，48岁。

初诊

患消渴病8年，长期皮下注射胰岛素（诺和灵30R），血糖控制在正常范围内，糖化血红蛋白6%～7%。近1年来小便频数，夜尿频（每晚3～5次），易疲劳，口不渴，腰酸痛，平时胃纳不佳，大便正常，舌质淡尖稍红，苔薄腻，脉沉细。

诊断：消渴（下消：肾气不足，气化不利）。

方药：肾气丸加味：

熟地黄30g　山药15g　山茱萸15g　牡丹皮15g　泽泻10g　茯苓15g　益智仁10g　制白附片（先煎半小时）9g　盐桑螵蛸10g　建曲20g　炙甘草8g　肉桂（冲服）4g

7剂，水煎服，日1剂，2次/日。

二诊

服上药后，小便次数有所减少，症状减轻，精神欠佳，胃纳可，大便正常，舌淡红，苔薄腻，脉沉细。拟方：

熟地黄30g　山药15g　山茱萸15g　茯苓15g　益智仁10g　炙甘草8g　覆盆子9g　大枣（若羌小枣）15g　盐桑螵蛸10g　肉桂（冲服）4g　制白附片（先煎半小时）9g

7剂，水煎服，日1剂，2次/日。

三诊

服上药后，症状继续好转，上方继续服用7剂，基本痊愈。

按语：肾藏精，为水火之脏，主水液。正常情况下，津液的代谢，是通过胃的摄入，脾的运化和转输，肺的宣散和肃降，肾的蒸腾气化，以三焦为通道，输布至全身，乃至化为汗，由尿排出体外。本证以肾阳不足，不能气化摄水为病机。本方在补肾阴的基础上加了附子与桂枝。本案患者舌质淡、舌尖红，所以选择肉桂以引火归元。患者夜尿频多，肾气虚损比较明显，再配以益智仁、盐桑螵蛸、覆盆子补肾固本。本案旨在补阳为主，取"阴中求阳之意"。《伤寒来苏集》说："此肾气丸纳桂、附于滋阴剂中十倍之一，意不在补火，而在微火，即生肾气也。故不曰温肾，而名曰肾气。"

案四十四　癃闭（尿潴留）

张某，男，72岁。

初诊

患者因排尿困难住院治疗，住院期间行导尿术，但拔管后依然不能自行排尿，所以保留导尿管出院。但患者感觉不适与不便，想寻求中医治疗。患者有糖尿病病史20年，现少腹微胀拘急，腰部酸痛，口微渴，不欲饮水。食纳不佳，睡眠尚佳，大便干燥，舌淡，苔薄腻，脉沉弱、稍数。

诊断：癃闭（肾气不足，气化不利）。

方药：肾气丸加味：

熟地黄15g　山药15g　山茱萸15g　牡丹皮15g　泽泻10g　茯苓15g　肉桂（冲服）4g　炙甘草8g　人参9g　艾叶9g　覆盆子20g　制白附片（先煎半小时）9g

7剂，水煎服，日1剂，2次/日。

二诊

患者服上药后，少腹拘急、腹胀好转，余症均在，仍保留导尿管。继续方药治疗：

熟地黄15g　山药25g　山茱萸15g　牡丹皮10g　泽泻10g　茯苓15g　肉桂（冲服）4g　炙甘草8g　人参9g　艾叶9g　覆盆子20g　砂仁（后下）9g　制白附片（先煎半小时）10g

7剂，水煎服，日1剂，2次/日。

三诊

服上药后，少腹无不适感，嘱患者可以拔除导尿管，食纳有所恢复，渴欲饮引。大便仍干燥，舌淡，苔薄，脉沉细。拟方：

熟地黄15g　山药25g　山茱萸15g　茯苓15g　肉桂（冲服）4g　炙甘草8g　人参9g　艾叶9g　覆盆子20g　益智仁20g　砂仁（后下）9g　制白附片（先煎半小时）10g

7剂，水煎服，日1剂，2次/日。

四诊

服上药后，小便能排，但小便仍无力，大便难，稍润，腰酸好转，三诊方继续服用7剂。

五诊

服上药后，小便稍利，小便稍有力，大便稍润，四诊方继续服用10剂。服完上药后，患者症状基本缓解，患者非常满意。

按语：患者年事已高，舌淡，苔薄腻，脉沉细、稍数，此是体虚的表现。气虚而膀胱不能化气，为真虚假实之证。治宜温补肾气，行水利尿。本病辨证首先在于辨别病性的虚实、真假。治疗本病，首先解决膀胱气化问题，《内经》云："膀胱者，州都之官，津液藏焉，气化则能出矣。"《血证论》说："膀胱肾中之水阴，即随气升腾而为津液，是气载水阴而行于上者也；气化于下，则水道通而为溺，是气行水亦行也。"此患者口渴不欲饮，不是上焦有热，是肾阳气虚，不能气化阴水上承也；尿闭不通，同为气化不利，不能下行。肾气丸《金匮》乃温补肾阳之剂，阴中求阳。《内经》阳化气，阴成形，就正对此意。由于患者年逾古稀，所以，配以人参，增加补气之意。配益智仁、覆盆子以补肾固肾缩尿。艾叶增加温经行气之效，砂仁辛散，芳香行散，降中有升，取中焦枢纽之意，使三焦津液分布均匀，畅通。诸药合用，收效良好。

案四十五　肾消（糖尿病肾病）

武某，男，64岁。

初诊

自诉患糖尿病20年，糖尿病肾病5年，一直皮下注射胰岛素，餐后血糖控制在10～15mmol/L，近5年来，体检发现小便有微量白蛋白，前列腺增生，怕冷，夜尿增多，每晚3～4次，晚上睡觉脚有针刺感。小便短少，淋漓不尽。腰酸，血压正常，大便干结2年，2～3

日一行，饮食睡眠正常。舌尖红，苔薄白腻，脉沉细。

诊断：肾消（肾阳不足，气化不利）。

方药：肾气丸《金匮》加味：

熟地黄30g　山药15g　山茱萸15g　牡丹皮15g　茯苓15g　泽泻15g　肉桂（冲服）4g 制白附片（先煎半小时）9g　炙甘草8g　益智仁20g　赤芍15g　麻子仁10g　红景天20g　绞股蓝20g

7剂，水煎服，日1剂，2次/日。

二诊

患者服上药后，感觉无明显好转，小便稍利，余症变化不大。嘱患者继续服用7剂。

三诊

服完上药后，小便增加，夜尿增多2～3次，怕冷好转，大便稍润，晚上睡觉仍觉脚有针刺感。拟方：

熟地黄20g　山药15g　山茱萸15g　牡丹皮15g　茯苓15g　泽泻15g　肉桂（冲服）6g 制白附片（先煎40分钟）12g　生甘草梢5g　益智仁20g　赤芍15g　麻子仁15g　红景天20g 绞股蓝20g　吴茱萸8g

7剂，水煎服，日1剂，2次/日。配合甲钴胺同时服用。1粒，3次/日。

四诊

患者感觉所有症状明显减轻，嘱三诊方继续服用半月。患者症状基本消除，查尿微量白蛋白含量有所减少，心情舒畅。

按语：患者患糖尿病多年，近几年并发糖尿病肾病，自身感觉怕冷、白天小便不利，晚上夜尿增多，影响生活质量，欲以改善。上述症状归属于中医肾阳不足之证候，致使气化不利。小便不利，津液输布不均，则大便少津，失去濡润，所以干结难下。腰酸乃肾虚之证。晚上阴血虚弱，远端气血则不能外达于足趾末梢，则出现脚有针刺感。西医称之为糖尿病性末梢神经病变。综合上述，辨证为肾阳不足、气化不利之证。张子和曰："消渴有三：曰消渴，曰消中，曰消肾……消渴轻也，消中甚焉，消肾又甚焉。"《易》于否卦，乾上坤下，阳无阴而不降，阴无阳而不升，上下不交，故成否也……火力者，则是腰肾强盛也。常须暖补肾气，饮食得火力，则润上而易消，亦免干渴也。故张仲景云：宜服肾气八味丸。患者以肾气丸为主方，温补肾阳之气，小便自利。配以益智仁增强补肾缩尿之功效；患者舌尖红，心火上移，配以赤芍清血热而敛肝阴，则肝肾皆固。绞股蓝、红景天可以补气、益气，增加肾气的运行。患者大便干结乃为虚型便秘，配以少量麻子仁润肠，加以津液分布均匀后，便秘自解。诸药合用，标本兼治，效果良好。

枳实薤白桂枝汤

案四十六　胸闷（冠心病）

唐某，女，45岁。

初诊

患者有冠心病病史，心中总感觉不适，近期天气转寒，胸中痞闷，反胃，欲吐，食纳不佳，睡眠尚可，二便尚可，舌质暗红，苔薄腻，脉弦，稍细。

诊断：冠心病（胸阳痹阻，寒凝气逆）。

方药：枳实薤白桂枝汤加味：

瓜蒌皮 5g　枳实 10g　厚朴 20g　薤白 25g　桂枝 10g　甘草 10g　大枣（若羌小枣）10g

冠心丹参滴丸，3 次/日。

7 剂，水煎服，日 1 剂，3 次/日。

二诊

服上方后，胸闷不适，痞塞感有明显缓解。拟方：

瓜蒌皮 5g　枳实 10g　厚朴 20g　薤白 25g　桂枝 10g　炙甘草 10g　丹参 12g　大枣（若羌小枣）10g　砂仁 6g

7 剂，水煎服，日 1 剂，3 次/日。服上药后，症状均无。

按语： 本案为胸痹实证，是在胸痹基础上，多了胸中痞闷、反胃之证。本证偏于实证，因天气转寒，阴寒上乘，凝聚其间，出现胸中痞闷、舌色暗红；寒凝胸中，气机痹阻，则反胃，上气想吐；胃气不和则不欲饮食。治宜祛邪为先，通阳散结，降逆除痞。方中枳实、厚朴行气散结，平降逆气。瓜蒌皮宽胸理气，薤白降气，共奏解除胸中痞气之功。桂枝温通心阳，散寒宣痹，配以丹参行心血，甘草、大枣益气健脾养血。诸药合用，以祛邪为主，解实证之所急，疗效快速，收效良好。

案四十七　胸痹（冠心病）

李某，女，68 岁。

初诊

患者于 1 年前因冠心病心肌梗死入院治疗，出院 1 个月后，因天气变冷，又感胸部胀满，气短，心前区隐隐作痛，放射至两胁，伴有咳吐白痰，腹胀，心气郁闷，夜寐不安。舌苔白腻，脉沉弦，稍滑。

诊断：胸痹（胸阳痹阻，寒痰凝聚）。

方药：枳实薤白桂枝汤合人参汤加减：

瓜蒌皮（先煎）20g　枳实 9g　厚朴 10g　薤白 10g　桂枝 10g　甘草 10g　人参 9g　大枣（若羌小枣）10g　干姜 8g　半夏 15g　丹参 12g　降香 10g　郁金 10g

7 剂，水煎服，日 1 剂，3 次/日。

二诊

服上药后，患者症状大减，咳痰减少，夜寐也好转。再服 7 剂，诸症皆安。

按语："胸痹"一证，与西医学"冠心病心肌梗死"比较类似，《金匮要略》将本证病因病机概括为"阳微阴弦"四字。"阳微"，即寸脉来微，主胸中阳气不足；"阴弦"，指尺脉见弦，主在下痰浊水邪反盛。《伤寒论·辨脉法》云："阳脉不足，阴往乘之。"故胸阳不振，反使下焦之阴邪乘虚犯上，使心脉痹阻，气血不通。《素问·调经论》曰："寒气积于胸中而不泻，不泻则温气去，寒独留则血凝泣，凝则脉不通。"因此，导致了胸痹心痛的证候发生。本证原文"胸痹心中痞，留气结在胸，胸满，胁下逆抢心，枳实薤白桂枝汤主之；人参汤亦主之。"此患者虚实皆有，所以选用二方合用，枳实薤白桂枝汤合人参汤加减，此为温通胸阳、化痰宣痹、补气益气通络之法。患者因受寒后，伴有咳吐白痰，所以配以半夏宣化痰浊之邪；心情不悦，配以郁金清肝、降香降气，使得肝气条达。身心舒适，夜寐自然好转。诸药合用，疗效甚好。嘱患者随访。

桂枝芍药知母汤

案四十八 痹证（风湿性关节炎）

陈某，女，39岁。

初诊

一身肢节疼痛，伴腰痛，曾住院治疗。近期劳累后受寒复发，关节处稍红肿热痛。精神欠佳，纳差，查体无明显异常，舌暗红，苔厚腻，脉细滑。

诊断：风湿历节（湿热浸淫）。

方药：桂枝芍药知母汤加味：

桂枝25g 芍药12g 麻黄8g 生姜20g 炒白术20g 知母20g 防风20g 制附子片（先煎30分钟）9g 桑寄生20g 甘草10g 大枣15g

7剂，水煎服，日1剂，3次/日。

二诊

服上药后关节红肿程度明显缓解。余症均在。继续服用上方7剂。患者症状全无。

按语：肢节疼痛，名曰历节。此证由于风邪外感，汗出不畅，久久湿留关节，气血通行不畅所致。痛久不解，久病身体逐渐消瘦，正气日衰，邪气日盛，湿出无路，渐次化热伤津，发病时关节处红肿热痛。其微者用桂枝芍药知母汤。其剧者宜用乌头汤。风湿侵袭，身体疼痛难忍，精神状态不佳，湿阻中焦，苔厚腻，脾胃运化失常，致纳差。久病舌暗红，脉细滑。治宜桂枝芍药知母汤祛风除湿，温经散寒，佐以滋阴清热。方中桂枝与制白附片通阳宣痹，温经散寒；桂枝配麻黄、防风祛风而温散表湿；炒白术、制附片助阳除湿；知母、芍药益阴清热；甘草调和诸药，诸药相伍，表里兼顾，且有温散而不伤阴、养阴而不碍阳之效。

案四十九 痹证（痛风性关节炎）

李某，男，46岁。

初诊

查尿酸567μmol/L，三酰甘油3.97mmol/L，昨天晚上因应酬喝酒感觉不适，左侧拇趾关节处疼痛，变形肿大，疼痛呈进行性加重，睡眠浅，口干，口唇色紫暗。舌质淡红，苔薄黄、微腻，脉滑数。

诊断：痛风性关节炎。

方药：桂枝芍药知母汤加味：

桂枝25g 芍药12g 麻黄8g 生姜20g 炒白术20g 知母20g 防风20g 制附子片（先煎30分钟）9g 土茯苓20g 炙甘草15g 红景天20g 珍珠草（叶下珠）15g 绞股蓝20g 泽泻15g

5剂，水煎服，日1剂，3次/日。

二诊

服上药后疼痛好转，睡眠欠佳，舌淡红，苔薄腻，脉弦细。拟方：

桂枝15g 芍药12g 炒白术20g 知母20g 防风20g 土茯苓20g 鸡血藤20g 制附子片（先煎30分钟）9g 墨旱莲15g 炙甘草15g 红景天20g 首乌藤30g 绞股蓝20g 泽

泻 15g　大枣（若羌小枣）15g

3 剂，水煎服，日 1 剂，3 次/日。

服上药后，患者疼痛全部消失，睡眠缓解。拟方：

按语：本案患者尿酸高，血脂高，关节红肿，舌苔黄腻，脉滑数，均为湿热所致。湿热阻滞，所以口干；疼痛难忍，睡眠就浅。风湿历节原文（《金匮要略·中风历节病脉证并治》）："诸肢节疼痛，身体尪羸，脚肿如脱，头眩短气，温温欲吐，桂枝芍药知母汤主之。"本证类似于西医类风湿关节炎、痛风性关节炎。治疗在原方的基础上，配以土茯苓、珍珠草、泽泻增加清热利湿的功效。配以红景天、绞股蓝益气。复诊时，患者疼痛症状明显缓解，在此基础上增加了鸡血藤、墨旱莲、首乌藤以活血化瘀通络，滋阴养肝助眠。诸药合用，疗效显著。

半夏厚朴汤

案五十　乳癖（乳腺增生症）

黄某，女，42 岁。

初诊

患者素来情绪不稳定，有乳腺增生症病史。去年生气以后逐渐出现倦怠乏力，咽中感觉有异物，吐之不出，咽之不下，纳食尚可，月经不调，舌淡红，苔薄腻，脉弦滑。

诊断：乳腺增生症（痰气郁结）。

方药：半夏厚朴汤加味：

半夏 25g　厚朴 10g　茯苓 15g　生姜 20g　紫苏叶 8g　玫瑰花 15g　青皮 10g　皂角刺 15g

7 剂，水煎服，日 1 剂，3 次/日。

二诊

服上药后，效果良好，继续服用 5 剂。咽部异物感全部消除，心情舒畅。

按语：本条原文妇人 "咽中如有炙脔，半夏厚朴汤主之"（《金匮要略·妇人杂病脉证并治》）。本案患者，素来性格内向，情绪不稳定，气郁则生痰，痰气交阻，上逆于喉间，感咽中有异物，吐之不出，吞之不下。检查咽部无异常。此为痰气交阻，多见于妇女。治宜解郁化痰，顺气降逆。方中半夏、厚朴、生姜辛以散结，苦以降逆；辅以茯苓利饮化痰；佐以紫苏叶芳香宣气解郁，配合玫瑰花行气活血；青皮、皂角刺破气散结。合而用之使气顺痰消，则咽中如有炙脔感可以消除。

案五十一　郁证（神经症）

王某，女，37 岁。

初诊

患者性格内向，素日寡言少语，喜独处而不善与人交往，因家庭琐事烦思忧虑，导致情绪不稳，时悲时恐，悲则欲哭。自觉有一胶状物哽噎咽喉，吐之不出，咽之不下。心慌，胸闷，头目眩晕，失眠，食少，恶心欲吐，大便日行二次。舌苔白，脉沉弦而滑。

诊断：梅核气（肝胆气机不疏，痰气交阻）。

方药：半夏厚朴汤加味：

半夏 15g　生姜 10g　炙甘草 8g　大枣 10g　厚朴 12g　紫苏叶 8g　茯苓 20g　香附 10g　郁金 12g　醋柴胡 10g

5 剂，水煎服，日 1 剂，2 次/日。

二诊

服上药后，感觉咽部异物感好转明显，心情好转。上方继续服用 5 剂。咽喉哽噎消失，情绪基本稳定，诸症渐愈。继续服用加味逍遥丸，3 次/日，共服半个月，以善其后。

按语："梅核气"以咽中如有炙脔，咯吐不出，吞之不下为主证。《金匮要略》形容为"咽中如有炙脔"。吴谦解释说："咽中如有炙脔，谓咽中有痰涎，如同炙肉，咯之不出，咽之不下者，即今梅核气病也。此病得于七情郁气，痰涎而生。"验之于临床，本病多由情志不遂，肝气郁结，肺胃宣降不利，以致津液为痰，与气搏结，阻滞于肺胃之门户，故为咽喉哽噎，吞吐不利。所见胸闷食少呕恶，亦悲亦恐，脉沉弦而滑，以及失眠、头眩而目昏之证，皆为肝郁气滞痰阻所致。故治疗必以疏肝理气、化痰开结为法，张仲景所创"半夏厚朴汤"对此证有特效。主药半夏，一用三举，一者降气，二者和胃，三者化痰开结。余药则为之佐助，如厚朴助半夏降气，茯苓助半夏化痰，生姜助半夏和胃。紫苏叶理肺疏肝，芳香行气，使肝者左升，肺者右降。又因本病起于气机郁滞，故配以柴胡疏肝散开郁行气。炙脔症状有所缓解，但患者素来性情不悦、情绪化，所以继续服用加味逍遥散以疏肝理气、清肝养血。此为标本皆治，疗效显著。

桂枝茯苓丸方

案五十二　闭经（不孕症）

廖某，女，34 岁。

初诊

近 8 年来患者饮食不节，食欲旺盛，每日除正常三餐外，睡前需食夜宵，平时喜食零食、甜食，身体渐胖，婚后 6 年未孕，且月经渐至不规律，就诊多家医院，仍未怀孕。曾试过多种减肥方式，均因无法控制食欲而无效。体重达 70kg。近 3 个月，月经闭而未行，带下黏稠量多，但无异味，腰及小腹有胀感并隐痛，双下肢稍有浮肿，小便量较少，大便尚调。舌质暗淡，舌体偏胖有齿痕，苔薄白，脉弦缓。追问病史，有反复停经史，其中最长的达 8 个月。

诊断：闭经（气血瘀滞，胃强脾弱）。

方药：桂枝茯苓丸加减：

桂枝 10g　牡丹皮 10g　红花 9g　当归 12g　香附 15g　郁金 12g　半夏 10g　桃仁 10g　赤芍 10g　茯苓 15g　甘草 6g　车前子（包煎）15g　白术 15g

7 剂，水煎服，日 1 剂，2 次/日。

二诊

服初诊药后，患者食欲有所下降，饱腹感增强，双下肢浮肿有所减轻，嘱患者继续服用 7 剂。煎服法同上。

三诊

服完二诊方药 14 剂，患者月经来潮，经量不多，带下明显减少，腰及小腹胀痛消失，小便量增加，双下肢不浮肿。嘱患者每月月经来潮前服上方 8 剂，以巩固疗效，形成正常月经周期。共服药 3 个月，月经正常，半年后随访，患者已正常受孕，食量正常，体重也恢复正常。

诸病皆愈，高兴不已。

按语： 患者主要以闭经为由，想寻找治疗方案。但追其缘由，患者有不健康的生活方式及饮食习惯，导致肥胖。"饮食自倍，肠胃乃伤"。饮食过量，不加节制，损伤脾胃运化输布功能，致使水谷精微化生痰浊，导致肥胖。痰湿下注，带下增多，痰瘀胞宫则致闭经。痰瘀互结，经脉不通；《金匮要略·妇人妊娠病脉证并治》曰："妇人宿有癥病……当下其癥，桂枝茯苓丸主之。"原文提出病因为瘀阻胞中，血不归经。本案患者因痰饮瘀阻胞中致病，当下其癥，以化痰散瘀为法。本案痰瘀同治，前后调理4个月，月经正常后体重至正常并治愈了不孕症，一举三得。

案五十三　尿频（前列腺增生）

李某，男，59岁。

初诊

患者近几年，频繁出现小便淋沥不尽，夜尿增多。经多家西医医院治疗，B超诊断为前列腺增生，无明显好转迹象。现仍小腹隐痛，小便急，夜尿3～5次，且有排尿不净的症状。现精神状态尚可，纳食欠佳，睡眠不足，大便正常。舌质淡，暗红，脉弦滑。

诊断：前列腺增生（气滞血瘀）。

方药：桂枝茯苓丸加味：

桂枝15g　茯苓15g　牡丹皮15g　桃仁15g　赤芍15g　益智仁15g　黄芪15g　生甘草梢15g　怀牛膝15g　土鳖虫3g

7剂，水煎服，日1剂，3次/日。

二诊

服上药后，小便明显顺畅，小腹无隐痛感，排尿仍无力，继续拟方治疗：

桂枝15g　茯苓15g　牡丹皮10g　桃仁15g　白芍15g　益智仁20g　黄芪25g　炙甘草15g　怀牛膝15g　土鳖虫3g　酒大黄（后下）3g

7剂，日1剂，3次/日，水煎服。

服完上药后，患者所有症状均好转明显，继续二诊方7剂，服药完毕后，症状全部消失。

按语： 此方虽为《金匮要略·妇人妊娠病脉证并治》，但男士前列腺疾病的病位与妇人胞宫的部位雷同。本案患者因年龄的增长，肾气减弱致前列腺功能性改变，久病则出现前列腺增生等症，从功能性病变转变为器质性病变，也是原文所述"癥"的形成过程。"癥积"形成，血行有阻，血瘀气滞，瘀滞者气不行，小腹隐痛；压迫膀胱，膀胱存尿减少，出现尿急；肾气不足，则小便无力。方中桂枝、赤芍通调血脉；牡丹皮、桃仁活血化瘀，配以土鳖虫破血化瘀、消癥；合大黄以活血的同时取泻瘀血之意；怀牛膝、益智仁补肾，配以黄芪，温补肾气，增加补气行气之功，同时助茯苓淡渗利湿。桂枝茯苓丸现已广泛运用于临床各类疾病，如子宫肌瘤、卵巢囊肿、慢性盆腔炎、子宫内膜异位症、不孕症、痛经、前列腺增生（肥大）、面部色斑等疾病，值得深究。

当归建中汤

案五十四　虚劳（产后腹痛）

兰某，女，30岁。

2个月前，难产后大出血，形体虚羸，食欲减退，脾气先伤。近日又因受寒，生气后，出现腹部持续性拘急疼痛，喜温喜按，泛吐清水，自汗而面色青黄，后背酸痛，并有带下，大便溏又有虚寒症状，舌淡，苔薄白，脉弦，按之无力。

诊断：产后腹痛（脾胃虚寒，寒凝气滞）。

方药：当归建中汤加味：

当归30g　桂枝20g　芍药40g　生姜30g　甘草20g　大枣10g　黄芪30g　杜仲20g　饴糖30g　白术20g

7剂，水煎服，日1剂，3次/日。

服上药后，腹痛止。

按语：此证因产后出血，导致血虚气衰，中气不健；又因气恼，肝气乘之，故见腹部持续性拘急疼痛，喜温喜按。阳虚不固，则自汗出；血虚不养，则后背酸痛。发病因气血营卫俱虚，脾虚肝逆，致阴阳失调不相维系，所以治疗当以温中补虚、和里缓急、调和阴阳气血为要。《金匮要略心典》指出："欲求阴阳之和者，必求于中气，求中气之立者，必以建中也。"本案建中气，从两个方面入手：一是补血柔肝缓急，以节制肝木克伐脾土。二是甘温补益脾气，健运中州；待脾气得健，则能执中央以运四旁，从阴引阳，从阳引阴，使阴阳调和，气血充盛。当归建中汤以桂枝汤调和脾胃营卫气血，甘温补中；倍芍药以缓肝气之急，与甘草相配，又能酸甘化阴，滋润脾胃；加饴糖，益脾气而养脾阴，兼能缓肝之急。主药当归补血而不滞血，配黄芪甘温升阳，益补太阴，善立中州之气。气能生血，使血化生有源。《金匮要略》提及本方时在"虚劳里急"后又加了"诸不足"三字，可见气血双补之功，本方较小建中汤功效更强。本方虽气血双补，阴阳并调，但其功偏于温补，临床用于治疗脾胃虚寒型胃脘痛、少腹痛者，疗效确切。

案五十五　胃痛（慢性胃炎）

郑某，女，25岁。

初诊

患者身体瘦弱，素来喜食冷饮，喜晚睡，近1个月因晚上喝了冻啤酒，出现胃脘疼痛，喜暖恶寒，每月经期周期不定，月经量减少，色黑，有瘀血块，每月痛经，大便稀溏，排便不畅，面色萎黄，精神欠佳，舌暗，苔薄白腻，脉细涩。

诊断：胃脘痛（肝脾血虚，寒凝气滞）。

方药：当归建中汤加减：

当归15g　桂枝12g　芍药30g　生姜15g　党参20g　饴糖30g　炒白术15g　炙甘草8g　大枣15g　白芷15g　益母草20g

7剂，水煎服，日1剂，3次/日。

二诊

服上药后，腹痛止。大便仍然不调，面色有所好转，继续拟方治疗：

当归15g　桂枝12g　芍药20g　生姜10g　党参20g　饴糖30g　炒白术15g　炙甘草8g　大枣15g　白芷15g　益母草20g

10剂，水煎服，日1剂，2次/日。

服完上药17剂后，月经来潮，这次月经量有所增加，无明显痛经。面色稍转红润。嘱患者停经后10天，来复诊，二诊方再服7剂，以巩固疗效。每月服7剂，连服5个月。随访，以上症状痊愈。

按语：本方本为产后方，《备急千金要方》内指出当归建中汤"治妇人产后虚羸不足。腹中刺痛不止，吸吸少气，或苦少腹中急摩痛引腰背，不能食饮，产后一月，日得四五剂为善。令人强壮，宜"。本案患者虽不是产后，但由于长期不良生活习惯，导致身体羸弱。长期熬夜，暗耗阴血；喜食冷饮，寒凝胃脘；血虚与寒凝致每月痛经。此次发病因食冷饮，诱发胃痛。治宜温经散寒，缓急止痛。方中当归、党参、大枣补益气血，以补血为主；桂枝、生姜温经，温中散寒；芍药、白芷、饴糖缓急止痛；益母草、炙甘草调经益气。诸药合用，气血双补，温中散寒的同时温经散寒。虚寒凝滞所致胃脘痛与痛经同时而愈，也为中医辨证论治、异病同治之特色。

藿朴夏苓汤

案五十六　湿温病（高热）

周某，男，24岁。

初诊

感受时令之邪，而发热头痛，胸中发满，饮食作呕。虽汗多而发热不退，反增谵语、身疼、呕吐等症。查体温 39.6℃，脉来濡，舌苔白腻。脉症合参，湿邪犹存，治当清利湿热，芳化湿浊，以行三焦之滞。

诊断：湿温病（湿温袭肺，三焦不利）。

方药：藿朴夏苓汤加减：

杏仁 8g　白蔻仁（后下）10g　薏苡仁 30g　滑石 20g　藿香 8g　厚朴 10g　清半夏 15g　竹叶 8g

3 剂，水煎服，日 1 剂，3 次/日。

二诊

服上药后，热退。复诊前一天晚上，又出现口渴、心烦，体温回升至 39.5℃，一身酸疼，恶寒，下肢冰凉。脉仍濡，舌苔黑白相间。继续拟方治疗：

苍术 15g　生石膏 30g　知母 10g　淡竹叶 8g　炙甘草 8g　粳米 30g

2 剂，水煎服，日 1 剂，3 次/日。

上方服完，高热即退，无恶寒症状，诸症皆愈。

按语：此证本属湿温为病，若清利湿热，自可奏效而愈。胸满泛恶，故属湿候，而同时又有高热，烦渴，谵语，则属阳明之热显著。前方用藿朴夏苓汤清热力小，藿香、厚朴又有增燥助热之弊，故药后口渴、心烦而病不得解。今即热盛于里，湿阻于外，则阳气不能下达，故两足冰凉而不温。治疗之法，非白虎不足以清其热，非苍术不足以胜其湿，故改投苍术白虎汤，两剂即愈。

三仁汤

案五十七　咳嗽（肺部感染）

秦某，女，43岁。

初诊

患者因高热、咳嗽、胸痛，在呼吸内科诊断为肺部感染，给予抗感染治疗6天后，出现皮疹、关节痛等过敏反应。体温仍高至39～40.2℃，在我院观察治疗，查白细胞为$16.0×10^9$/L，中性粒细胞为0.92，胸部X线片提示，右肺中叶大片阴影，经CT扫描、支气管镜及病理活检，排除肺部肿瘤。因高热不退，血沉增快，抗感染治疗体温居高不下，考虑大叶性肺炎。入院后进行抗结核治疗2周，出现肝损害，血清谷丙转氨酶（GPT）、血清谷草转氨酶（GOT）皆高于正常值数倍。调整抗结核治疗方案，1个月以后，X线片示肺部阴影变浅，但高热仍不退，午后体温每天高至 39～40℃，口服解热药后汗出热不退，遂请中医会诊。诊前，患者面赤，精神萎靡，咳嗽胸痛，咯黄痰，痰黏不易咯出，胸闷憋气，汗出，口干、口苦、口黏、胃脘堵闷，纳差，倦怠乏力，大便干，溲黄赤，舌苔黄厚腻，脉滑数。

诊断：肺炎（湿郁肺胃，痰热阻肺）。

方药：三仁汤合白虎汤加减：

生石膏30g　知母20g　生薏苡仁30g　玄参10g　白茅根10g　芦根12g　全瓜蒌15g　杏仁12g　黄芩8g　桔梗8g　海浮石30g　白蔻仁（后下）10g　粳米20g

3剂，水煎服，日1剂，3次/日。

二诊

服完上药1剂后，体温降至38.2℃，服2剂后体温降至37.5℃，3剂服后体温降至36.3℃，纳食增加，二便调，40余天高热，3剂中药则退热。现轻咳有痰，口黏，胃口不佳，苔薄腻。继续服用三仁汤加减善后：

杏仁10g　砂仁（后下）8g　生薏苡仁20g　桔梗8g　粳米15g　山药15g　白术10g

3剂，水煎服，日1剂，3次/日。

服完上药出院后，抗结核治疗3个月，血沉下降至正常，肺部阴影吸收消散，体温一直正常，病情无反复。

按语： 高热持续不退，汗出而不解，症见咳嗽，吐黄痰，痰黏腻不易咯出，口干口苦，便干溲赤，纳呆，胃脘满闷，倦怠无力，高热长时间不退，为热盛挟湿、湿热阻遏所致。药用三仁汤以祛湿热之体的因，白虎汤解湿热蕴肺之果，标本兼治。方中三仁汤"宣上，畅中，清下"，三焦湿热瘀阻打开通路，又以白虎汤配瓜蒌、海浮石、黄芩清肺化痰止咳，玄参、粳米清热润燥保阴津，芦根、白茅根清热凉血，透邪外出。全方共奏清理肺胃蕴热之功，疗效显著。

凉营清气汤

案五十八　湿疹（接触性皮炎）

李某，女，26岁。

初诊

自诉面部红肿伴瘙痒3天。因3天前，涂抹化妆品后出现面部红肿，伴明显瘙痒感，昨日服用海鲜后加重，两颊处可见密集分布丘疹，红晕如斑，赤紫成片，表面少量渗液，结黄痂，无发热，汗多，口渴，纳食尚可，夜卧不安，二便调，小便黄赤，舌干，舌红，苔黄腻，脉细数。在皮肤科测过敏原：总IGE抗体（+），尘螨（++），粉螨（+）。白细胞$5.61×10^9$/L，中性粒细胞0.761。

诊断：接触性皮炎（湿热蕴结，毒燔气营）。

方药：凉营清气汤合六一散加减：

水牛角（先煎）20g 牡丹皮10g 赤芍10g 六一散（包煎）10g 车前草20g 茵陈10g 防风10g 荆芥穗10g 生甘草梢10g 牛蒡子10g 潼蒺藜10g 薄荷（后下）7g 浮萍10g

7剂，水煎服，日1剂，3次/日。

二诊

服药后面部浮肿已消失一大半，无明显瘙痒感，两颊处可见红斑，少量丘疹，无渗出，表面无明显结痂，纳寐可，二便调，舌红，稍黄腻。拟方：

车前草20g 水牛角（先煎）15g 牡丹皮10g 赤芍10g 茵陈10g 防风10g 荆芥穗10g 六一散（包煎）10g 生甘草梢10g 牛蒡子10g 蒲公英15g 野菊花15g

7剂，水煎服，日1剂，2次/日。

三诊

面部浮肿消除，两颊处红斑较前明显淡化，未见明显渗出与结痂、面部瘙痒与不适。纳食尚可，睡眠能安。二便调，舌红，苔黄腻。拟方：

车前草15g 水牛角（先煎）10g 牡丹皮10g 赤芍10g 荆芥穗10g 生甘草梢10g 牛蒡子10g 六一散（包煎）10g 石斛10g 生白术12g

3剂，水煎服，日1剂，2次/日。10天后随访，病情稳定，无反弹现象。

按语：接触性皮炎是皮肤黏膜或黏膜单次或多次接触外源性物质后，在接触部位甚至以外的部位发生的炎症反应。其致病因素复杂多变，由此临床表现错综复杂，主要表现为红斑、肿胀、丘疹、水疱甚至大疱，类似于中医学"漆疮"。本案患者为过敏体质，禀性不耐，接触化妆品后发病，食用海鲜后加重。病机为外受辛热之毒，皮毛腠理不密，毒热蕴结肌肤。加之饮食不当，脾失健运，湿热内蕴，阻于经络，内不得疏泄，外不得透达，故发为本病。面部红肿，红丘疹如斑成片，还有少量渗出液，均为湿热郁积化火，毒燔气营之重症。治宜清气凉血，解毒利湿。方中水牛角、牡丹皮、赤芍清热凉血；车前草、茵陈、六一散清热利湿；荆芥穗、防风散风除湿止痒；甘草和中解毒；潼蒺藜增强疏风止痒之效，助夜寐得安；牛蒡子、浮萍加强祛风、湿、热之力。全方共奏清热利湿、凉血祛风之功。二诊风邪之证已不显，故去潼蒺藜、浮萍，加蒲公英、野菊花以增强清热解毒之力。诸药合用，共奏清热、解毒、利湿之功。三诊湿热之象渐轻，因脾主运化，脾运失健则痰湿内生，故二诊方去茵陈、防风，加生白术健脾助运；营阴所伤，津液不足，补以石斛以养阴生津，标本兼治。药后湿热除，脾气健运，阴津未伤，诸症痊愈。

麻黄附子细辛汤

本方为温阳解表的代表方，主治太少两感证，脉微细；但欲寐的少阴病又兼发热恶寒，脉沉。方用麻黄发汗解表，附子温经回阳，细辛散少阴寒。诸药合用，温经散寒。本方常用于虚寒性头痛，急、慢性肾炎，肾积水，肾绞痛，低血压，心脏病，哮喘，鼻炎等属虚寒者。

案五十九 感冒（上呼吸道感染）

谢某，女，60岁。

初诊

平素体虚，易感外邪，每次感冒迁延难愈。近因受凉后恶寒发热，体温升高至37.8℃，清涕，微咳，整日困倦思睡，自行在药店买感冒药，服完未见好转。今日于我院就诊，现感冒3日，恶寒发热，困倦思睡，纳差肢微冷，舌淡嫩，苔薄白，脉沉弱。证型属于素体阳虚，复感风寒，太少两感证。《伤寒论》曰："少阴病，始得之，反发热，脉沉者，麻黄附子细辛汤主之。"

诊断：阳虚外感（感冒）。

方药：麻黄附子细辛汤加减：

麻黄10g　细辛6g　炙甘草10g　制白附片（先煎30分钟）10g

5剂，水煎服，日1剂，3次/日。

二诊

服上药后，热退寒除，全身轻松，食欲开，脉转为浮缓无力，用桂枝汤合玉屏风散3剂以善后。3日后，病愈如初。

按语： 本例为年高体虚外感，既有恶寒发热、苔薄白之太阳表证，又有困倦思睡、纳差肢冷、脉沉等少阴阳虚之里证。辨为太少两感证，用麻黄附子细辛汤显效。方中麻黄辛温，善发表寒，因患者素体阳虚，所以，辅以制白附片大热之品，温阳散寒，细辛辛温走窜，还能通鼻窍，温化清涕，炙甘草益气，调和诸药。本方药少，配伍精妙，疗效甚好。

案六十　心悸（心动过缓）

李某，男，40岁。

初诊

患者1个月前在院外因低血压住院治疗，表现为心悸，头晕，乏力。患者自述，遇劳后上述症状加重明显，精神萎靡不振，胸闷怕冷，纳差，二便正常，舌淡嫩苔薄白，脉沉迟（一息三至）。查体：心率49次/分，律齐，无杂音。心电图提示窦性心动过缓；T波改变。血压88/48mmHg。中医辨证为心阳不振，心血瘀滞。治以温通心阳，养血活血。

诊断：心悸（心动过缓）。

方药：麻黄附子细辛汤加味：

麻黄10g　细辛6g　红参15g　制白附片（先下50分钟）15g　麦冬15g　五味子12g　补骨脂15g　川芎15g　丹参20g　赤芍15g　黄芪30g

7剂，水煎服，日1剂，3次/日。

二诊

服初诊方药后，头晕、心悸未发作，自感全身较前有力，稍耐疲劳，劳动能力稍微恢复一些，诊脉一息四至，心率65次/分。继续原方加杜仲20g，继续服用7剂。

三诊

服二诊方药后，全身症状基本消失，基本能恢复正常劳动能力，心率70次/分。血压105/70mmHg。后以补中益气丸和金匮肾气丸服用2个月善后。3年后随访，愈后未发。

按语： 窦性心动过缓在临床最常见的表现为心悸，乏力，头晕，脉沉迟，甚至昏厥。病机是心肾阳虚，推动无力，致心血瘀滞。故用麻黄附子细辛汤温通心阳，补骨脂、杜仲补肾阳，配以生脉散益气养阴，川芎、丹参、赤芍养血活血。诸药配合，疗效显著。

麻黄加术汤

案六十一　外感寒湿（风湿性关挟炎）

黄某某，男，38岁。

初诊

素因体肥多湿，现因受寒而发，医药杂投无效，改延余诊。其症手脚迟重，遍身酸痛，口中淡，不欲食，懒言语，终日危坐。诊脉右缓左紧，舌苔白厚腻，此《金匮》所谓湿家身烦疼，可与麻黄加术汤也。遵经方以表达之，使寒湿悉从微汗而解。

方药：麻黄加术汤（外感表寒挟湿）：

带节麻黄8g　桂枝12g　杏仁12g　炙甘草6g　苍术15g　葛根20g

3剂，水煎服，日1剂，一日3次。

二诊

服上药后，全身酸痛解，口中淡缓解，欲饮食，苔白腻。继续服药，善后。拟方：

带节麻黄8g　桂枝12g　杏仁12g　炙甘草6g　苍术15g　葛根20g　白芍9g　白术15g

3剂，水煎服，日1剂，一日3次。服药后，诸症悉平而愈。

按语：此为湿之属表无汗者而设，盖麻黄得术，虽发汗而不为多汗，术得麻黄，行漫而并可行表湿，止此一味加入，所谓方外之神方，法中之良法也，宜其一方即愈。

案六十二　水肿（黏液性水肿）

高某某，女，38岁。

初诊

患浮肿八年，每每因遇寒冷而加剧，曾经西医诊断为黏液性水肿，多方求治无效。患者全身浮肿，以颜面部为甚，伴恶寒，肢体沉重疼痛，无汗，胸脘痞满，小便不利，大便常秘。舌苔白滑，脉浮紧。

诊断：水肿（水湿上犯）。

方药：麻黄9g　桂枝15g　杏仁10g　炙甘草3g　苍术15g　泽泻9g　川芎6g

3剂，水煎服，日1剂，一日3次。

二诊

每次服药后，均有微汗出。继续服药。

方药：麻黄9g　桂枝15g　杏仁10g　生甘草3g　苍术15g　泽泻9g　川芎6g　茯苓10g

3剂，水煎服，日1剂，一日3次。

三诊

3剂服尽，肿消，其他各症亦随之而愈。为巩固疗效，以苓桂术甘汤善后。拟方：

茯苓20g　桂枝15g　白术15g　苍术15g　生甘草5g

3剂，水煎服，日1剂，一日3次。

按语：麻黄加术汤是张仲景用来治疗"湿家，身烦疼"的一张方剂，具有发散寒湿的治疗作用。本案所治的水肿，属于《金匮要略》中"水气病"的范畴。在《水气病篇》中，张仲景并没有提出麻黄加术汤这一治法，为什么在此却用本方治疗？患者全身浮肿，但以颜面部为甚，张仲景在论治水气病时提出："诸有水者，腰以下肿，当利小便；腰以上肿，当发汗乃愈"。

麻黄汤为发汗之剂，所以用来发汗以消肿。此其一；本案除了浮肿外，还见有明显的肢体沉重疼痛，恶寒无汗，舌苔白滑等寒湿在表的症状，符合麻黄加术汤所治寒湿郁遏卫阳这一病机，此其二；服用麻黄加术汤后，不但能够发散在外的寒邪湿气，而且可以宣畅肺气，恢复肺的治水功能，使其通调水道，下输膀胱，驱湿邪从小便而出，此其三。所以，临床审证施治，贵在证机相符，方证合拍，切不可拘泥而失其变通之义。寒湿治疗大法，叶天士徒弟华岫云总结出来了。在《临症指南医案》湿门总结说道：若其人色白而肥。肌肉柔软者。其体属阴。若外感湿邪。不易化热。若内生之湿。多因茶汤生冷太过。必患寒湿之症。人身若一小天地。今观先生治法，其用药总以苦辛寒治湿热。以苦辛温治寒湿。概以淡渗佐之。或再加风药。甘酸腻浊。在所不用。总之肾阳充旺。脾土健运。自无寒湿诸症。

桂枝加附子汤

案六十三 汗出畏寒（多汗形寒）

付某某，男，43 岁。

初诊

感冒发热后，因多汗形寒不退前来诊。询知头不痛，不咳嗽，四肢不酸楚，但觉疲软无力。向来大便不实，已有十余年。诊其脉沉细无力，舌苔薄白而滑。有人因自诉感冒，且有形寒现象，拟用参苏饮，我认为参苏饮乃治体虚而有外邪兼挟疾饮的方剂，今患者绝无外感症状，尤其是发热后多汗形寒，系属卫气虚弱，再予紫苏温散，势必汗更不止而恶寒加剧。

诊断：汗出畏寒（营卫不和）。

方药：桂枝加附子汤：

桂枝 12g　白芍 12g　生姜 12g　大枣 6 枚　甘草 3g　制附片（先下 30 分钟）9g

3 剂，水煎服，日 1 剂，一日 3 次。

二诊

服上药后，形寒症状明显减轻。脉细，稍有力。舌苔薄白。因久泻中气不足，酌加黄芪，并以炮姜易生姜 2 剂见效：

桂枝 12g　白芍 12g　炮姜 12g　大枣 6 枚　甘草 3g　黄芪 20g　制附片（先下 30 分钟）9g

3 剂，水煎服，日 1 剂，一日 3 次。

按语： 本案从病史到病症，皆露一"虚"象。前医不问病史，不审病机，不察脉症，而妄投温散，主以参苏，至今汗更多而寒更甚。秦老详察舌脉，切切辨证，断为卫气虚弱，中气不足，改进桂枝加附子汤，并以炮姜易生姜，加黄芪，切中病本，两剂大效。

案六十四 房后伤风（肌肉痉挛）

王某某，男，28 岁。

初诊

患者身材高大，体魄雄伟。夏季某日与妻子同房后，因觉燥热而置两腿于窗户之上，迎风取爽。几天后，左腿疼痛，左小腿拘挛而屈伸不利。针、药屡治不效。脉弦迟，舌苔水滑。

诊断：伤风（营卫不和）。

方药：桂枝加附子汤加味：

桂枝 18g　制附片（先下 30 分钟）12g　白芍 9g　大枣 7 枚　生姜 9g　炙甘草 6g　木瓜 9g　独活 9g

2 剂，日 1 剂，一日 3 次，水煎服。

二诊

服药 2 剂后，左小腿拘挛而屈伸不利、疼痛明显减轻，但未痊愈，继续上方加味服用。

桂枝 18g　制附片（先下 30 分钟）12g　白芍 9g　大枣 7 枚　生姜 9g　炙甘草 6g　木瓜 9g　伸筋草 15g　鸡血藤 20g

5 剂，日 1 剂，一日 3 次，水煎服。服完药后，痛止腿伸均痊愈。

按语：房事之后，精泄而内虚，不知慎护，但图凉爽，使风邪乘虚而入。《素问·风论》云："入房汗出中风，则为内风。"脉弦迟而舌苔水滑，则阳气内虚。外有风邪，内有阳虚，治宜扶阳解表，两相兼顾。用桂枝加附子汤，再加木瓜以利筋骨，加独活以散风气。刘老还认为，本方有温经散寒之用，可治风寒肢痛。若因风寒痹阻之麻木不仁者，可酌加当归、红花等理血之品，则起效更捷。

桂枝加桂汤

案六十五　奔豚（神经官能症）

秦某某，女，71 岁。

初诊

患呕吐，腹痛 1 年余，于 1993 年 5 月 17 日就诊。询其病状，云腹痛有发作性，先呕吐，即于小腹见结成瘕块而作痛，块渐大，痛亦渐剧，同时气从小腹上冲至心下，苦闷欲死。继而冲气渐降，痛渐减，块亦渐小，终至痛止块消如常人。此中医之奔豚气。患者因其女暴亡，悲哀过甚，情志经久不舒而得此证。

诊断：奔豚（气滞痞塞）。

方药：桂枝加桂汤：

桂枝 15g　白芍 9g　炙甘草 6g　生姜 9g　大枣 4 枚

14 剂，水煎温服，日 1 剂，一日 3 次。

共服上方 14 剂，奔豚气大为减轻，腹中作响，仍有一次呕吐。依原方加半夏 9g、茯苓 9g、以和胃蠲饮，嘱服 10 剂。药后，时有心下微作冲痛，头亦痛，大便涩，左关脉弦，与理中汤加肉桂、吴茱萸，数剂而愈。

按语：《金匮要略》云："奔豚病，从少腹起，上冲咽喉，发作欲死，复还止，皆从惊恐得之。"本案其女暴亡，悲哀忧思过甚，致发心脾阳虚，火不下达，下寒上逆。因下焦寒气有或聚或散之时，所以少腹痛块有或隐或现之候，阳虚损，下寒上逆，则气从少腹上冲心。与桂枝加佳汤温阳降逆，正中病机，果有神效。

案六十六　多寐（食后嗜睡）

邓某某，女，18 岁。

初诊　1997 年 3 月 1 日。

从 1996 年 7 月起，无明显诱因出现食后倦怠思睡，渐至出现食后嗜睡，每次非睡半小时以上不可，醒后又如常人，经某医院治疗，效不显。伴有头晕目眩，面色苍白，神倦乏力，四肢不温，时或发热，自荐汗，舌苔白而微腻，舌淡红，脉濡缓。

诊断：嗜睡（阳气虚，气血不足）。

方药：桂枝加桂汤：

桂枝 15g　白芍 10g　炙甘草 6g　生姜 10g　大枣 5 枚

3 剂，日 1 剂，水煎服，一日 3 次。

二诊

服药后仅伏案 20 分钟即醒，继续上方加减：

桂枝 15g　砂仁（后下）6g　炙甘草 6g　生姜 10g　大枣 5 枚　当归 10g　川芎 15g

5 剂，日 1 剂，水煎服，一日 3 次。

三诊

服后能坚持食后不睡，但仍有食后困倦思睡，继续服药：

桂枝 15g　砂仁（后下）6g　炙甘草 6g　生姜 10g　炒白术 15g　当归 10g　川芎 15g

8 剂，日 1 剂，水煎服，一日 3 次。

服药后，诸症消失。随访一年，未见复发。

按语：人之寤寐与卫气的运行和阳气的盛衰密切相关，《灵枢·大惑论》云："夫卫气者，昼日常行于阳，夜行于阴，故阳气尽则卧，阴气尽则寤。"本案嗜睡发作于食后，醒后一如常人，乃食后多寐也。其因与脾阳不足影响了卫气运行有关，何以言之？以头晕目眩，面色苍白神疲乏力，四肢不温，自汗，舌淡苔白故知也。故以桂枝加桂汤振奋阳气，调和营卫，而愈。

案六十七　呃逆（慢性胃炎）

尚某某，男，51 岁。

初诊　1996 年 3 月 21 日。

自诉五年前曾因胃脘胀闷不舒，隐隐作痛，食欲不振，经某医院诊为慢性胃炎，治疗后病情有所好转。近 2 个月来，胃脘时有不好，半月前又因受凉而见呃逆，日渐加剧，伴腹胀、纳呆，困倦。曾多方求治，迭进中西药，而无显效。近两日呃逆颇发，故前来求治。刻诊：证如上述，见其呃逆频作，音低声微，面黄体瘦，舌淡苔薄白，脉沉迟无力。治当补脾胃，祛寒邪，降逆气。

诊断：呃逆（脾胃虚弱，寒邪侵袭，胃气上逆）。

方药：桂枝加桂汤加味：

桂枝 20g　白芍 15g　党参 15g　甘草 6g　干姜 9g　生姜 9g　大枣 7 枚

2 剂，日 1 剂，水煎服，一日 3 次。

二诊

服药 2 剂后，呃逆次数明显减少，腹胀、纳呆也有好转。继续服方药：

桂枝 20g　白芍 15g　党参 15g　甘草 6g　干姜 9g　生姜 9g　大枣 7 枚　砂仁（后下）6g

2 剂，日 1 剂，水煎服，一日 3 次。

三诊

又服 2 剂后，呃逆消失。再拟方：

桂枝 9g　白芍 15g　党参 15g　甘草 6g　干姜 9g　生姜 9g　大枣 7 枚　砂仁（后下）6g

3 剂，日 1 剂，水煎服，一日 3 次。3 剂而愈，随访无复发。

按语：久患胃病，脾胃已虚可知，又寒邪直中，致脾胃不和，冲气上逆而发呃逆。桂枝汤能外和营卫，内调脾胃。加桂枝者，"为其味甘，故又善调脾胃，能使脾气之陷者上升，冲气之逆者下降，脾胃调和，则留饮自除，积食自化"（《医学衷中参西录》）。又加党参、干姜温补脾胃，待阳复寒去，脾胃调和，则呃逆自除。

桂枝加黄芪汤

案六十八　黄汗（肝硬化）

康某某，女性，45 岁。

初诊

以肝硬变来门诊求治。其爱人是西医，检查详尽，诊断肝硬变已确信无疑。其人面色黧黑，胸胁串痛，肝脾肿大，腰胯痛重，行动困难，必有人扶持，苔白腻，脉沉细。黄疸指数、胆红素皆无异常，皮肤、巩膜无黄染。曾经多年服中西药不效，特来京求治。初因未注意黄汗，数与疏肝和血药不效。后见其衣领黄染。细问乃知其患病以来即不断汗出恶风，内衣每日更换，每日黄染。遂以调和营卫、益气固表以止汗祛黄为法调治。

诊断：黄汗（营卫不调，卫表不固）。

方药：桂枝加黄芪汤：

桂枝 12g　白芍 12g　炙甘草 8g　生姜 12g　大枣 5 枚　生黄芪 12g

3 剂，日 1 剂，一日 3 次，水煎服。嘱其温水服之，并饮热稀粥，盖被取微汗。

二诊

上药服 3 剂后，汗出身痛减继续服用：

桂枝 12g　白芍 10g　炙甘草 6g　生姜 10g　大枣 4 枚　生黄芪 10g

6 剂，日 1 剂，一日 3 次，水煎服。注意避风。

服 6 剂后汗止，能自己行走，继以转治肝病乃逐渐恢复健康，返回原籍。2 年后特来告知仍如常人。

按语：汗出恶风，身体疼重，舌苔白腻，系表虚湿郁，营卫失调，投桂枝汤加黄芪，确为正治之法。因本案既有黄汗，又有肝病，胡老先治黄汗，后治肝病，体现出医圣先表后里的治疗法则。

案六十九　黄汗（汗孔痛）

马某某，女，40 岁。

初诊　1998 年 5 月 30 日。

自诉 1997 年 4 月生产后第四天做输卵管结扎手术，阴道出血，几经调治，月余方止。但周身发肿、发胀，动则汗出，出汗时汗孔部如针刺样疼痛，汗后疼痛缓解。始则诸症较轻，以后逐渐加重，虽经多方治疗，疗效不显。患者体胖，如浮肿状，但肌肤按之无凹陷，皮色淡黄发亮，汗液黏腻，有多处汗毛部位可见微微下陷的小凹窝，以肩、背、胸、腹、上肢为明显。发热，微恶风寒，气微喘，时而心烦，恶心，身觉沉重，乏力，诸症皆多在午后增重。口不干渴，饮食一般，大便如常，小便微黄，舌质淡嫩稍胖，苔薄白，脉浮虚且滑。

证属产后失血，气血两虚，腠理不密，复又外感风邪，致使营卫失和。卫郁而不能行水，汗湿留滞于肌肤。湿性黏滞，气滞血瘀。诸症由斯而生。出汗乃湿浊有外泄之机，因湿外泄不畅，故出汗时汗孔如针刺样疼痛，汗出则积湿稍去，气血通畅，汗孔疼痛亦随之暂时缓解。拟解肌祛风，疏表散湿，调和营卫，参考《金匮》治黄汗之法。

诊断：毛孔痛（气血两虚，营卫失和）。

方药：桂枝加黄芪汤：

嫩桂枝9g 杭白芍9g 荆芥穗6g 生黄芪12g 炙甘草6g 生姜4g 大枣3枚

3剂，日1剂，一日3次，水煎服。

二诊

药后汗孔疼痛明显减轻，身已不觉发胀，精神较前为佳，但午后仍有发热，汗后恶风寒犹存。舌淡胖，苔薄白，脉虚滑。仍守前方加减：

嫩桂枝9g 杭白芍9g 荆芥穗6g 生黄芪12g 炙甘草6g 生姜4g 大枣3枚 防风10g 白芷6g

3剂，日1剂，一日3次，水煎服。

三诊

出汗时汗孔已不刺痛，发热、恶风寒均已消失，汗毛处凹陷平复，身已不觉得沉重，不肿胀。但仍出汗较多，面黄少华，舌淡胖，苔薄，脉虚细。患者产后失血，气血俱伤，加之患病日久，正气折损，一时尚难全复。当以益气固表论治。拟方：

人参（另煎）6g 生黄芪10g 炒白术10g 防风6g 炙甘草6g 生姜4g 大枣3枚 杭白芍9g 白芷6g

10剂，日1剂，一日3次，水煎服，以善其后。随访四年未复发。

按语：汗孔痛一症，虽未见记载，但该证实与《金匮》中黄汗一病的病机相近，故参以其法论治。用桂枝加黄芪汤调和营卫，解表祛湿。虑其外感较重，湿郁不畅，故加芥穗以增疏表之力。后又虑其产后气血衰少，又加久病体虚，遂用玉屏风散加人参益气固表，以善其后，可谓用心良苦。

案七十 鼻窒（慢性鼻炎）

曲某某，女，26岁。

初诊

有慢性鼻炎病史，数经中西药治疗，可未能取得远期治疗效果，近因鼻塞加重而前来诊治。刻诊：鼻塞不通，因凉加重，汗出，恶风，口淡不渴，舌淡，苔薄，脉浮略弱。

诊断：慢性鼻炎（营卫虚弱）。

方药：桂枝加黄芪汤：

桂枝10g 白芍10g 炙甘草6g 生姜9g 大枣12枚 黄芪15g 白术15g 防风15g 苍耳子15g 辛夷（包煎）12g

6剂，日1剂，水煎2次合并分3服。

二诊

鼻塞有好转，又以前方加减：

桂枝9g 白芍9g 炙甘草6g 生姜9g 大枣12枚 黄芪15g 白术12g 防风9g 苍耳子15g 辛夷（包煎）12g 白芷6g

20剂，日1剂，水煎2次合并分3服。服完药后，诸症悉除。之后，为了巩固疗效，复以前方变汤剂为散剂，每次6g，每日分3服，治疗2个月。随访1年，一切尚好。

按语：根据鼻塞、汗出、恶风辨为营卫虚弱，又因受凉加重鼻塞不通，口淡不渴辨为寒，以此选用桂枝加黄芪汤益气固表，调和营卫，加白术健脾益气，防风祛风散寒，通达鼻窍，苍耳子通鼻开窍。方药相互为用，以奏益气固表，散寒通窍之效。

小青龙汤

案七十一 咳喘（慢性支气管炎）

张某，女，63岁。

初诊

患者素来患痰喘之病，近来晚间及晨起咳喘加重，经西医治疗效果不明显，遂来求诊。诉胸闷，早晚必咳唾大量带泡白痰，口淡无味，舌面水润，舌淡胖，小便频数，乏力，畏寒，舌淡苔白，脉滑或紧。

诊断：咳喘。知此乃里虚寒挟水饮的"心下有水气"的小青龙汤证。

证型：虚寒里饮证。

方药：小青龙汤加减：

桂枝15g　麻黄12g　白芍10g　干姜15g　五味子15g　法半夏24g　炙甘草15g　细辛15g　附片（先下60分钟）24g

日1剂，5剂。

二诊

患者诉无喘咳，咳嗽咳痰已明显减少，无胸闷，食欲稍佳，精神佳，小便频数症状好转，无明显乏力感、畏寒，苔薄白，脉滑。拟方：

桂枝15g　麻黄12g　白芍10g　干姜15g　五味子15g　法半夏24g　炙甘草15g　细辛15g　附片（先下60分钟）24g

日1剂，5剂。

三诊

2年半多矣，患者诉偶尔喘微作，但服1～2剂辄止。

按语：患者素来有痰喘之病，属痰湿体质（杨森荣.经方辨治咳喘验案六则.国际经方学术会议第二届全国经方论坛暨经方应用高级研修班，2011）。

案七十二 咳嗽吐痰（肺炎）

王某，男，65岁。

初诊

咳嗽吐黄白痰4个月余，诉自上年11月患咳嗽、吐痰、咽痛，服其他方药，咳嗽不减反又加上喘，故遂来求诊，以咳嗽，吐黄白痰量多，心烦胸满，背恶寒，口干思饮，但饮后胃脘不适，苔黄腻，舌尖红，脉弦滑细。

诊断：咳嗽吐痰。

证型：表寒里饮兼有上热。

方药：小青龙加石膏汤：

麻黄15g　桂枝15g　细辛10g　干姜10g　白芍15g　炙甘草15g　五味子15g　半夏25g　生石膏30g　豆豉10g　黄连5g　黄芩5g

日1剂，5剂。

二诊

诉咳嗽咯黄痰减少，背恶寒稍减，心烦胸满减，口干减，饮后胃脘不适稍减，舌苔白微腻，脉弦滑细。继服用上方生石膏减至 15g，加细辛、干姜 10g。

日 1 剂，6 剂。

三诊

咳嗽吐痰明显减少，无黄痰，无背恶寒。

方药：上方去石膏汤：

麻黄 15g　桂枝 15g　细辛 10g　干姜 10g　白芍 15g　炙甘草 15g　五味子 15g　半夏 25g

日 1 剂，继服 6 剂，症状消。

按语： 患者诉现有症状，脊背恶寒、饮水后胃脘不适，为内有停饮之征。本有寒饮内停，治用苦寒清热化痰，痰不但不去，反因人体阳气大伤而痰饮加重。痰饮重，停滞日久，郁久化热，后犯于心胸，故出现心烦胸满。故不去痰饮，则热不去，咳无宁日。证属外寒内饮兼有上热，为小青龙加石膏汤方证。用小青龙汤解表祛饮以治其本，用生石膏清上热以除其标。

案七十三　发热（腺病毒肺炎）

冯某，女，6 岁。

初诊

患者西医诊断为腺病毒肺炎并已住院治疗 3 周，治疗效果不佳。遂来求医，现下症状见：发热 38℃，咳嗽，咳吐白黄痰，恶寒，胸闷气喘，面色青，食欲不佳，下利，舌淡苔灰黑，脉滑数。

诊断：发热。

证型：外寒内饮证。

方药：小青龙汤加减：

麻黄 15g　干姜 15g　细辛 10g　五味子 5g　法半夏 12g　桂枝 15g　生石膏 10g　炙甘草五 g　杏仁 10g　白芍 5g　大枣 10g

日 1 剂，分 3 次温服，5 剂。

二诊

身微热，咳嗽减少，咽间仍有痰，面色红润，食欲稍佳，大便次数已减少，舌淡苔灰黑已减，脉滑微数。治宜调和脾胃，理肺化痰。

方药：法半夏 15g　橘红 8g　炙甘草 6g　紫菀 8g　五味子 8g　细辛 10g　苏子 5g　前胡 5g　生姜 8g　大枣 10g

日 1 剂，分 2 次服，5 剂。

三诊

热退，喘憋减，精神佳，食纳好，舌淡苔白，脉缓。继服前方：

法半夏 15g　橘红 8g　炙甘草 6g　紫菀 8g　五味子 8g　细辛 10g　苏子 5g　前胡 5g　生姜 8g　大枣 10g

日 1 剂，分 2 次服，5 剂。

按语： 腺病毒肺炎，亦有属伤寒范畴的。风寒束表，卫阳被遏，表寒引动内饮所致，据脉症属内饮兼感，先宜小青龙加石膏汤发散风寒，温化寒饮。药后肺气得宣，病情好转。继宜调和肺胃，兼化痰湿。采取了先宣后降的治疗原则。

桑菊饮

案七十四　外感风热（感冒）

王某，女，29岁。

患者昨日受凉后，出现发热，流涕、打喷嚏、头痛、头晕、微恶风寒，咽痛咽痒，口渴，食欲不佳，小便黄，大便正常，舌苔薄黄，脉浮数。

诊断：感冒。

证型：风热证。

方药：桑菊饮加减：

桑叶15g　菊花15g　连翘15g　薄荷10g　芦根6g　杏仁10g　炙甘草6g　桔梗10g　生石膏10g

日1剂，3剂，症已。

案七十五　咳嗽（肺炎）

蒙某，女，10岁。

初诊

西医诊断肺炎，高热7天，现有症状：发热，汗出，咳喘，面赤唇红，口腔溃烂，腹微胀满，小便黄赤，大便不畅，日行多次，舌红苔黄，少津，脉浮数。

诊断：肺炎咳嗽。

证型：风热闭肺。

方药：桑菊饮加减：

桑叶10g　菊花15g　杏仁5g　薄荷5g　桔梗10g　芦根15g　甘草5g　连翘10g　僵蚕5g　蝉蜕7个　葛根5g　黄芩5g

5剂，日1剂。

二诊

患者诉结合中西药治疗，热势稍减，面赤唇红，小便短黄，腹微满，舌红苔微黄少津，脉浮数。按一诊方去葛根，加淡豆豉15g。

日1剂，1剂两煎，服3剂。

三诊

身热已退，咳嗽痰减，思睡，不爱睁眼，大便稀好转，次数亦减少，腹已不胀满，舌红苔薄白，脉浮数。按二诊方去淡豆豉，加炙枇杷叶10g、前胡5g。

日1剂，1剂两煎，3剂，渐愈。

按语：此例根据临床表现综合分析，属风热闭肺，治宜辛凉透表，宣肺祛风。用桑菊饮加僵蚕、蝉蜕、葛根、黄芩等清热祛风，药后热势减轻。仍以原方加减治疗而愈。

银翘散

案七十六　温病初起（发热）

王某，男，3岁。

初诊

发热，体温 38.5℃，伴微恶寒，咳嗽、打喷嚏、流涕，咽红肿，皮肤遍起红疹，食欲不佳，小便黄，大便干，舌淡苔薄白而干，舌边尖红，脉浮数。

诊断：温病初起伴出疹。

证型：温邪犯肺，肺气不宣。

方药：以银翘散加减：

金银花 10g　连翘 10g　薄荷 5g　豆豉 6g　牛蒡子 10g　桔梗 5g　竹叶 6g　芦根 15g　浮萍 6g　蝉蜕 5g　甘草 6g

日 1 剂，可分多次服用，3 剂。

按语： 患儿以发热伴微恶寒，咳嗽、喷嚏、流涕，咽红肿，舌边尖红，脉浮数，可诊断为温病初起，邪在肺卫，皮肤遍起红疹，温邪犯肺，肺气不宣，郁热波及营血，外发成疹。故以银翘散主之，银翘散首载于吴鞠通《温病条辨》，具有疏散风热、清热解毒之效，因患儿皮肤遍起红疹，加浮萍、蝉蜕宣肺透疹。服上药 3 剂后，热退疹消而愈。

案七十七　外感风热（发热）

方某，男，28 岁。

初诊

发热 2 天，不恶寒，伴有咳嗽、咯白痰、头痛，口微渴，小便黄，大便稍干，舌边尖红，苔薄白，脉浮数。查体：左肺听诊可闻及湿啰音，心脏听诊未见异常。血常规示：白细胞 7.78×10⁹/L，中性粒细胞 0.645。

诊断：外感风热。

证型：风温犯肺，邪留肺卫。

方药：银翘散加减：

连翘 20g　金银花 15g　桔梗 18g　薄荷 15g　竹叶 12g　甘草 10g　荆芥穗 12g　淡豆豉 15g　牛蒡子 18g　芦根 6g

日 1 剂，5 剂，银翘、薄荷后下。

按语： 根据患者证候发热，不恶寒，口微渴，咳嗽，舌边尖红，苔薄白，脉浮数，可诊断外感风热表证，符合银翘散方用证候，该方用于治疗外感风热表证。

案七十八　水痘（麻疹）

李某，女，12 岁。

初诊

2 天前开始发热，高热不退，体温在 38.5℃ 左右波动，伴面赤唇红，咽喉红肿，头面躯干见疱疹，全身散在疱疹及斑丘疹，大小不一，部分内含水液，部分已结痂，周围红晕，食欲差，口渴欲饮，小便短黄，舌尖红，苔薄黄腻，脉浮。病史：患儿近日有水痘接触史。

诊断：水痘。

证型：外感风热，水湿蕴结于表。

方药：银翘散加减：

金银花 15g　蝉蜕 10g　浮萍 10g　板蓝根 15g　薏苡仁 20g　淡竹叶 10g　薄荷 15g　车前子 10g　炙甘草 6g　连翘 15g　桔梗 10g　知母 5g　生石膏 10g

日 1 剂，水煎服，分 3 次服，5 剂。

二诊

服药后热退，部分痘疹逐渐消退，无新发水痘，咽喉红肿明显消退，食欲稍有恢复。在继续以上方服用 3 剂。外用 2%龙胆紫溶液涂擦破溃水痘。

按语： 患者外感风热，水湿蕴结，相搏于内，郁而化热，毒热由内透发肌表则发为水痘。但疹出未透，邪毒内闭，治宜宣透。故选辛凉平剂，以银翘散加减。方中金银花、连翘、板蓝根、薄荷、蝉蜕清热解毒透疹；荆芥穗、桔梗轻宣肺气；淡竹叶、车前子、薏苡仁泄热利水渗湿使毒邪从小便而去；石膏、知母清热生肌敛疹，诸药合用，外解肌表，内清湿浊，使表里之邪透泄而愈。

案七十九　咳嗽（肺炎）

霍某，男，4 岁。

初诊

自昨晚开始发热至 40℃，汗出，口渴，咽喉肿痛，四肢末梢发凉，咳嗽痰多，鼻塞、流黄涕，头晕，四肢末梢发凉，在外院口服西药治疗，病情无明显好转。神稍倦，纳差，大便干，小便短赤，心腹无异常。听诊：右中下肺有湿啰音。白细胞总数 $13.4×10^9$/L，中性粒细胞 0.68，淋巴细胞 0.23。胸透示：右侧肺炎。舌红苔薄微黄，脉浮数。

诊断：咳嗽。

证型：风寒闭肺。

方药：麻杏石甘汤加减：

蜜麻黄 10g　苦杏仁 6g　桑白皮 9g　生石膏 20g　射干 10g　桔梗 10g　牛蒡子 9g　黄芩 5g　瓜蒌 15g　葱白 15g　甘草 6g　竹叶 5g

葱白后下，日 1 剂，水煎服，分 3 次服，3 剂。

二诊

药后大便两次，有黏痰样白沫，腹胀痛已减，体温已降至 37.4℃，不思饮食，干咳少痰，小便黄，舌红苔薄微黄，脉仍浮数，右肺湿啰音稍减上方去竹叶、石膏，加炒苏子 10g。

葱白后下，日 1 剂，水煎服，分 3 次服，3 剂。

三诊

患者家属诉上午四肢微凉，下午起发热至 39.9℃，二诊方药已服一煎，仍呛咳，无痰，微烦，爱哭闹，不思饮食，小便短黄，舌红无苔，脉数。由复感引起，肺气复闭。治宜辛凉。仍用辛开。拟方：

麻黄 10g　生石膏 20g　炙甘草 6g　法半夏 10g　前胡 5g　桔梗 10g　生姜 5g　大枣 5g

日 1 剂，水煎服，2 剂。

四诊

服药后热退，咳嗽稍减，食纳转佳，小便正常，大便较稀，舌同前脉滑。改用温通降逆法。拟方：

茯苓 12g　法半夏 7g　陈皮 10g　炙甘草 5g　厚朴 5g　前胡 5g　杏仁 7g　炒苏子 10g　五味子 5g　生姜 3g　生石膏 15g

日 1 剂，水煎服，分 3 次服用，2 剂。

五诊

药后遍身潮汗出，咳嗽明显减少，食纳尚渴，大便稀，量多，小便正常，精神好转，正常，右肺湿啰音减少。仍以调和肺胃，温化痰湿为治。拟方：

茯苓12g　法半夏7g　陈皮10g　炙甘草5g　厚朴5g　前胡5g　杏仁7g　炒苏子10g　桑白皮8g　木香3g　生姜3g

日1剂，水煎服，分3次服用，2剂。药后渐愈。

按语： 风寒之邪郁而化热入里，邪热充斥内外，所引起身热不解、汗出、口渴、苔黄、脉数的肺热病证。病机为寒邪客于肺经，寒郁化热，故胸高气促，鼻翼扇张，治宜宣肺透邪，清热平喘。初用麻杏石甘汤加射干、僵蚕、桔梗、牛蒡子等轻清宣透，配伍杏仁味苦，善降肺气平喘；佐以甘草泻火止咳与调和诸药。四药合用，共奏辛凉宣肺、清热平喘之功。因复感，又发高热，体温39.9℃，喘甚无汗，改用越婢加半夏汤加味。服后潮汗出，体温即退，咳喘大减。再以二陈汤加味，温清并行，以善其后。

案八十　咳嗽（支气管肺炎）

张某，女，6岁。

初诊

5天前因着凉感冒，出现咳嗽、发热、呕吐，自服感冒药、消炎药、退热药，但热退则复起，咳不减，伴咳嗽痰多、色黄黏稠、鼻塞、流黄涕，头晕，2天后到附近医院诊治，在外院口服西药治疗，病情无明显好转。现症：咳嗽，咳重则喘，时有黄痰，身热汗出，口唇干燥，尿黄，不思饮食，发病以来，精神稍倦，纳差，大便干，小便短赤。听诊：双肺听诊可闻及细湿啰音和痰鸣音；心腹无异常。舌苔黄腻，脉滑数。辅助检查：胸部正位片检查提示双下肺支气管肺炎。

诊断：咳嗽（支气管肺炎）。

证型：痰热壅肺。

方药：麻杏甘石汤加减：

麻黄5g　石膏20g　杏仁5g　桑白皮9g　黄芩5g　射干10g　胆南星5g　炙甘草5g　瓜蒌15g　海浮石15g　天竺黄10g

日1剂，一剂两煎，分3次服用，5剂。

二诊

服用上方服2剂后，热即减轻，大便已通，4剂热退，轻咳，食欲欠佳。一诊方去黄芩、胆南星继服。

日1剂，一剂两煎，分3次服用，3剂，药后渐愈。

按语： 本例患儿是典型的麻杏甘石汤证，按小儿为纯阳之体，易从火化。本例患者感寒后入里化热，痰热壅闭，肺气被遏，宣降功能失调，肺气上逆，发为咳嗽。治疗当予辛温宣肺，苦寒清肺，化痰肃肺，宣中寓清，清宣并用。方中麻黄为君，取其能宣肺而泻热，是"火郁发之"之意；因肺热痰火较甚，故加桑白皮、黄芩、胆星清热化痰泻肺，5剂收效后，因胃气未复，故去黄芩、胆南星等苦寒碍胃之品，加茯苓、白术健脾益气而收功，瓜蒌通腑化痰；使以甘草调和诸药。本方用药精简，疗效显著，是治疗儿科风寒入里化热或肺中热盛咳喘的良方。

案八十一　尿频（小便频数、遗尿）

张某，男，7岁，学生。

初诊

患儿半年半前因患感冒致发热、恶风、咳嗽、咯黄痰，经服抗炎及止咳化痰中西药后，发热、恶风症状消退，但仍有轻度咳嗽、咯黄痰，并出现小便频数，色略黄，尿臊味大，无尿急尿痛感，偶有夜间遗尿。曾在多家医院治疗无效（治疗及用药不详）。故前来就诊，症见：目前患儿每日小便15余次，偶有夜间遗尿，尿臊味大，无尿急尿痛感和腰痛，小便短赤，尿常规和肾功能检查未发现异常，咳嗽，痰少，声音嘶哑，口渴喜凉饮，时汗出，饮食尚可，有疲乏感，大便略干燥，舌质偏红，苔薄白，脉数。

诊断：小便频数、遗尿。

证型：邪热壅肺，肺气不宣。

方药：麻杏石甘汤加减：

麻黄20g 黄芩10g 生石膏25g 杏仁10g 桑白皮15g 白前10g 炙杷叶15g 知母12g 黄柏12g 瞿麦10g 萹蓄10g 陈皮5g 炙甘草3g

日1剂，水煎服，7剂。

二诊

服药后患儿小便次数显著减少，服药期间无遗尿，咳嗽、咯痰、口渴明显减轻。初诊方石膏减为10g继服。

日1剂，水煎服，继续服药12剂，小便频数及咳嗽、咯痰诸症渐愈。

按语：上例为邪热壅肺，肺失宣降，津液运行失常所致的小便排泄异常案。对于小便频数，兼有肺气不宣咳喘的患儿，常选用疗效显著。患者小便频数、遗尿，兼见咳嗽、咯黄痰、口干渴等症，显系实热蕴结于肺，肺之宣发肃降失常，邪热逼迫水液下趋，膀胱失其约束所致。肺主通调水道，为水之上源，麻黄具有宣肺和利水的两大功能，此治法属下病治上。通过以清宣肺热为治法的治疗方法，能达到肺气和畅，宣降协调，津液输布正常，膀胱气化之职恢复的目的，从而使小便频数、遗尿等病症解除。

案八十二 便秘（顽固性便秘）

谢某，女，45岁，公司职员。

初诊

患者有便秘病史14年，每日靠口服复方芦荟胶囊、麻仁润肠丸、番泻叶，外用开塞露等才能大便。经肠镜检查，未发现有器质性病变。曾多次服用清热通下之中草药，虽能得快利于一时，但药后便秘如常。患者有慢性支气管炎病史10余年（经常服用止咳化痰中西药物），每日咳嗽，咯吐黄痰量多，口渴，恶热，舌质红，苔浊腻黄，脉弦数尺略弱。

诊断：便秘。

证型：痰热壅肺，肺气闭塞，津液不行。

方药：麻杏石甘汤加减：

麻黄10g 生石膏25g 杏仁10g 炙甘草6g 桔梗10g 浙贝母10g 桑叶10g 黄芩10g 鱼腥草15g

日1剂，水煎服，一剂两煎，7剂。

二诊

患者咳嗽、咯黄痰症状明显减轻，大便较前通畅，但仍需每日服用复方芦荟胶囊3粒（未服中药前每日需服复方芦荟胶囊6~9粒，番泻叶10g或外用开塞露1支）方能通便。治以一诊方去鱼腥草，加冬瓜仁15g、太子参10g继服。

日 1 剂，水煎服，一剂两煎，12 剂。

三诊

患者不需服用通便药物，每日能够保持大便 1～2 次，随访半年无复发。

按语：上例为邪热壅肺，肺失宣降，津液运行失常所致的大便排泄异常案。患者患顽固性便秘 10 余年，且有慢性支气管炎病史 10 余年，痰热壅肺症状明显，故治疗上要另辟蹊径，从其咳嗽、痰黄质稠、口渴喜凉入手，治以清化痰热，宣降肺气，选用麻杏甘石汤加味治疗，清热宣肺，化痰止咳通便，俾其肺气宣降复常，津液下行，肠道润通，咳嗽咯痰宿病减轻，则多年便秘痼疾痊愈。

大承气汤

案八十三　便秘（肠梗阻）

吴某，女，43 岁。

初诊

患者五六日前，出现壮热，头汗出，头痛，大便干结，不爱闭眼，呕吐，自发热以来未解过大便，小便短赤，眼睛、身体不黄，腹部胀满，舌红苔黄燥，脉洪大滑数。

诊断：便秘。

证型：阳明腑实证。

方药：大承气汤加减：

酒大黄 20g　枳实 15g　川厚朴 10g　芒硝 15g

酒大黄后下，立即水煎服，1 剂。

1 剂后，不多时，患者便觉腹痛，腹鸣音明显，便去厕所，顿时大下倾盆，恶臭逼人，后时时下利清水，约 1 小时后，利渐止，呕吐已，高热退，便后自觉已舒服。

按语：根据患者症状可辨证为，热入阳明，燥热伤津，燥屎内结，腑气不行，燥热上攻之证。里热炽盛，蒸腾于外，则见壮热、汗出；腑气不通，则见便秘不行；阳明燥热上扰则头痛、不爱闭眼，甚则不能言语，皆为神明被扰之象。故与大承气汤釜底抽薪，以存阴液，一剂而愈。

案八十四　便秘伴目疾（妊娠便秘）

林某，女，25 岁，农民。

初诊

妊娠 6 个月，便秘，伴眼肿，视物模糊。曾在当地医院治疗，均以辨证为气血不足，不能濡润大肠，所导致的大便不下，治以益气养血安胎之品，治疗均不明显。故前来就诊，症见：痛苦面容，右眼胞睑红肿，肿胀，右眼充血，黑睛当中布满凝脂，视物不见，伴头痛剧烈，眼睛自觉右刺痛感，潮热谵语，腹部胀痛，胎躁动，手足出汗，纳差，便秘 6 日未下，舌苔焦黄，脉滑数。

诊断：便秘伴目疾。

证型：里热实盛，阳明腑实。

方药：大承气汤加减：

大黄 5g　芒硝 6g　厚朴 20g　枳实 6g　蒲公英 20g　当归 15g

大黄后下，芒硝冲服，日 1 剂，水煎服，分 3 次服用，温服，5 剂。

二诊

服药后，大便已通，眼睛红肿刺痛，均有所减轻，改用调理之药后，疾病渐愈。

按语：本例怀孕 6 个月而右眼几近失明，兼有便秘。目为肝主，肝胆实热则黑睛溃烂；阳明为目下网，阳明腑实则黄液上冲；腑气不通、热邪上扰是该病之本。如单用益气养血安胎之剂，则有实热不除、腑气不通之弊。故大胆应用大承气汤急下存阴，泻热通腑，上病下取，获不伤胎气、目疾亦愈之功。毒邪攻目，当以急下存阴为治，后改用安胎调理之药。

案八十五 痫疯（抽搐昏厥）

张某，女，36 岁。

初诊

7 天前因感冒发热后而出现抽搐不止，即赴某医院诊治，虽经应用大量镇静、抗惊厥的药物治疗，症状无明显缓解。各项生化检查均正常，该医院遂以"抽搐原因待查"而嘱其家属转往上级医院治疗。当时家属因有其他顾虑，便求前来就诊。症见：患者神志恍惚，烦躁不安，每隔 1 小时抽搐一次，且口燥唇干，面色晦暗，眼神呆滞无光，身热烫手，面红目赤，精神极度衰竭。大便 5～6 日未行，舌质暗红苔黄厚干燥有芒刺，脉弦紧。

诊断：热厥抽搐。

证型：阳明腑实燥热证。

方药：大承气汤加减：

生大黄 30g　枳实 10g　厚朴 10g　芒硝 10g

生地黄后下，芒硝冲服，急以 250mL 水煎好，顿服。

二诊

服药后，当日下午 4 时左右即泻下粪便 2 次，泻后抽搐次数明显减少。

方药：调胃承气汤加减：

生大黄 30g　炙甘草 10g　芒硝 15g

芒硝冲服，日 1 剂，水煎服，3 剂，服药后，神志转清，而抽搐已止。属患者继续服用。其后继续以清热生津养阴治疗调理。

方药：生石膏 15g　知母 25g　元参 10g　生大黄 15g　麦冬 15g　淡竹叶 10g　霜桑叶 15g　炙甘草 8g　粳米 13g　西瓜翠衣 15g

日 1 剂，水煎服，7 剂，症状逐渐痊愈出院。

按语：大承气汤为寒下的代表方剂。主治：①阳明腑实证；②热结旁流证；③里实热证之热厥、痉病或发狂等。邪传阳明之腑，入里化热，与肠中燥屎相结而成为里实热证。其运用以痞（心下闷塞坚硬）、满（胸胁脘腹胀满）、燥（肠有燥屎，干结不下）、实（腹中硬满，痛而拒按，大便不通或下利清水而腹中硬满不减）四证及苔黄、脉实为依据。方用大黄通实，芒硝润燥，枳实消痞，川厚朴除满，共奏"釜底抽薪，急下存阴"之功。《黄帝内经》曰："六腑者传化物而不藏，故实而不能满也。"六腑以通为用，以降为顺。余主张，六腑不通之疾，必以通腑为先，正所谓"阳明之邪，仍假阳明为出路"，急用攻下，承顺胃气，痛苦疾患，霍然而愈。

案八十六 胁痛（急性胆囊炎）

许某，女，40 岁。

初诊

患者既往有胆结石病史，经中药治疗痊愈。患者于 4 日前突发右上腹部痛，并向右肩及腰背放射，继而痛剧，伴恶心呕吐，发热寒战，继而出现黄疸，目黄，身黄。内科诊为急性胆囊炎，转中医科治疗。症见烦渴引饮，大便秘结，小便短黄。舌苔黄腻，脉弦数。

诊断：胁痛。

证型：胆经蕴热，气机壅滞，腑气不通。

治法：泄热通腑，利胆退黄，消痞除满。

方药：大承气汤加减：

生大黄 30g　芒硝 10g　枳实 10g　厚朴 15g　栀子 10g　茵陈 20g　郁金 12g　香附 15g

生大黄后下，芒硝冲服。日 1 剂，水煎服，服药 3 剂。

二诊

患者诉发热下降，无寒战，大便已通，胁痛稍减。

方药：上方大黄、厚朴剂量减少：

生大黄 15g　芒硝 10g　枳实 10g　厚朴 10g　栀子 10g　茵陈 20g　郁金 12g　香附 15g

生大黄后下，芒硝冲服。日 1 剂，水煎服，服药 5 剂。

三诊

发热、皮肤黄染消退。治以二诊方去香附继服：

生大黄 15g　芒硝 10g　枳实 10g　厚朴 10g　栀子 10g　茵陈 20g　郁金 12g　香附 15g

煎煮、服用法同上，又服 5 剂，诸症悉除，病渐痊愈。并嘱每日以茵陈 30g、大枣 10 枚煎汤作饮服。

按语：大承气汤由大黄、厚朴、枳实、芒硝组成，《伤寒论》为阳明腑实之痞、满、燥、实者而设。本案为胆腑蕴热，波及胃肠，实热积滞，故为大承气汤之适应证。方中大黄泻热通便，荡涤肠胃，为主药；芒硝助大黄泻热通便，并兼能软坚润燥，为辅药。二药相须为用，则峻下热结之力倍增。热蕴胃肠，积滞内阻，致腑气不通，故以厚朴、枳实行气散结，消痞除满，并助硝、黄荡涤积滞而速除热结，共为佐使药。方加栀子、茵陈，与大黄相合而寓茵陈蒿汤之意，以奏清热、利湿、退黄之功；郁金辛甘苦降，芳香宣达，而入心、肺、肝、胆诸经，入气分以行气解郁，入血分以凉血破瘀，为血中之气药，可疗气滞之胸胁部疼痛；又以其疏肝利胆，通脉导滞之功，为治胆囊炎、黄疸病之必需。

麻子仁丸

案八十七　脾约证（便秘）

刘某，女，27 岁

初诊

患者素体阳虚，喜食肥甘厚味，甚少吃水果蔬菜，常有便秘史，近日出现，大便燥结，五六日一行，每次大便困难异常，自因番泻叶热水泡开饮用，但未有效果，便前来就诊，症见：患者诉每日排便困难，往往因为用力太过而汗出如雨，口唇发干，以舌舔之则起厚皮如痂，撕则唇破出血，时有腹痛不适，口干，口臭，小便数而短少，其舌红苔干黄，脉弦数。

诊断：便秘。

证型：胃强脾弱之脾约证。

方药：麻子仁丸加减：

麻子仁 20g　制白芍 15g　当归 15g　枳实 10g　生大黄 15g　厚朴 10g　杏仁 10g　郁李仁 12g　桃仁 10g　蜂蜜 10g　生地黄 10g　知母 15g　麦冬 10g

蜂蜜冲服，日 1 剂，水煎服，5 剂。

二诊

服药后，排便已通，腹痛稍减。治以一诊方加减继服：

麻子仁 15g　制白芍 10g　当归 15g　枳实 10g　生大黄 10g　厚朴 8g　杏仁 10g　郁李仁 5g　桃仁 10g　蜂蜜 10g　生地黄 10g　知母 10g　麦冬 5g

蜂蜜冲服，日 1 剂，水煎服，10 剂。

三诊

每日大便正常，腹痛已消，口干、口臭已愈，诸症悉除。嘱服用中成药麻子仁丸。

按语：此脾约证之形成，实与过服番泻叶有关，番泻叶味苦，性寒，苦味属火，火能燥土，脾气失于濡养，不能为胃行其津液，致胃强脾弱。因患者本素体阳虚，性寒，长服损伤脾胃，亦可进一步损伤阳气。故《素问·生气通天论》曰："味过于苦，脾气不濡，胃气乃厚"。正言此证也。脉浮则胃气强，涩主脾阴不足，为脾约，即脾之功能为燥热所约束，不能为胃行其津液，肠中燥结而致热秘。因脾荣在唇，故脾阴不足，当唇燥干裂。以脾约丸作汤佐当归治之。方由小承气汤加麻子仁、芍药、杏仁而成。主以麻子仁润肠通便，杏仁降肺气，润肠通便，芍药养营和血，三药一则益阴增液，以润肠通便，使腑气通津液行，二则甘润，以减小承气汤攻伐之力。

案八十八　尿失禁伴便秘（压力性尿失禁）

刘某，女，30 岁。

初诊

患者产后小便失禁 2 个月。患者自述产后出现小便数，打喷嚏，或稍有咳嗽，用力大些，即有小便流出，小便时无刺痛感，并无其他明显不适。曾自行到当地医院积极治疗，诊断为：压力性尿失禁，治疗 3 个月，无明显效果。前来就诊，症见：患者体质营养可，面色略显苍白虚肿，自汗，小便频数，大便三四日一行，大便干结，排便困难，舌质偏红，苔微黄，脉细弱。

诊断：尿失禁伴便秘。

证型：胃燥脾虚证。

方药：麻子仁丸加味：

麻子仁 15g　杏仁 12g　大黄 8g　枳实 10g　芍药 12g　厚朴 12g　金樱子 12g　益智仁 10g　覆盆子 8g

日 1 剂，水煎服，5 剂。

二诊

服药后大便通畅，小便频数明显减少，停药后小便有明显频数，排便困难且干结，药证相符。

方药：按上方麻子仁丸加减：

麻子仁 15g　杏仁 12g　大黄 8g　枳实 10g　芍药 12g　厚朴 12g　金樱子 12g　益智仁 10g　覆盆子 8g　黄芪 20g

日 1 剂，水煎服，7 剂。

三诊

大便通畅，面色红润，自汗明显减少，遗尿情况已明显改善，嘱患者继续服药，逐渐病愈。

按语： 考虑到此证候尿失禁、频数、大便秘结、自汗，与脾约证相似。如《素问·阴阳别论篇》指出"二阳结谓之消"，王冰注此"二阳"者，胃及大肠俱热结也，肠胃藏热，则喜消水谷。盖脾主为胃行其津液，今胃中燥热，脾受约束，津液不得四布，但输膀胱，而致小便频数，肠失濡润，故见大便干结，而津伤口渴，势必饮水自救。尿小便频数甚至稍有遗尿，故予麻子仁丸加味，可明显改善大便干结，小便频数等情况，故可说明脾约已解，药证合拍。

案八十九　胁痛（胆石症）

马某某，女，60岁。

初诊

既往史：胆结石症已有2年之久，曾就诊多家医院，因考虑多方面因素，不愿西医手术治疗，保守治疗，但治疗效果一直不稳定。近1周来，患者自觉右胁痛甚，伴有口苦咽干，心烦急躁，乏力，小便短黄，大便溏薄，舌淡红，苔薄黄，脉象弦滑细数。

病机：肝胆郁热，蕴积成石。

治法：疏肝利胆，解郁清热，通下排石。

方药：小柴胡汤：

柴胡15g　黄芩10g　白芍15g　金钱草15g　沙参10g　内金15g　枳壳10g　海金沙15g　炙甘草10g　大枣10g　生姜3片

水煎服5剂，嘱服完第一剂药后，疼痛减轻，排便入盆，水煎服5剂，嘱服完第1剂药后，疼痛减轻，排便入盆，清洗大便，观察有无砂石。药尽复诊时带来满满一杯（八钱量酒杯）形状各异的碎石。仍觉有脘腹胀满，时现口苦，立方：

柴胡15g　黄芩10g　白芍10g　内金10g　石韦6g　枳壳10g　甘草10g

服药3剂病除。

按语： 用小柴胡汤加减调和脏腑，解郁清热，合伍排石汤，名曰小柴胡金钱汤。金钱草、海金沙、内金为化石之要药。白芍养血敛阴，柔肝利胆。枳壳消食积，化痰滞，理气宽胸。白芍与枳壳为伍，有扩张之用，胆囊结石得以排出。年高患者要慎用通便利便之药。

案九十　发热（长期发热）

李某某，男，37岁。

发热3个月，上午休温正常，下午逐渐增高至38～39℃；先恶寒后发热，入夜后逐渐热降，乏力倦怠，口苦咽干，胃脘闷胀不适，有时恶心，纳差，大便干，小便黄赤。检查肝功能未见异常，经用多种抗生素类药物无效。刻下症见舌质红，苔黄腻，脉细弦而数。郑教授辨证为表里不和，湿热内蕴。以和表里、清湿热为治。

诊断：发热。

方药：小柴胡汤加味：

柴胡30g　半夏9g　人参9g　甘草9g　黄芩9g　生姜9g　大枣4枚　茵陈30g　栀子10g

服药6剂，热退病除，除偶感疲倦外，无其他不适，予五味异功散收功。

按语： 本案发热未见明显感染灶，应用抗生素抗感染、退热治疗，效果欠佳。纵观症状，患者发热每于下午始，晨起正常，寒热往来，胃脘闷胀，时呕纳差，应属少阳证；便干尿黄，舌苔黄腻，有湿热内蕴之象。患者索体阴虚，正气不足，邪正相持于半表半里，而致久热不解，专于祛邪则令正气益伤，邪热正盛亦不可单纯补虚。邪犯少阳，邪正交争于半表半里之间，故寒热往来，胃脘胀闷，治当解肌退热，滋阴清热凉血，予以小柴胡汤加减。小柴胡汤正是治未病和重正气的结合，方中柴胡以疏在表之邪，黄芩以清在里之热，党参、甘草扶助正气以祛邪，半夏降逆而止呕恶，生姜、大枣调和营卫而扶正退热，酌加栀子、茵陈清利湿热。方症相应，故收效迅速。

案九十一 咳嗽（感染后咳嗽）

吴某，女，6岁。

初诊

因"反复咳嗽20天"就诊。患儿20天前发热，经治疗后热退，现有咽干，反复咳嗽不已，咳嗽为阵发性，以睡前及睡醒后较多，夜间有汗，听诊两肺呼吸音稍粗，未闻及啰音，舌质淡红，苔薄白，脉弦细。胸片显示两肺未见异常。

诊断：咳嗽。

方药：小柴胡汤加减：

柴胡8g 黄芩6g 党参6g 法半夏6g 蝉蜕6g 僵蚕6g 枳壳6g 川贝母4g 桔梗5g 生甘草3g 大枣3枚 生姜5片

5剂，日1剂，一日3次。

二诊

咳嗽明显减轻，夜间有汗。

方药：柴胡8g 黄芩6g 太子参8g 白芍6g 山药6g 桂枝3g 大枣2枚 生姜2片 甘草3g 炒麦芽8g 川贝母4g 蝉蜕6g

5剂，日1剂，一日3次。药后咳止。

按语：感染后咳嗽迁延不愈，按常规治疗难以奏效。《伤寒论》中指出少阳病的主症是"往来寒热"，其病机是"正邪相争"，而久咳不愈正是正邪相持不下的表现。用小柴胡汤以调和枢机，而其中的"参、枣、姜、草"可以扶正祛邪，此即《伤寒论》所谓"伤寒五六日中风……或咳……小柴胡汤主之"。后期配伍桂枝、芍药，以调和营卫而达止汗之功，诸药合用则汗止咳已。

案九十二 咳嗽（喉源性咳嗽）

高某，女，7岁。

初诊 2010年5月3日。

患儿体质素虚，易感咳嗽。此次因"咳嗽20天"就诊。家长述夜间咳嗽较重，咽痒即咳。咳嗽之初曾服用阿奇霉素、开瑞坦等，但效果不佳。刻诊：咳嗽阵作，干咳少痰，咽稍红，两肺呼吸音稍粗，舌质淡红，苔薄白，脉弦。

诊断：咳嗽。

方药：小柴胡汤加减：

柴胡8g 黄芩6g 党参6g 法半夏4g 炙麻黄6g 杏仁6g 蝉蜕8g 僵蚕8g 生姜5片 生甘草3g 大枣3枚 玄参8g

5剂，日1剂，一日3次。

二诊

咽痒明显减轻，咳嗽时作。上方加减，继续服药：

柴胡 8g　黄芩 6g　党参 6g　桔梗 5g　炙麻黄 6g　杏仁 6g　蝉蜕 8g　僵蚕 8g　生姜 5 片　生甘草 3g　大枣 3 枚　玄参 8g

7 剂，日 1 剂，一日 3 次。咳愈。

按语："喉源性咳嗽"是基于"喉为肺系"的理论提出的病名。张教授认为：喉源性咳嗽是临床常见病、多发病，尤其是因过敏因素的增多，患病的几率更高，但是临床治疗往往与普通的咳嗽混为一谈，所以治疗效果多不理想。不论将其作为新感外邪还是余邪未清，其本质都是"风邪作祟"。而风邪之所以不去是因为正气不足所致。本病反复发作具有"往来"的特点，小柴胡汤有扶正祛邪，调畅三焦的功效，所以使用小柴胡汤使该病病机中的诸多矛盾得到和解。蝉蜕、僵蚕、玄参可以祛风止痉，利咽止咳，炙麻黄与杏仁为麻黄汤和三拗汤中镇咳平喘的核心药对。诸药合用，故对本病有较好的治疗效果。

大柴胡汤

《伤寒论》："太阳病，过经十余日，反二三下之，后四五日，柴胡证仍在者，先与小柴胡。呕不止，心下急，郁郁微烦者，为未解也，与大柴胡汤，下之则愈。"

案九十三　感受风热（感冒）

周某，男，44 岁。

初诊　2017 年 4 月 12 日。

主诉感冒发热 3 日。现症见：发冷发热，寒热往来，头痛目眩，全身酸楚，四肢倦怠，咽喉痛，口苦咽干，口渴，脘腹胀满，大便秘结。检查咽峡充血，扁桃体不肿大，咽后壁淋巴滤泡增多。自量体温 39.2℃。舌质红，苔薄黄，脉浮数。诊断为感冒，证属外感风热，邪入少阳，兼阳明化燥成实之证。治宜和解少阳，清热泻下，方用大柴胡汤化裁。

诊断：感冒发热。

方药：大柴胡汤加减：

柴胡 15g　黄芩 12g　制半夏 12g　枳实 12g　生姜 12g　桔梗 12g　连翘 12g　蔓荆子 9g 川厚朴（后下）9g　白芍 12g　杭菊花 12g　生大黄（后下）12g　大枣 4 枚

2 剂，水煎服，日 1 剂，一日 3 次。

二诊

药后大便畅通，发热已退，余症明显改善，守上方加减 2 剂后，诸症缓解。

柴胡 10g　黄芩 8g　制半夏 10g　枳实 8g　生姜 12g　桔梗 12g　连翘 10g　蔓荆子 7g　川厚朴（后下）9g　白芍 10g　杭菊花 10g　大枣 4 枚

2 剂，水煎服，日 1 剂，一日 3 次。

按语：《素问•脉要精微论篇第十七》载："风成为寒热"。《类经•疾病类•七十七》注："阳实生外热……是风成而变为寒热也"。本病例感受风热之邪后出现发冷发热，寒热往来，头痛目眩，口苦咽干等症，为太阳病传入少阳；咽喉痛、咽峡充血、咽后壁淋巴滤泡增多等，这些部位发生病变与足厥阴肝经密切相关，故从少阳证考虑用药；脘腹胀满、大便秘结、口渴，除热邪蕴结之外，多为素有胃肠不适，通降失常，致食滞胃脘，与阳明病颇相似。根据病症，采用大柴胡汤为基础方，辨证加减，辄见效验。方中以大柴胡汤和解少阳，清热泻下；加上桔梗、连翘清利咽喉，解毒消肿；又加杭菊花、蔓京子疏散风热，清利头目，使头痛止；还加入川厚朴以加强行气消胀满的作用。诸药合用，发热退，全身酸楚和咽喉痛止，脘腹胀满消除。由于方药对症，故能向愈。

案九十四　眩晕（原发性高血压病）

刘某，女，53岁。

初诊　2015年3月6日。

主诉头晕头胀反复发作已4年，诱发加重2日。患者素有高血压病病史，每当心情波动或睡眠欠佳则血压升高，2日前因家庭纠纷致头晕头胀又作。现症见：头晕头胀，烦躁易怒，胸闷，口苦咽干，大便秘结，舌质红，苔薄黄，脉弦数。查血压160/96mmHg。治以疏肝泻火，内泄热结的大柴胡汤加减。

诊断：眩晕（属肝郁化火，胃腑蕴热所致）。

西医诊断：原发性高血压病。

方药：大柴胡汤加减：

牡蛎30g　柴胡9g　制半夏9g　黄芩9g　枳实9g　天麻9g　钩藤9g　郁金9g　夏枯草15g　怀牛膝15g　白芍15g　大黄（后下）12g

3剂，水煎服，日1剂，一日3次。

二诊

药后头晕头胀减轻，血压下降至145/88mmHg，余症均减，守上方加减调理1周余，诸症悉除，血压下降至正常范围。

牡蛎30g（先煎）　柴胡9g　制半夏9g　黄芩9g　枳实9g　天麻9g　钩藤（后下）9g　郁金9g　夏枯草15g　怀牛膝15g　白芍15g　大黄（后下）12g

7剂，水煎服，日1剂，一日3次。

按语：《素问·至真要大论篇第七十四》曰："诸风掉眩，皆属于肝"。肝为风木之脏，其性刚，肝气肝阳易动易升，若过怒可导致肝阳亢盛，阳亢化风，风阳上扰，则致头晕。本病例每当情绪波动，肝阳亦随之而上升，故眩晕加重。结合本病每怒则加重，又有肝火、阳亢之证，辨为实证无疑。患者虽是原发性高血压病，但出现头晕头胀、烦躁易怒、胸闷、口苦咽干等症，这与《伤寒论》中邪入少阳病出现的症状十分吻合。又从大便秘结、舌质红、苔薄黄、脉弦数上可看到患者除肝郁气滞内盛，上冲清窍之外，还可看到患者胃腑不通的另一面。根据病症，选取药理研究对高血压病有治疗作用的中药组方配伍，既不违背中医基本理论，又使治疗更具针对性。虽是原发性高血压病，但照样采用大柴胡汤加减，随症施治。其中柴胡、枳实、郁金疏肝解郁，改善不良情绪的影响；牡蛎、白芍平肝潜阳，镇静安神；夏枯草、怀牛膝引血下行，降血压；天麻、钩藤息风止头晕；制半夏、黄芩消痞散结，和胃降逆；枳实、大黄清热泻火，攻积导滞。由于用药紧扣病症，故收良效。

四逆散

案九十五　胆火上逆（慢性胆囊炎）

王某，女，50岁。

初诊

患胆囊炎，经抗生素治疗好转。但 3 个月后又复发。右胸胁前后均痛，并向肩臂部放射作痛。恶心，有时呕吐，嗳气，食欲不佳。大便干燥，每日 1 次，小便正常，睡眠不佳。月经过去提前，现常错后，头有时发晕。舌正微有黄苔，脉右寸弦，尺弱，关滑，左寸尺沉细，左关弦大有力。

诊断：胆火上逆（慢性胆囊炎）。

证型：胆火上逆，横犯胃气。

方药：四逆散加减：

竹柴胡 15g　白芍 20　炒枳实 15g　炙甘草 6g　吴茱萸 8g　桂枝 10g　当归 10g　川芎 10g　香木瓜 15g

日 1 剂，水煎服，5 剂。

二诊

服药后自觉好转，两侧胸胁稍隐痛，右季肋下疼，仍向右肩背部放射，纳食欠佳，睡眠仍不好，大小便已正常，有时口苦。舌质红，苔黄腻脉沉濡，关弦数。故仍宜疏肝降逆。治以初诊方加黄连 10g。

日 1 剂，水煎服，5 剂。

三诊

药后胸胁疼痛减轻，睡眠及食欲仍不佳，耳鸣，右上肢麻，二便调，舌质红，黄腻苔见退，脉略缓和。治以二诊方加佛手 10g、生姜 3g。

日 1 剂，水煎服，5 剂。

四诊

服药后右胸胁下痛减，两天未服药又觉疼痛，睡眠好转，头仍昏晕，食欲略增，口苦，右耳鸣，大便略干，小便正常。黄腻苔已减，脉弦缓有力。病势正在好转之中，治宜育阴潜阳。

方药：白蒺藜 10g　炙甘草 6g　柏子仁 15g　白芍 10g　大枣 6g　小麦 15g　肉苁蓉 5g　龟板 10g　鳖甲 10g　火麻仁 15g　石决明 10g　珍珠母 15g　石斛 6g　炒枳实 5g

共研为粗末，分成 30 包，每日一包水煎，加一小汤匙蜂蜜，和匀，2 次分服。感冒停服。

五诊

服药后右胁下疼痛减，睡眠好转，食欲增加，口已不腻，右耳尚鸣。检查认为是传导性耳聋。有时右手右面部均有发麻感，二便正常。

方药：上方去蒺藜，加地骨皮 10g、女贞子 6g、酸枣仁 6g、桑枝 15g。

共研为粗末，分 60 包，煎服法同前。

按语：本例诊断为慢性胆囊炎，中医辨证为胆火上逆，胃气受阻，以致胆胃不和。治法先宜清疏肝胆，和胃降逆，用四逆散、左金丸加味，药后自觉好转。头尚感微晕，有耳鸣，大便略干，口苦，脉弦缓。据临床分析，此乃阴虚阳亢之象，改为育阴潜阳，兼调脾胃。

案九十六　闭经（闭经症）

王某，女，30 岁。

初诊

月经停闭 1 年，伴小腹胀痛拒按，手足不温，嗳气，胸胁胀满，善太息，大便不爽，面色晦暗，舌质紫暗，苔白腻，脉弦。

诊断：闭经。

证型：肝郁气滞血瘀。

治法：拟疏肝理气，活血化瘀。

方药：四逆散加味：

柴胡15g　白芍20g　枳壳15g　香附20g　川芎15g　当归15g　五灵脂10g　炒蒲黄15g　丹参20g　牛膝15g　炙甘草10g

日1剂，水煎服，日2次，10剂。

二诊

服药10剂后仍有腹痛，嗳气，胸胁胀满，舌质紫暗，苔白腻，脉弦。治以一诊方加延胡索15g、乌药10g。

日1剂，水煎服，日2次，10剂。

三诊

继服10剂后月经来潮，量少，有血块，继二诊方巩固治疗2个月后。

日1剂，水煎服，日2次，10剂。随诊无明显不适。

按语： 闭经的治疗原则为虚者补而通之，滋养经血之源；实证者泻而通之，疏通冲任经脉。不可不辨虚实，滥用攻破或一味峻补。本案例中患者胸胁胀满不舒，平素抑郁，善太息，易嗳气，大便黏滞不爽，舌质紫暗，脉弦。辨证属气滞血瘀证，治以疏肝理气，活血化瘀，予四逆散加减治疗。方中以四逆散加香附、乌药、延胡索疏肝解郁，行气止痛，气行则血行，使冲任经脉得以疏通。予川芎、当归、五灵脂、炒蒲黄、丹参活血化瘀痛经。予牛膝补肝肾，引血下行。因肝郁气结而不达，气机不畅则血瘀，瘀阻冲任胞脉，经血不得下行而致，故治疗当重用四逆散疏肝理气行血，使肝气调达，冲任经脉得以疏通，经水自行。

案九十七　心下痞（胃脘胀痛）

庄某，男，57岁。

初诊

胃脘胀痛1个月余。患者1个月来胃脘憋胀疼痛，伴胁肋窜胀不舒，每于情志不舒时加重。喜长太息，纳谷不馨，时有泛酸，倦怠畏寒，小腹时冷，大便不畅，舌质暗红，苔薄微黄腻欠津，脉濡弱。

诊断：心下痞。

证型：肝郁脾虚，肝胃瘀热。

方药：四逆散加减：

柴胡13g　白芍12g　炒枳实10g　炙甘草6g　党参10g　黄连10g　吴茱萸6g　丹参10g　百合10g　煅瓦楞10g　橘皮10g

日1剂，水煎服，7剂。

二诊

后诸症明显减轻，大便通畅成形。继初诊方服用。

日1剂，水煎服，7剂。症状完全消失。

按语： 本例抓住脘胁胀痛、倦怠纳少、胃中泛酸、舌质暗红等主症，其伴随的畏寒、小腹时冷或与肝脾郁滞有关，暂予忽略。辨本证病机为肝郁脾弱，胃热瘀滞，并拟疏肝健脾，清胃散瘀之法为治。方用四逆散加陈皮疏肝畅脾，左金丸清肝降胃，更加党参、百合健脾安中，丹参活血散瘀，煅瓦楞制酸止痛。方药配伍思路清晰严谨，故投药7剂即获良效。

案九十八　便秘（顽固性便秘）

患者，男，46 岁。

初诊

大便干结，排便困难 3 个月余。患者 3 个月来大便常干结不通，每 3～4 天排便 1 次，情志不佳时 5～6 天才排便 1 次。曾多方求医，服清热泻下及养阴增液等中药（具体药名不详），收效甚微。诊见：3 天未解大便，嗳气频作，下腹胀满，纳食减少，舌淡红，苔薄白，脉弦。

诊断：便秘。

证型：肝气郁滞，肝胃不和。

方药：四逆散加减：

柴胡 10g　枳实 15g　白芍 10g　槟榔 6g　厚朴 10g　白术 10g　陈皮 6g

日 1 剂，水煎服，7 剂。

二诊

服药 2 剂后，大便稍畅，嗳气减少，腹胀减轻。治以初诊方加山药 20g、太子参 12g、火麻仁 10g。

日 1 剂，水煎服，7 剂。

三诊

大便顺畅，每日 1 次，腹胀除，纳食增，诸症消失。治以二诊方去槟榔、厚朴，以资巩固。

日 1 剂，水煎服，5 剂，随访半年未见复发。

按语： 便秘临床较为常见，且因肠胃积热，气血亏损者居多，然亦有气机郁滞为病者。本例患者，黄教授根据其情绪不佳时病情加重这一临床表现，辨其属肝郁气滞，肝胃不和所致。因肝主疏泄，若情志失和，肝气不畅，则肝脾气机郁结，脾气不升，胃气不降，腑气不通，传导失常则致便秘，故用四逆散疏肝理气，调肝理脾。加厚朴、槟榔以助四逆散疏肝解郁，行气导滞；太子参、白术、山药、陈皮健脾和胃；火麻仁润肠通便。药证相合，故而奏效。

瓜蒌桂枝汤

案九十九　多寐（脑震荡后遗症）

张某某，男，25 岁，农民。

初诊　1997 年 5 月 29 日。

20 天前被人用拳打伤头部，又加生气，受惊，引起终日嗜睡，反应迟钝健忘，项强，恶心，全身麻木疼痛，眼球上翻。神经反射未见异常。西医诊断：脑震荡后遗症。脉左浮，右关滑。苔薄白。辨证：阴阳失调，阳虚阴盛。

诊断：多寐（和营卫，调阴阳）。

方药：瓜蒌桂枝汤：

瓜蒌 20g　桂枝 20g　白芍 20g　炙甘草 12g　大枣 4 枚　生姜 15g　生地 20g　葛根 20g

3 剂，水煎服，日 1 剂，一日 3 次。

二诊

症状减轻，睡眠减少，意识较清楚。继续服药。

瓜蒌 20g　桂枝 20g　白芍 20g　炙甘草 12g　大枣 4 枚　生姜 15g　当归 5g　川芎 15g　生地 20g　葛根 20g

3 剂，水煎服，日 1 剂，一日 3 次。

服药后，症状消失。

按语：金匮瓜蒌桂枝汤，白芍甘草枣生姜；项背强直成柔痉，解肌驱邪舒筋良。此症正对此方，所以疗效显著。

案一百　柔痉（产后发痉）

肖某某，女，36 岁，农民。

初诊　1979 年 3 月 17 日。

产后半月余，受风，引起项强，眼球上翻，头向后仰，步履蹒跚，身体倾斜，不能向正前方走，行路必须有人搀扶，已二十余日，无呕吐。生理反射存在，病理反射未引出，因病人不同意腰穿，脑脊液未查，X 线透视，心肺未见异常。舌淡，边有齿痕，苔白。脉左浮，右关滑。

诊断：柔痉。

辨证：血虚津伤，腠理不密，感受风邪。

治则：调和营卫，益阴养筋。

方药：瓜蒌桂枝汤：

瓜蒌 30g　桂枝 30g　白芍 30g　炙甘草 15g　大枣 8 枚　生姜 25g　葛根 20g

6 剂，水煎服，日 1 剂，一日 3 次，诸症状消失，追访 2 年，无复发。

按语：本案为产后体虚，气血不足，感受风寒（以风邪为主），邪气阻滞经脉，营卫运行不利，加之素体津液不足，不能濡润筋脉，二者相互影响，从而形成此证。方中瓜蒌根即天花粉，甘凉生津滋液，柔润筋脉，合桂枝汤疏散风邪，调和营卫。

案一百零一　柔痉（阵发性半身麻木）

梁某某，女，60 岁，农民。

初诊　1979 年 10 月 27 日。

患者阵发性舌强，言语不清，右手发麻已 20 余日，每于生气和受凉后发作，每天 4~5 次，每次持续 1~2 小时，多见于下午两点以后，言语艰难。头向右、向后扭转不利，眼球不动，项强，全身无力，右手不能持物。苔薄白，脉左浮，右关滑。

诊断：柔痉。

辨证：外感风寒，耗伤津液，筋脉失养。

治则：调和营卫，润燥养筋。

方药：瓜蒌桂枝汤：

瓜蒌 20g　桂枝 25g　白芍 30g　炙甘草 15g　大枣 8 枚　生姜 25g　葛根 20g　白芷 20g

2 剂，水煎服，日 1 剂，一日 3 次。

二诊

一剂后 2 小时曾犯病 1 次，以后再未犯病。拟方：

瓜蒌 20g　桂枝 25g　白芍 20g　炙甘草 15g　大枣 8 枚　生姜 25g　葛根 20g　白芷 20g　川芎 12g　羌活 12g

3 剂，水煎服，日 1 剂，一日 3 次。

服 3 剂后说话较以前清楚，右手仍稍麻，脉同前，又服前方 6 剂，诸症状消失，观察 2 年，无复发。

按语：本案乃外感风寒，风寒（以风邪为主）邪气阻滞经脉，营卫运行不利，耗拐津液，致筋脉失养所致。桂枝汤解肌祛邪，瓜蒌根（即天花粉）能滋养津液而润燥养筋、舒缓筋脉，加白芷解表散风，川芎辛温香窜，能"上行头目，下行血海""中开郁结""外彻皮毛，旁通四肢"，为血中之气药，有较强的祛风活血止痛作用，羌活外散风寒，二药相须配伍，共奏祛风止痛，通畅气血之功，以治柔痉。

甘草附子汤

方解：风寒湿侵入筋骨关节，营卫不利，气血凝涩，以筋骨剧痛拒按，不得屈伸为特征，以甘草附子汤温阳散寒，祛湿止痛。方中桂附同用，既可散寒止痛，又可固表止汗。附子用量较桂枝附子汤为轻，原因是桂枝附子汤证为风湿留着肌表，利于速去，故附子用量较大；本证是风湿留着关节，病情更深一层，难以速去，故减附子用量，意在缓行。术附同用，则健脾燥湿，温阳化气。桂甘同用，振奋心阳，治短气、小便不利。药仅四味，实为治疗风湿之良方。

案一百零二 寒痹（关节炎）

杨某某，男，42岁。

初诊

患关节炎已3年，最近加剧，骨节烦疼，手不可近，并伴有心慌气短、胸中发憋，每到夜晚则尤重。切其脉缓弱无力，视其舌胖而嫩。辨为心肾阳虚，寒湿留于关节之证。

诊断：痹证（寒痹）。

方药：甘草附子汤：

制附片15g(先下30分钟)　白术15g　桂枝10g　炙甘草6g　茯苓皮10g　白芷15g　川芎15g

3剂，水煎服，日1剂，一日3次。

二诊

服3剂而痛减其半，心慌等证亦佳。一诊方加减继续服用：

制附片15g（先下30分钟）　炒白术15g　桂枝10g　炙甘草6g　茯苓皮10g　白芷15g　川芎15g　薏苡仁30g　鸡血藤25g　鸡矢藤20g

3剂，水煎服，日1剂，一日3次，服3剂后，则病减其七。乃书丸药方而治其顽痹获愈。

按语：本案用甘草附子汤主要是在辨证中抓住了两个关键：一是周身骨节烦疼而不可近，寒湿也；二是心悸气短、胸满，阳虚也。本方正具有温阳散寒，祛风除湿之功，特别适用于心脾肾阳气内虚，而寒湿邪气外痹关节；或卒受寒湿，外伤筋骨，日久致阳虚者。据报道，临床用本方治疗风湿性心脏病，效果理想。

案一百零三 真心痛（冠心病）

林某某，男，57岁。

初诊　1994年10月4日。

患冠状动脉粥样硬化性心脏病。心前区疼痛，胸中闭塞，胸痛彻背，背痛彻心，感寒更甚，气逆痞满，心悸，汗出短气，恶风不欲去衣，四肢冷痛，尤以左臂内侧骨节掣痛不得屈伸，近之则痛剧，小便不利，下肢微肿。舌质淡紫、舌苔薄白，脉沉迟。心电图查检 ST 段下降。此风湿相搏，日久不愈，邪从寒化，累及心阳，上焦之清阳不宣，中焦之浊阴上逆。主以宣畅心阳、通降胃浊之法。

诊断：真心痛（心阳虚闭）。

方药：甘草附子汤：

炙甘草 15g　元胡 15g　薤白 15g　炮附子 10g（先煎 30 分钟）　白术 10g　桂枝 6g

3 剂，水煎服，日 1 剂，一日 3 次，服 7 剂，汗出恶风已止，关节冷痛减轻，胸痛若失。继以前方为汤，朱砂养心丸成药常服，擅自调理。1 年后随访，已能参加一般家务劳动。

按语： 医门法律云：胸痹总由阳虚，故阴得乘之。甘草附子汤中附子辛热助阳，桂枝辛温通阳，二药合之，振奋阳气，以散阴寒之邪；甘草、白术补土培中，以提防下焦阴寒上乘。又恐本方宽胸理气之力不足，故加薤白、元胡以助之。本方虽无治胸痹之记载，然有治胸痹之契机，经用不疑，果获大验。

案一百零四　发热（久热不退）

王某某，男，53 岁。

初诊 1998 年 11 月 23 日。

发热 35 天，经输液、抗菌、解热及中药等治疗未效。诊见：体温持续于 37.5～38.5℃，恶风寒，肢体疼痛，渴而不欲饮，短气汗出，周身困乏，小便短少。平素嗜酒，酒后周身舒畅。察其舌淡苔腻，脉沉而细。此属风湿相搏证。

诊断：发热（风湿相搏）。

方药：甘草附子汤：

制附片 10g（先下 30 分钟）　桂枝 10g　白术 8g　甘草 8g　茯苓 15g

3 剂，水煎服，日 1 剂，一日 3 次，3 剂药后，病获痊愈。

按语： 本案乃表里俱虚、风湿相搏之证。表虚风侵，而见发热、汗出、恶风；里虚湿存，故见短气乏力、渴不欲饮、小便短少、舌淡苔腻、脉沉而细。风湿相搏则肢体疼痛。当用甘草附子汤解表温里，祛风化湿。药中病机，三投而瘳。

案一百零五　便血（下消化道出血）

庞某，男，55 岁。

初诊 1988 年 3 月 12 日。

患者素有上腹部阵发性隐痛反复发作 5 年，近 3 日来，感受风寒、饮食不节，引起发热汗出，恶风，全身酸痛，脘腹隐痛喜按，得热则舒，小便清长，大便色黑而溏。症见神疲乏力，少气懒言，面色不华，四肢不温。舌质淡、苔薄白，脉沉细无力。大便隐血试验（+++）。证属中焦虚寒，气血亏耗。治以温阳散寒，养血止血。

诊断：便血（中焦虚寒，气血亏耗）。

方药：甘草附子汤加减：

白术 10g　炙甘草 10g　炮附子 6g（先煎 20 分钟）　阿胶 15g（烊化）　田三七 9g（磨兑服）　桂枝 3g

2 剂，水煎温服，日 1 剂，一日 3 次。

服药 2 剂后,腹痛减轻,便色由黑转黄,面色好转,精神渐增大,大便隐血试验(+)。守方继服 3 剂而愈。随访 1 年未复发。

按语:寒邪直中脾胃,中阳不及反搏,便虚于寒威。中焦虚寒,脾阳不固,则大便色黑而溏,又兼有发热、汗出、恶风表证,故以甘草附子汤温阳解表,加阿胶、三七以止血,是属固本之中兼治标之法。

甘草泻心汤

案一百零六 便秘(肠梗阻)

田某某,男,64 岁。

初诊 1990 年 12 月 31 日。

便燥数月,每于饥饿时雷脘胀痛,吐酸,得按则痛减,得矢气则快然,惟矢气不多,亦不口渴。诊见面部虚浮,脉象濡缓。

诊断:便秘(气滞津亏)。

方药:甘草泻心汤加味:

甘草(炙)12g 黄芩 9g 干姜 9g 半夏(洗)15g 大枣(擘)十二枚 黄连 3g 茯苓 12g

3 剂,水煎服,日 1 剂,一日 3 次。

二诊

3 剂后大便甚畅,矢气转多。改投防己黄芪汤加附子:

防己 12g 黄芪 15g 甘草(炒)6g 白术 9g 制附片 9g(先下 30 分钟)

3 剂,水煎服,日 1 剂,一日 3 次。

3 剂后大便甚畅,胃脘痛胀均减,面浮亦消,唯偶觉烧心。原方加茯苓服用 2 剂。3 个月后随访,诸症皆消。

按语:大便干燥,多责之于腑实热结,或津亏肠枯。然本案便燥,不见口渴等热炽津伤之象,但见胃痛、吐酸之证,知别有它因。观胃痛得按痛减,乃气虚也;痛而且胀,矢气快然,又气滞也。综合脉象分析,乃脾虚而气机阻滞之候。脾虚气塞,肠道不运,则致大便干燥。其治宜塞因塞用,斡旋气机。甘草泻心汤为脾胃虚甚之痞而设,补而兼通,寒热并投,辛开苦降,畅达气机,正与本证相宜,故取效甚捷。信非善读圣书之士不可为之也。

案一百零七 不寐(失眠症)

李某某,女,60 岁。

初诊 1999 年 6 月 7 日院。

患者 4 年来夜不能寐,每晚靠服用安定片或水合氯醛等西药维持才能入睡 2~3 小时,但稍闻声响便醒而不寐,屡治鲜效。近 20 天来彻夜不寐,虽加倍服用安定片亦目不能瞑,不得卧,心烦易躁,疲倦乏力,两目胀满仍突,胸脘痞满嘈杂,口干苦,纳呆不食。症见身体消瘦,面色不华,舌苔黄厚,脉沉细。乃脾胃虚弱,寒热内蕴中焦,上扰心神所致。治宜调理中焦,开结除痞。初用归脾汤、安神定志丸等方治疗不效。

诊断:不寐(中焦痞塞)。

方药：复以甘草泻心汤化裁：

甘草18g　黄芩10g　半夏10g　鸡内金10g　陈皮10g　干姜10g　党参15g　黄连5g　大枣4枚

4剂，水煎服，日1剂，一日3次，服药后，诸症皆除。

按语：《素问·逆调论》云："胃不和则卧不安。"本案中气虚弱，寒热错杂于脾胃，心神受扰而不寐。故伴有胸脘痞满、不食等症，正与甘草泻心汤"心下痞硬而满，干呕，心烦不得安"之证机相合。病起于胃中，故加陈皮、内金以助和胃、健胃之功。

案一百零八　脘痞（舌皲裂）

岳某，女，28岁。

初诊　1997年8月7日。

舌体皲裂疼痛已3年，曾大量服核黄素无效，反而日趋严重，检查发现舌的前2/3均布满横而深的裂纹，大裂纹中间布满浅而短的小纹，似桑椹皮，不能食酸辣刺激性食物，痛苦异常。胃脘经常憋闷，饭后易腹胀。脉左上关上滑，右滑。辨证：心火亢盛，中焦痞塞。治则：泄心除烦。

诊断：舌皲裂（心火亢盛，中焦痞塞）。

方药：甘草泻心汤：

炙甘草12g　黄连须6g　黄芩9g　半夏9g　党参15g　干姜3g　大枣3枚

9剂，水煎服，日1剂，一日3次，服药后，舌体疼痛消失，小短纹减少，深长纹稍变浅。服48剂，小短纹完全消失，深长纹亦消失2/3，剩余条纹变短变浅，食酸辣食物已无痛苦。

按语：中焦痞塞，阻塞阴阳水火升降之道路，心火隔于上，上灼其窍而见舌体皲裂疼痛。其辨证要点是伴见胃脘痞胀。故治从中焦，斡旋气机，待痞消气转，水升火降，则其病自愈。

半夏泻心汤

案一百零九　脘痞（慢性浅表性胃炎）

黎某，男，42岁。

初诊

既往史：患者素有胃病，3天前不慎受凉而致感冒，发热，头痛，腹部胀满，胃纳欠佳，经当地医生给予安乃近、病毒灵、牛黄解毒片等治疗3天后，发热、头痛减轻，但腹胀满症状较前加重，故来求诊。症见：胸腹满闷，不欲饮食，强食腹满益甚，按之不痛，恶心欲吐，肢体倦怠，舌苔黄腻，脉滑。上消化道钡剂造影：慢性浅表性胃炎。

诊断：脘痞。

证型：外感少阳证误下，损伤脾胃，外邪乘机内陷致中焦升降失调，寒热错杂所致的腹满证。

方药：半夏泻心汤加减：

半夏12g　黄芩12g　人参5g　茯苓20g　干姜6g　炙甘草6g

日1剂，水煎服，分早晚2次服用，5剂。

二诊

服5剂后，腹满明显减轻，已能进食，余症均有好转。继服上方。

日1剂，水煎服，分早晚2次服用，5剂。症状逐渐治愈。

按语：半夏泻心汤证亦均以客邪不同而临床表现迥异，常见有以下几种情况，①偏于湿热：以苔黄、口苦、嘈杂、吞酸为主要临床特征。清·叶天士以泻心法治中焦湿热，并指出"苦寒能驱热除湿，辛通能开气宣浊"。②偏于寒湿：以苔白、怕凉、腹痛、下利为主要临床特征。③胃热脾寒：临床既有苔黄、口苦、吞酸的胃热证，又有腹痛、下利、畏寒的脾寒证。④痰气痞：症见酒家或饮家患有心下痞，伴有恶心呕吐、大便稀溏、舌苔白腻、脉滑等。⑤非寒非热：临床表现既无热象又无寒象，更无寒热错杂之象，但以胃脘痞硬为主。

案一百一十　心下痞（胃下垂、十二指肠溃疡）

陈某，男，70岁。

初诊

心下痞满3年，食后嗳逆吞酸，消化甚难。今年做钡餐检查，诊断为胃下垂、十二指肠溃疡。服药（不详）已多，症不见轻，反有不适之感。望其面色萎黄，体瘦如柴，大便溏薄，食热则牙龈肿痛，眩晕头痛，舌淡红，苔薄黄，沉滑无力。心下痞，脐周无压痛。询知食冷则脘胀益甚，大便溏薄，食热则牙龈肿痛，眩晕头痛。

诊断：心下痞。

证型：上热下寒。

方药：半夏泻心汤：

半夏15g　黄芩12g　黄连6g　炙甘草6g　党参10g　干姜6g　红枣6g

日1剂，水煎服，5剂。

二诊

痞满大减，诸症亦轻。继服初诊方。

日1剂，水煎服，5剂。

按语：半夏泻心汤为调理胃肠寒热以补虚之方。临床使用，以心下痞满，口苦心烦，冷则不适，脉象无力等寒热夹杂者为宜。黄芩、黄连、干姜用量宜小不宜大。

案一百一十一　痞证（浅表性胃炎）

范某，女，48岁。

初诊

2年前因上腹部多次胀痛，遂到县医院门诊，经胃镜检查，诊为浅表性胃炎，以西药治疗月余，病情得以控制。此后每隔一段时间，或因饮食不慎，或因精神因素，而使旧病复发，服药多可控制。近半月来，无明显诱因，旧病又发作，服西药10余日，疗效不佳。现症：胃脘部胀满，按之柔软，无疼痛，呕吐，口苦，倦怠乏力，不思饮食。偶喜热饮。舌红，苔薄黄腻，脉弦而虚。

诊断：痞证。

证型：寒热错杂，虚实夹杂，痰饮阻胃。

方药：半夏泻心汤：

清半夏15g　黄连10g　黄芩10g　干姜10g　党参10g　炙甘草6g　大枣6枚

日1剂，一剂两煎，水煎服，5剂。

二诊

胃脘部胀满明显减轻。继初诊方服药。

日1剂，水煎服，6剂。

按语：半夏泻心汤主治寒热互结中焦的心下痞证。由于中焦气虚，邪热乘虚内陷，寒热互结中焦，中焦痞阻，则觉心下痞；升降失常，胃气不降，而上逆则呕，脾不健运则肠鸣，其症除见心下痞、肠鸣外，还可见到泄泻。本方即小柴胡汤去柴胡、生姜，加黄连、干姜而成。方用干姜、半夏辛温开结，散寒降逆，芩、连苦降清热；党参、甘草、大枣甘温益气，补虚。诸药合用，共具苦降辛开，调和肠胃的作用，使邪去正复，气得升降，诸症悉平。

白虎汤

案一百一十二　热厥（高热不退）

孙某，男，50岁，农民。

初诊

患者外感发热不止，已发热2日，体温高达38.6℃，在当地医院给予注射退热剂，旋退旋升，故前来就诊，症见：发热40.5℃。急性热性病容，大渴引饮，口腔干燥，时有汗出，而手足却反微冷，全身汗出，心跳急速，舌绛苔黄，脉滑而大，体质营养良好，全身多汗，皮肤湿润，腹诊腹壁紧张度良好，无抵抗，压痛。

诊断：热厥。

证型：气分热盛。

方药：急疏白虎汤：

生石膏30g　知母18g　炙甘草6g　粳米18g

日1剂，水煎服，一日3次。

当日服药8小时后病人诉口渴，给饮凉开水少量。

二诊

次日神志清楚，诉头痛乏力，体温38.5℃，续服初诊方。

日1剂，水煎服，一日3次。

三诊

患者发热症状明显降低，病情续有好转，舌微红苔黄，脉滑数。

继续以二诊方服用。

煎服法同上3剂。随访患者服药后痊愈。

按语：《伤寒明理论》："白虎，西方金神也，应秋而归肺；夏热秋凉，暑热之气，得秋而止。秋之令曰处暑，是汤以白虎名之，谓能止热也。"知母味苦寒，《内经》曰："热淫所胜，佐以苦甘。又曰：热淫于内，以苦发之。欲彻表寒，必以苦为主，故以知母为君。石膏味甘微寒，热则伤气，寒以胜之，甘以缓之，欲除其热，必以甘寒为主，是以石膏甘寒为臣。甘草味甘平，粳米味甘平，脾欲缓，急食甘以缓之，热气内蕴，消灼津液，则脾气燥，必以甘平之物缓其中，故以甘草，粳米为之使。"

根据患者症状可见此乃阳明热盛于内，格阴于外，阴阳不相顺的"热厥"之证。治当辛寒清热，生津止渴，以使阴阳之气互相顺接而不发生格拒。故以白虎汤清热生津，仅服一剂，即出现明显的效果，故嘱咐患者继续服用，不出几日患者热退厥回而病愈。

案一百一十三 温热（发热不退）

黄某某，男，40 岁。

初诊

患者 1 周前不慎感受风寒，症见恶寒、发热、头痛、鼻塞流涕、全身疼痛等，其单位医务室予荆防败毒散 4 剂，服后汗出，寒热，头痛诸症消退，但 5 天后仍又出现高热（体温 39.2℃）不退。故前来就诊，症见：发热达 38.8℃，口渴，汗出，咽微痛，面目俱赤，舌红苔薄黄，脉象浮大。

诊断：温热（发热不退）。

证型：肺胃郁热。

方药：白虎汤加减：

生石膏 30g　知母 12g　粳米 12g　炙甘草 9g　鲜茅根 15g　鲜芦根 15g　连翘 12g

下午及夜间连进 2 剂，热势下降。

二诊

次日患者热势下降，再给予初诊方继续服用。

鲜茅根后下，水煎服，米熟汤成，温服，3 剂。

三诊

患者低温恢复至 37.6℃，口渴，汗出已经明显减少，舌微红苔微薄黄，脉滑微数。故再以二诊方治之。

鲜茅根后下，水煎服，米熟汤成，温服，服 2 剂后，患者体温恢复正常。

按语：患者最先感受外感表证，因治疗不当邪传变入里，出现大热，大汗，大渴，脉大，表明温热已入阳明，内外虽俱大热，但尚在气分，以白虎汤加味以治，清透郁热。患者连服几剂后，热退而安。

案一百一十四 热证（高热不退）

秦某，男，27 岁。

初诊

患者 2 天前出现发热、恶寒、鼻塞、流涕、咽干、身困等。按感冒给予双黄连口服液治疗，翌日出现高热、口干渴、头痛、咽痛、身出汗而热不退，予以肌内注射氨基比林 3mL，静脉滴注含清开灵针 20mL，头孢曲松针 3.0g，半天后依然如故，不见好转。现症：上述诸症具见，舌红苔黄，脉滑数。

诊断：高热不退。

证型：气分热盛。

治法：清热生津。

方药：白虎汤加减：

石膏 60g　知母 20g　甘草 15g　粳米 30g　西洋参 15g

日 1 剂，水煎服，早晚分服，2 剂。当日数小时后，体温下降明显。2 剂后患者体温正常，诸症痊愈。

按语：本方原为治阳明经证的主方，凡伤寒化热内传阳明之经，或温邪由卫及气，皆能出现本证。里热炽盛，故壮热不恶寒；胃热津伤，乃见烦渴引饮；里热蒸腾，逼津外泄，则汗出；

脉洪大有力为热盛于经所致。气分热盛，但未致阳明腑实，故不宜攻下；热盛津伤，又不能苦寒直折。唯以清热生津法最宜。故以白虎汤治之。

案一百一十五　目赤（急性虹膜睫状体炎）

盘某某，男，38岁。

初诊

患者自觉双眼突然眼红、眼痛、视物模糊4天。自行用消炎眼水无效前来就诊。症见：发热，面红目赤，烦渴，小便赤，大便干，舌红苔薄黄，脉滑数。视力检查：右眼0.5，左眼0.6。右眼角膜后KP（++），Tny（+），瞳孔4～7点后粘连，对光反应消失。眼底未查。眼科诊断为急性虹膜睫状体炎。

诊断：目赤（急性虹膜睫状体炎）。

证型：气分热证。应清热，解毒，明目。

方药：白虎汤加减：

石膏30g　知母10g　炙甘草6g　龙胆草10g　栀子10g　黄芩15g　密蒙花9g　青葙子10g

日1剂，水煎服，5剂。再配合局部散瞳眼药水治疗。

二诊

视力好转，眼部症状明显减轻，无发热，时有烦躁，舌淡苔薄黄，脉弦滑。

方药：以龙胆泻肝丸剂巩固：

按语：患者虽以眼部证候为主，但根据其证候，符合白虎堂证候，再加以具有清肝退翳的密蒙花、青葙子，与方中君药生石膏，共奏清热生津、止渴除烦、明目退翳之功，使热清津复明，诸症自解，后以龙胆泻肝丸剂加以巩固。

案一百一十六　呕吐（糖尿病酮症酸中毒）

夏某，女性，54岁，黑龙江人，农民。

初诊　2008年10月13日。

2004年10月，因昏迷急诊入院检查发现尿酮（+++），随机血糖22mmol/L，完善检查确诊为2型糖尿病、糖尿病酮症酸中毒，并予系统治疗。患者出院后用药不规律，反复发作2次，每次均以胰岛素及补液治疗，酮体阴性后作罢。患者2周来因农忙未规律服用降糖药，近5天来发生呕吐求诊。刻下症：口干饮冷，日饮5L，呕吐时作，乏力消瘦，近1个月体重下降6kg。头昏沉，饮水后即刻见汗如珠滚，尿频，夜尿2次，大便正常量偏少。纳食少，嗜睡。面色苍白，舌质暗红，少苔，舌下静脉增粗，脉沉略数。患者未用胰岛素治疗。当日空腹血糖15.6mmol/L。尿常规示：酮体（++），尿糖（+++），尿蛋白（+）。

诊断：2型糖尿病，糖尿病酮症酸中毒。

方药：白虎汤加减：

生石膏120g　知母60g　炙甘草15g　粳米30g　天花粉30g　黄连30g　生姜5大片

日1剂，水煎服，一日3次，5剂。

二诊

2008年10月20日复诊：患者在治疗过程中未用任何降糖西药。患者服药2剂，口渴减轻，尿常规示：酮体（+），尿蛋白（-），尿糖（+）。服药至6剂，尿常规示：酮体（-），尿蛋白（-），尿糖（+）。空腹血糖8.9mmol/L，餐后2小时血糖12.3mmol/L。患者口渴饮冷缓解，减生石膏至60g，知母至30g，加西洋参9g，益气养阴以调护。加达美康缓释片每天60mg，进一步控制血糖。服上方28剂后病情平稳，改为散剂，每次27g，每日2次，煮散10分钟，汤渣同服。

按语： 患者以"呕吐、渴饮"为主诉就诊，且喜冷饮。阳明胃火亢盛，蒸灼津液，液被火炼而亏，则思源以灭火，索冷以去热。胃火妄动则呕吐，壮伙食气则疲乏嗜睡，火热下趋膀胱见夜尿多，又尿中酮体为水谷运化失常形成之膏浊。考究其源，为热盛伤阴之证，盖其热为主、火为先，阴伤津少为其果。参考糖尿病酮症的特点，血糖异常为源头，液体丢失是主因，当佐以补液降糖之法。该患者为"郁、热、虚、损"之典型热阶段，虽无身大热、脉洪大，白虎汤之四大症未悉具，但其"口渴喜冷"已能概全，为热盛伤津之证。予清热生津之法。

理中丸

案一百一十七 中虚便溏（肠易激综合征）

林某，女，36岁。

初诊

患者诉6年来，大便稀，每日2～3次，腹痛，饥不欲食，偶有恶心，胃脘部痛，头晕，微恶寒，全身乏力，关节酸软，心悸懊恼，睡眠尚可。月经每隔28～30天经行5天，量稍多有块，经期小腹胀痛、腰酸。舌淡红中心苔薄腻，边缘不齐，脉中候弦细，沉候无力。

诊断：中虚便溏。

证型：中阳虚弱，脾胃不调。

方药：理中丸加减：

党参15g 炒白术15g 炮姜10g 炙甘草10g 砂仁10g 白芍15g 制香附10g 大枣10g 怀山药20g 莲子肉10g

日1剂，水煎服，7剂。

二诊

诉腹疼稍减，大便已一次，胃纳稍佳，口干思饮，乏力稍减，偶有头晕，舌苔见退薄腻，脉微数。治疗仍以健脾胃，益中气为主。

方药：黄芪15g 党参10g 白术10g 炙甘草5g 当归5g 陈皮10g 升麻5g 柴胡5g 砂仁10g 茯苓10g

日1剂，水煎服，7剂。

三诊

药后胃纳好转，尚觉腹部胀气，午后更显，大便已正常。脉舌同前。治宜疏肝理气。

方药：柴胡10g 白芍15g 白术15g 炙甘草5g 青皮5g 香附15g 吴茱萸5g

日1剂，水煎服，7剂。

四诊

腹痛，腹胀已消失。近3天午后体温37.4℃，头痛，烦躁，胸闷。由于过劳，觉乏力，心悸如颤动感。脉两寸沉，无力，关尺滑有力。治宜益中气，调脾胃。

方药：党参15g 黄芪10g 白术15g 炙甘草6g 陈皮12g 当归5g 升麻5g 柴胡5g 焦山楂15g 炒鸡内金10g 香附5g 生姜3g 大枣二枚 栀子10g 知母10g

日1剂，水煎服，5剂。

五诊

乏力明显减少，食欲稍加，舌淡苔薄微腻，脉沉滑。患者已基本恢复，故调治即可。继服汤药5服以调理。

方药：党参10g　炒白术10g　茯苓15g　炙甘草5g　广陈皮10g　香附10g　远志8g　琥珀5g　砂仁10g　炮鸡内金10g　酸枣仁10g　炒小麦10g　红枣肉5g

日1剂，水煎服，早晚各服一次，5剂，资以巩固。

按语： 便溏已久，偶有腹痛，纳差，神倦乏力，病在太阴脾弱，中阳虚弱，无力腐熟运化所致，故首以理中汤加减，辛热干温，以温中阳，药后腹痛减轻，胃纳稍增，大便次数减少。但中焦脾胃化生尚未恢复，无力运化水谷精微，而不能耐劳，转用补中益气法调理。在脾胃恢复之后，再根据其证候进行调理，最后加以调理巩固即可。

案一百一十八　中虚脾湿（痢疾）

刘某，男，50岁。

初诊

患者诉曾患痢疾，后偶有复发，不严重，尚可承受，但此次下痢9日，大便有黏液而不爽，里急后重，日行3～7次，左下腹按之痛，精神疲倦，体重减轻。小便微黄，大便化验有红白细胞，未培养出细菌。舌尖红质淡，苔秽腻，脉沉滑。治宜温中理湿。

诊断：痢疾。

证型：中虚脾湿。

方药：党参15g　苍术10g　炮干姜5g　炙甘草6g　广陈皮10g　山茵陈15g　薏苡仁20g　茯苓15g　泽泻5g　肉桂10g

日1剂，每剂两煎，3剂，两次分服，加红糖少许，兑服。

二诊

药后大便成形，次数、黏液均减。舌质正红，舌苔已退净，脉缓有力。选用上方再加理中汤加味。

方药：党参15g　苍术10g　炮干姜5g　炙甘草6g　广陈皮10g　山茵陈15g　薏苡仁20g　茯苓15g　泽泻5g　肉桂10g

日1剂，每剂两煎，3剂，服法同上方。

三诊

继服上方后，患者诉大便次数几乎恢复正常，黏液明显减少，但仍有腹胀、下坠感。故再以丸剂温中健脾、理气化积为治，拟理中汤加味。

方药：党参15g　白术10g　炮干姜10g　炙甘草5g　花槟榔5g　炒枳实10g　木香15g　肉桂10g（去皮）　云茯苓10g　炮川楝子5g　乌药10g　小茴香10g　（盐水炒）砂仁10g

上方共为细末，炼蜜为丸，重2钱，早晚各服1丸，温开水下，5剂。

按语： 本例有痢疾病史。临床辨证为中虚脾湿，实为慢性痢疾，乃正虚邪恋，寒湿夹杂，故缠绵难愈而复发。以理中汤加味，温中理湿，服药5剂而止。后以本方加味为丸，扶正祛邪。

案一百一十九　咳嗽（慢性支气管炎）

杨某，男，59岁。

初诊

咳嗽3年，吐白痰，早晨为重，大便溏3年，日行2次，食纳欠佳，食后脐周痛，口苦喜热饮，舌淡苔微黄腻，脉弦滑。

诊断：咳嗽。

证型：中虚湿滞，脾肺同病，治宜温化。

方药：理中汤加减：

党参 15g　白术 10g　干姜 10g（炒黄）　炙甘草 5g　桂枝 8g　茯苓 15g　白芥子 10（炒）大枣 10g（去核）　橘红 12g　半夏 15g

日 1 剂，一剂两煎，5 剂，分早晚两次温服，隔日 1 剂。

二诊

患者诉服药后，咳嗽稍减，大便溏薄已好转，食纳增加，微有腹胀，早起痰多，晚上偶有头痛感，舌淡苔微黄腻，脉沉弱。故在上方基础上加减：

党参 15g　白术 10g　厚朴 10g　炙甘草 5g　生姜 10g　茯苓 15g　白芥子 10（炒）大枣 10g（去核）　橘红 12g　半夏 15g　砂仁 5g（打）

隔日 1 剂，一剂两煎，5 剂，煎服法同前。

三诊

药后食纳好转，大便日行一次，稍溏，有轻度腹胀，白天咳嗽明显减少，半夜咳嗽有白黏痰，偶有稍感后脑疼痛，睡眠尚可，小便正常，舌淡苔薄黄腻，脉沉滑。治宜温脾化痰。

方药：党参 8g　白术 10g　干姜 5g　炙甘草 5g　茯苓 15g　半夏 10g　陈皮 15g　前胡 7g　款冬花 7g　炒白芥子 10g　大枣 5g

隔日 1 剂，一剂两煎，5 剂，煎服法同前。

四诊

药后头痛消失，腹已不胀痛，大便正常，咳嗽减少，偶有气短。舌淡苔薄白，脉弦弱。故痰湿已化，治宜温脾肾以资巩固。

方药：桂附地黄汤：

肉桂 6g　附子 5g（制）　熟地黄 12g　山茱萸（制）10g 牡丹皮 8g　山药 10g　茯苓 8g　泽泻 8g

日 1 剂，水煎服，7 剂。

按语：本例为脾失健运，痰湿内生，肺脾同病。先以补脾益肺之法，给以温化之剂选用理中汤加减健脾，再配以止咳化痰之药获效。可见患者多年便溏获得好转，后又因咳嗽可白黏液汤，夜晚偶有头痛，可见为痰浊蒙蔽清窍所致，故以宜温脾化痰止咳为法治之，多年便溏亦转成形，大便次数亦也正常；最后以桂附地黄汤补肾固本，以资巩固。

案一百二十　积滞（消化不良）

陈某，男，3 岁。

初诊

近半月患儿食欲不佳，时有呕吐，吐出物为未消化食物，在某医院诊断为消化不良，给予助消化西药口服，疗效不佳。故前来求诊，现症见：面黄神疲，口唇色淡，腹胀喜按，喜喝热饮，口中喜唾涎液，大便酸臭，稀溏不化，舌淡苔白腻，指纹淡滞。

诊断：积滞。

证型：脾胃虚寒，饮食停滞。

方药：理中汤加减：

干姜 7g　党参 7g　白术 10g　茯苓 10g　甘草 5g　砂仁 3g　陈皮 5g　木香 3g　麦芽 5g 山楂 7g　神曲 5g

日 1 剂，水煎服，分多次温服，5 剂。

二诊

患儿食欲稍加，纳食尚可，口中喜唾涎液明显减少，大便成形，腹胀缓解，精神转佳，舌 淡苔白腻，指纹淡滞。治宜温中健脾。

方药：宜以初诊方去山楂、陈皮、神曲。

日 1 剂，水煎服，分多次温服，3 剂。并嘱家长合理喂养。

治宜温中健脾助运，消食化滞。

按语：积滞是小儿饮食停聚中脘，积而不化，气滞不行而形成的一种胃肠疾病。小儿"脾 常不足"，加之喂养失调，易形成积滞。钱天来（《伤寒溯源集·瘥后诸证》）：大病既瘥，唯 恐其久为热邪耗灼，津液枯燥，今反喜唾，是脾虚不能收摄津液，致久而不了了者，因胃上有 寒也。……胃脘有寒，则津液不耗，脾虚不能为胃行其津液，故涎沫涌出也。脾胃虚寒，当以 丸药温补，故宜理中汤。又《诸病源候论·小儿杂病诸候·宿食不消候》曰："宿食不消由脏 气虚弱，寒气在脾胃之间，故使谷不化也，宿谷未消，新谷又入，脾气既虚，故不能磨之。""小 儿宿食不消者，脾胃冷故也"。脾胃虚寒，津液不摄，则口不渴而喜唾，至久之而尚不了了， 则必以补益其虚，以温益其阳矣。本病从证候特点辨证为脾胃虚寒、乳食积滞证。用理中丸加 减治疗，健脾助运，切准病机，并配伍消食导滞药，方证相符，药到病除。

吴茱萸汤

案一百二十一　阴烦（郁证）

黄某某，女，68 岁。

初诊

丙寅春月病手肢疔疮，住院治疗周余，疮愈。继而变生夜间失眠之苦，服镇静催眠药，反 日渐加剧，彻夜烦躁不得眠。改肌内注射速效镇静药，病人反夜烦更剧，大声哀叹不休，至天 亮方安然入睡。每晚如是。虽中西药合治，但不取效。时逾半月余，前邀余试诊。诊见：病人 面色晦暗，手足逆冷，食纳不佳。语言正常，白日静坐不烦，大便微溏，舌质淡红无苔，双脉 沉迟有力。治拟温中补虚、降逆散寒。

诊断：郁证（肝肾阳虚，中阳不振，浊阴气逆之虚烦证）。

方药：吴茱萸汤：

吴茱萸 9g　人参 9g　生姜 18g　大枣 12 枚

1 剂，水煎服，一日 3 次。

二诊

服药后，病人当夜安然入睡，呼之不醒。知药中病机，原方加减后，继服用：

吴茱萸 6g　人参 9g　生姜 18g　大枣 12 枚　百合 10g　玫瑰花 5g

6 剂，水煎服，日 1 剂，一日 3 次。而告痊愈。1 年后访，无复发。

按语：病家年高体弱，始病疮疔，多用清热解毒之苦寒剂治之，疮虽愈，则胃气伤、元阳 败，虚寒内生，继岁虚烦不得眠。本应以温中补虚治之。然医者不辨，为烦躁、失眠诸标象所 惑，虽多法治之，皆非治本，且更伤中阳。阳逾损则阴寒逾盛。夜为阴之主时，二阴相得重阴之气上逆，扰于神明，则发为阴烦。表现为夜间烦躁，失眠，彻夜哀叹无休。细审之，则见病人面色晦暗，手足逆冷，食少便溏，舌淡无苔，脉沉迟，一派阴寒内盛之症。故投吴茱萸汤使肝肾得温，中虚得补，逆降寒散。药中病机取效如神。辨证为：形寒肢冷，夜烦躁更甚，舌暗红无苔（属于冷无阳）必不渴，且不欲饮食。

案一百二十二 脏躁（郁证）

蔡某，女，59 岁。

初诊

平素性情抑郁，常烦闷焦躁，嗳气叹息。近 1 年来逐渐加重。多处投医，均以更年期综合征论治。投以逍遥散、甘麦大枣、百合地黄汤类，皆不奏效。近 10 天来，每睡至鸡鸣时分，焦躁烦闷欲死，不自主，胡言乱语，说唱不休，至平旦时分，自觉舌下有津液自生，口舌润，则说唱止。曾用大剂量镇静抗焦虑药治之，效果不佳。邀余诊之。诊见：患者面色晦暗，体态虚浮肥胖，脘腹胀满，按之则濡，不欲饮食。脉沉细而缓，舌淡嫩、苔少。

诊断：脏躁（少阴阳虚，厥阴气逆）。

方药：吴茱萸汤：

吴茱萸 9g 人参 9g 干姜 18g 大枣 12 枚

2 剂，一日 3 次，水煎服。

二诊

药后当夜鸡鸣时分无发作，其余症状均在。继续服药：

吴茱萸 6g 人参 9g 生姜 15g 大枣 12 枚 茯苓 9g 泽泻 9g 生甘草 3g

7 剂，诸症若失。时八月中旬，遇机随访，健康如故，至今无复发。

按语：病人素体阳虚阴湿内盛，若伤于情志每易致阴湿郁滞，影响气机。又值更年期，少阴经脉之气虚衰，因手少阴经属心，主神明，足少阴经属肾，主藏精，真阴真阳寄于其中，故少阴心肾阳衰，则阴寒内盛，厥阴之气逆而上冲，则病人烦闷欲死，胡言乱语说唱不休。鸡鸣至平旦为人体阳气升腾，阴气潜降之际，此时，体阳欲借阳之主时，破重阴郁阻而外升，故病家此时发作或烦躁加剧。舌下自觉生津者乃虚阳终得以升矣。病虽为脏躁，然不为古人所拘泥，临床细审脉症，施以辨证论治，用辛热温补，降逆散寒之吴茱萸汤而获卓功。

案一百二十三 胃脘痛（胃炎）

付某某，女，34 岁。

初诊

主诉：胃脘疼痛，多吐涎水而心烦。舌质淡嫩，苔水滑，脉弦无力。初以为胃中有寒而心阳不足，投以桂枝甘草汤加木香、砂仁，无效。再询其证，有烦躁夜甚，涌吐清涎绵绵不绝，且头额作痛。

诊断：胃脘痛（肝胃虚寒挟饮）。

方药：吴茱萸 9g 生姜 15g 党参 12g 大枣 12g

日 1 剂，一日 3 次，水煎服，服 3 剂后，诸症皆消。

按语：胃脘疼痛而见呕吐清涎，舌淡嫩，苔水滑，脉弦无力，肝胃虚寒挟饮之征，此用吴茱萸汤治疗有较好疗效。本案辨证还须注意一个证候特征，就是烦躁夜甚，这是阳虚阴盛，阴阳相争的表现。夜半阴气盛极，寒邪得阴气之助而肆虐；同时，阴气生于夜半，阳气生与阴寒交争，故烦躁于夜半子时加甚。《伤寒论》云："厥阴病欲解时从丑至卯止。"从另外一个角度揭示于厥阴气旺之时，必然能与邪气抗争的现象。

案一百二十四　头痛（神经性头痛）

黎某某，男，59岁。

初诊　1993年5月2日。

患者年近六旬，身体颇健，素有吐清涎史。若逢气候变迁，头痛骤发，而以巅顶为甚。前医投以温药，稍有验。近年来因家事烦劳过度，是以头痛日益增剧，并经常咳嗽，吐痰涎，畏寒恶风，经中西药治疗未效。邀余诊治。症见精神困倦，胃纳欠佳，舌苔滑润，脉象细滑。根据头痛吐涎，畏寒等症状辨证，是阳气不振，浊阴之邪引动肝气上逆所致。

诊断：头痛（温中补虚，降逆行痰）。

方药：吴茱萸汤：

党参30g　吴茱萸9g　生姜15g　大枣8枚　川芎6g　白芷10g　白术15g

4剂，日1剂，一日3次，水煎服。

二诊

头痛渐减，吐涎亦少，且小便也略有清长。此乃寒降阳升，脾胃得以运化之机。前方既效，乃再守原方加减，继续服药：

党参20g　吴茱萸6g　生姜15g　大枣8枚　川芎6g　白芷10g　白术15g

5剂，日1剂，一日3次，水煎服，诸症痊愈。

按语：头痛以巅顶为甚，吐涎沫，舌苔滑润，乃肝胃虚寒，浊阴上逆之明征，故投吴茱萸汤获效。

四逆汤

案一百二十五　少阴伤寒（发热）

王某某，男，73岁。

初诊

冬月感寒，头痛发热，鼻流清涕，自服家存羚翘解毒丸，感觉精神甚疲，并且手足发凉。就诊时，见患者精神萎靡不振，懒于言语，切脉未久，即侧头欲睡，握其两手，凉而不温。视其舌则淡嫩而白，切其脉不浮而反沉。脉症所现，此为少阴伤寒之证候。肾阳已虚，老怕伤寒，如再进凉药，必拔肾根，恐生叵测。法当急温少阴，予四逆汤。

诊断：少阴伤寒。

方药：附子12g（先下30分钟）　干姜10g　炙甘草10g

日1剂，一日3次，水煎服。

二诊

服上药后，精神转佳。继续服方：

附子12g（先下30分钟）　干姜10g　炙甘草10g　当归5g　桂枝10g

3剂，日1剂，一日3次，水煎服。服药后，手足转温而愈。

按语：精神不振而见但欲寐，为少阴阳光不振，阴寒用事的反映。《素问·生气通天论》说："阳气者，精则养神"，今阳虚神失所养，是以嗜睡而精神不振，手足发凉，脉不浮而反沉。故用四逆汤以急温少阴之阳气，亦"脉沉者，急温之，宜四逆汤"之义。

案一百二十六 水肿（慢性肾炎）

李某某，女，70 岁。

初诊

患慢性肾炎、肾性高血压病多年。初诊：神疲欲寐，语声细微，头目眩晕，心烦难眠，四肢厥逆，下肢浮肿，按之凹陷，小便不利。脉沉微，舌尖微红，苔白滑。血压 200/120mmHg。尿常规：蛋白（+++），管型（+），红细胞（+）。此属阴盛阳浮，水气不化所致之水肿。急宜甘温聚补，复阳化气。

诊断：水肿（阳虚水盛）。

方药：四逆汤加味：

附子 12g（先下 30 分钟）　干姜 5g　炙甘草 6g　党参 9g　茯苓 12g　泽泻 12g

3 剂，水煎服，日 1 剂，一日 3 次。

二诊

病见起色，语声清晰，水肿渐退，腰痛复作，血压 160/100mmHg，余症同前。效不更方，上方加味，继续服用：

附子 9g（先下 30 分钟）　干姜 5g　炙甘草 6g　党参 9g　茯苓 12g　泽泻 12g　桑寄生 12g　杜仲 12g　益母草 12g

5 剂，水煎服，日 1 剂，一日 3 次。

三诊

肿已退尽，余症悉消，血压 130/90mmHg，尿常规：蛋白（+）。服桂附地黄丸以固疗效：

附子 9g　桂枝 12g　茯苓 12g　泽泻 12g　丹皮 9g　山茱萸 9g　山药 12g　熟地 20g　干姜 5g　炙甘草 6g

按语：病久致虚，真精暗耗。先竭其阴，后竭其阳，阳虚水气不化而成水肿。以四逆汤回阳益气，化气利水之法为治而取效。

案一百二十七 阴缩（阴缩证）

余某某，男，63 岁，1992 年 11 月 12 日。

初诊

患者素有阳痿，近日阴茎、阴囊不适，时有内缩感。11 月 14 日夜 12 点，少度疼痛，阴茎阴囊内缩。刻下：患者手捧阴部，卧床呻吟，面色白，脉沉细，舌淡苔白。此肾虚，寒侵厥阴所致。治宜温肾祛寒急施艾条灸关元穴，悬灸龟头。顿时少腹疼痛缓解，阴茎、阴囊内缩大减。继以四逆汤加味主之。

诊断：阴缩（肾阳虚）。

方药：四逆汤加味：

生附子 6g（先煎 1 小时）　干姜 5g　炙甘草 6g　肉桂 5g　党参 20g　吴茱萸 3g　杜仲 10g　北枸杞子 12g　巴戟天 10g　淫羊藿 10g

3 剂，日 1 剂，一日 3 次，水煎服。

二诊

服药 3 剂后，阴茎、阴囊偶有内缩感。药既对症，仍守上方加减，继续服用：

制附子 12g（先煎 1 小时）　干姜 5g　炙甘草 6g　肉桂 5g　党参 20g　吴茱萸 3g　杜仲 15g　北枸杞子 12g　巴戟天 15g　淫羊藿 15g　益智仁 12g

6 剂，日 1 剂，一日 3 次，水煎服。诸症悉愈。再服参茸丸巩固疗效。随访 5 年未见复发。

按语： 清代王宏《望诊遵经》云：阴茎缩入者，足厥阴之经伤于寒。本案素有阳痿，肾阳先亏，又冬月感寒，侵入厥阴，足厥阴肝经循阴器，寒袭厥阴，筋脉收缩，致阴茎内缩。治当温经散寒、振奋肾阳，故内服四逆汤加味；外则急灸关元，悬灸龟头，以顿挫寒势，令筋脉舒展则愈。

当归芍药散

原文出自《金匮要略》"妇人怀妊，腹中疠痛，当归芍药散主之。"

方解： 当归芍药散重用芍药敛肝、和营、止痛，又佐以归、芎以调肝和血，更配以茯苓、白术、泽泻健脾渗湿。

案一百二十八　阴挺（子宫脱垂）

梅某某，女，26 岁。

初诊　2011 年 10 月 5 日。

自诉已分娩 2 个月，分娩后即觉子宫脱出，站立时在阴道口外约 1.5cm，自以为满月后会自动上收，谁知满月后仍然脱出，伴小腹隐痛不舒，喜按，口稍渴，面红，饮食正常，大便软，小便短，色黄，脉细弦。曾用补中益气汤加味 5 剂，药后自觉不适，口干口苦，子宫下垂仍然。

诊断：阴挺（子宫下垂）。

方药：当归芍药散加味：

当归 10g　白芍 15g　白术 10g　泽泻 10g　云苓 10g　川芎 5g　枳壳 10g

5 剂，水煎服，日 1 剂。

二诊

上药服 5 剂后，患者自感腹痛减轻，子宫下垂略有好转，继服初诊方 5 剂，以后患者又来诊 2 次，用药后全身症状逐渐减轻，子宫下垂好转。前后共服药 20 剂，诸症全消。

按语： 阴挺与带脉不约有关，带脉属脾，故阴挺多以脾论治而用补中益气汤。又因肝脾二脏在生理上关系密切，在病理上也互有影响，如肝病可以传脾，脾病也可以传肝，所以阴挺虽与脾关系密切，但脾的病变也可由肝传来，故治脾不效，应想到治肝，或肝脾同治。本例之所以用当归芍药散加味，是因本证具有小腹隐痛、小便偏短、大便软、面色偏红、精神尚可、脉弦细等肝脾不和、湿滞内停之象，故投以当归芍药散加味，其病很快治愈。

案一百二十九　胎漏、胎动不安（先兆流产）

蓝某，女，34 岁。

初诊　2015 年 2 月 5 日。

患者停经 60 余天，阴道出血 1 周，出血量少，色暗红，淋漓不绝，无血块，伴有腰胀、少腹胀痛，胃纳尚佳，无呕吐、泛酸，口不干、略苦，二便正常。近半月来情绪不佳。经用黄体酮等止血之剂，血量稍少，但仍有阴道出血，脉弦，舌质淡红、苔薄白。妊娠试验阳性。

诊断：胎漏、胎动不安（先兆流产）。

方药：当归芍药散加味：

当归 10g　白芍 15g　白术 10g　泽泻 10g　云苓 10g　川芎 15g　桑寄生 15g　阿胶（烊化）9g　苎麻根 10g　杜仲 10g

10 剂，水煎服，日 1 剂，一日 3 次。

二诊

血止，随诊，足月顺产一男婴。上方加减后继续服用：

当归 10g　白芍 15g　白术 10g　泽泻 10g　云苓 10g　川芎 5g　桑寄生 15g　阿胶（烊化）9g　苎麻根 10g　杜仲 10g　炙甘草 5g

10 剂，水煎服，日 1 剂，一日 3 次。

按语：《金匮要略》云："妇人怀妊，腹中疠痛，当归芍药散主之。"患者妊娠 2 个月出现腹痛，以当归芍药散为主方，又见出血，故加阿胶补血止血，病属胎动不安，故加苎麻根安胎，腰痛加杜仲、桑寄生补肾安胎。本方用于胎动不安，目前临床医生惧而不用，多用寿胎丸。但据日本中田敬吾的研究，其对妊娠期服用本方的 40 例中有回音的 27 例孕妇及儿童进行了回访调查，结果未发现因服本方剂对母子健康有不良影响者；此外，在产后母体恢复和小儿发育方面未见到任何有害作用的迹象。现代医学认为，在受精卵分裂旺盛的妊娠初期服药，畸形发生率高。但从本方的使用来观察，在胚胎尚未形成以前给药，改善母体内环境，使受精卵形成胚胎的发育过程获得良好影响，未见有致畸性，而且对儿童的健康起着积极的作用。本人每年均可遇类似病例，用当归芍药散加味，大多数均获满意疗效，足见经方疗效之可靠。

案一百三十　水肿（慢性肾炎）

胡某某，女，45 岁。

初诊　2012 年 9 月 12 日。

自诉患肾炎多年，晨起颜面肿，午后脚肿，现全身水肿半年余，但水肿不甚，纳食尚可，面色萎黄，精神一般，大便软，小便短少、色黄、无灼热、不浑浊，舌质淡红、苔薄白，脉细弦。尿蛋白+++。前医用发汗利尿等法治疗近 3 个月，水肿及蛋白尿均无好转，余思其面色萎黄，脉弦细，浮肿不甚。

诊断：水肿（慢性肾炎）。

方药：当归芍药散：

当归 10g　白芍 15g　白术 10g　泽泻 10g　茯苓 20g　川芎 6g

5 剂，水煎服，日 1 剂。

二诊

上药服 5 剂后，患者水肿略减，尿蛋白减为++。上方加减再服 7 剂：

当归 10g　白芍 15g　白术 10g　泽泻 10g　茯苓 20g　川芎 6g　黄芪 15g

三诊

原方再服 7 剂后水肿又减，尿蛋白减为+，继服 7 剂，水肿全消，尿蛋白阴性。为巩固疗效，上方加减再服 1 个月，至今未复发。

方药：当归 10g　白芍 15g　白术 10g　泽泻 10g　茯苓 15g　川芎 6g　黄芪 15g　山药 15g

按语：本病辨证关键在于抓住脉细弦，面色萎黄，为血亏之象，大便软、水肿，为脾虚有湿之证，故用当归芍药散原方，效如桴鼓。

五苓散

案一百三十一 泄泻（腹泻）

陈某，女，5岁。

初诊

5天前腹泻，每日大便6余次，为稀水样便，挟有不消化食物，无黏液及脓血，伴肠鸣腹痛、尿少、不欲进食，精神不佳，无发热，无明显脱水征。腹软，肠鸣音活跃。舌质淡，苔白厚，脉濡滑。

诊断：泄泻。

证型：湿邪困脾。

方药：五苓散加味：

茯苓12g　猪苓10g　白术5g　泽泻10g　桂枝6g　苍术10g　车前子10g

车前子包煎，日1剂，水煎服，分3次温服，5剂。

二诊

服药5剂腹泻次数即明显减少。继初诊方。

车前子包煎，日1剂，水煎服，3剂。

随访，患者父母代诉，大便形状恢复正常，食欲转佳。

按语： 五苓散出自张仲景之《伤寒论·辨太阳病脉证并治》。原为治太阳表邪未解，内传太阳之腑，以致膀胱气化不利，遂成太阳经腑同病之蓄水证而设。本方由茯苓、泽泻、猪苓、白术、桂枝组成，具有利水渗湿、温阳化气之功效。临床主要用于治疗水湿内停之水肿等证。五苓散功在利水渗湿，小儿脾常不足，运化功能稍有不利即容易造成水湿停聚，引起小儿泄泻，故采用五苓散加减治之。泄泻其病位在脾胃，与湿邪有关，五苓散功擅利湿，湿邪去除则脾运自健，泄泻自止。此即"利小便而实大便"之意。

猪苓汤

原文出自《伤寒论》"若脉浮发热，渴欲饮水，小便不利者，猪苓汤主之。"

方解：猪苓、茯苓、泽泻、滑石淡渗利水兼以清热，阿胶滋阴润燥，使水去则热无所附，津复则口渴亦止。

案一百三十二 失眠（神经官能症）

吴某某，女，35岁。

初诊 2012年6月21日。

患者头昏失眠2个月余，头昏厉害时伴视物旋转，但不呕吐，走路需人搀扶，胆小易惊，不敢过马路，失眠多梦，口渴不欲多饮。曾用中药养阴安神、补气养血安神等方剂，治疗无效，又用西药镇静剂，亦无好转。某附院内科及神经科检查无异常发现，诊断为神经官能症。后就诊于余。诊时症如上述，小便黄短偶有热感，大便偏干，口稍黏，面隐红，舌红苔白，脉沉细弦，尺脉更沉。

诊断：失眠（神经官能症）。

方药：猪苓汤加减：

猪苓10g 云茯苓10g 滑石15g 泽泻10g 阿胶10g（烊化） 夜交藤10g 酸枣仁10g

5剂，水煎服，一日3次，日1剂。

二诊 6月27日。

上药服5剂后，小便转长、转清、偶有灼热感，心悸、失眠、头昏均减轻，以初诊方再进5剂。

以后患者曾来诊几次，因病情逐日好转，病因病位未变，故守原方不变，共服药25剂，诸症消失。腹痛减轻，子宫下垂略有好转，继服5剂，以后患者又来诊2次，用药后全身症状逐渐减轻，子宫下垂好转。前后共服药20剂，诸症全消。

按语： 本例之所以辨证为下焦湿热伤阴而致心肾不交，因其脉沉细弦，是为阴血不足之脉，尺脉沉说明其阴血不足在下焦肾；小便灼热及口黏，乃是有湿热之象。综合来看，故属湿热伤阴可知。下焦肾阴不足，不能上济心火，所以心烦失眠。《伤寒论》云："少阴病，下利六七日，咳而呕渴，心烦不得眠者，猪苓汤主之。"故选用猪苓汤治疗，取得了较好的疗效。

案一百三十三 尿血（泌尿系感染）

胡某某，女，24岁。

初诊 2013年11月5日。

肉眼血尿2周，西医拟诊为泌尿系感染，经用大剂量青、链霉素及庆大霉素肌内注射10天，疗效不显著，又用复方新诺明4天，仍无效，故求治于中医。现诊：全程血尿，血色鲜红，小便频数并有灼热感，口渴欲饮，小腹下坠，腰部疼痛，无明显浮肿，舌质红、苔薄黄，脉数。尿常规镜检：红细胞满视野，白细胞+++，蛋白++，上皮细胞+。腹部平片示：肾及输尿管、膀胱未见异常。

诊断：尿血（泌尿系感染）。

方药：猪苓汤加减：

猪苓10g 云茯苓10g 滑石15g 泽泻10g 白茅根30g 大黄12g 生甘草3g

连服10剂，水煎服，一日3次，日1剂。

二诊

一诊方服用后，白细胞+，蛋白+，继续服用方药：

猪苓10g 云茯苓10g 滑石15g 泽泻10g 白茅根30g 大黄10g 生甘草3g

连服15剂，水煎服，一日3次，日1剂。服药后，诸羔息平，尿常规化验正常，病获痊愈。

按语： 此为热迫膀胱所致，治宜清热利水，凉血止血。此外，有人用猪苓汤治疗肾炎水肿、肾积水、膀胱炎、出血热的休克期、肝硬化所致出血、小便不利、腹水等。本方证的诊断要点有三：①因有阴虚，所以咽干、舌红或绛、脉细，或兼3项，必具2项；②因为水热互结，所以苔必黄或白干，尿黄而量少，膀胱必急，或水渗大肠而濡泻，或津不上承而口渴；③因为药用淡渗，所以必具水结而尿少。如果病机属于津亏而无尿排出者，则猪苓汤绝对禁用。

赤小豆当归散

《金匮要略》中本方用于治疗狐惑酿脓证和便血，目前主要用于治疗小肠热毒流于大肠，先血后便（后世称为脏毒、痔疮、肠风下血类）及蓄血、肠痈便脓等；也常用于治疗渗出性皮肤病（传染性湿疹样皮炎、接触性皮炎、生漆过敏、夏疔、急性湿疹、脓疱疮等）。治疗肛周疾病加减法：肛门疮疡、痔疮、便血者，加槐花、银花、紫花地丁、桔梗；若便血日久不止者，加炒椿根白皮、侧柏炭、紫草炭；若湿热偏重者，加黄柏、苦参、知母；痔疮且热重者，加马齿苋、槐花、地榆、黄芩。

方解：赤小豆渗湿清热，解毒排脓；当归活血，祛瘀生新；浆水清凉解毒。

治疗皮肤病方药加减法：灼热、潮红明显者，加银花 15g、连翘 15g、丹皮 10g；疼痛甚者，加皂角刺 15g；瘙痒甚者，加荆芥 10g、蝉蜕 6g；渗液较多者，加苍术 15g、川芎 6g。

白头翁汤

《伤寒论》原文：热利下重者，白头翁汤主之。

方解：白头翁清热凉血为主，辅以秦皮泻热而涩大肠，黄连、黄柏清热燥湿，坚阴厚肠以止痢。

案一百三十四　石淋（肾结石）

万某某，男，24 岁。

初诊　2016 年 10 月 17 日。

患者因左侧腰痛，有时伴血尿在某医院诊断为肾结石而住院治疗，经用总攻疗法治疗月余，腰部仍隐痛，尿频、急痛而灼热，腹部有窘迫感。余切其脉弦数不静，其症如上述，苔少舌红，诊断为肝风挟热下迫膀胱，用白头翁汤合导赤散治疗（原方未加减）。

诊断：石淋（肾结石）。

方药：白头翁汤合导赤散：

猪苓 10g　云茯苓 10g　滑石 15g　泽泻 10g　阿胶 10g　夜交藤 10g　酸枣仁 10g

5 剂，水煎服，日 1 剂，1 日 2 次。

二诊

服上药后，隐痛，尿频、急痛而灼热，腹部有窘迫感缓解，继续服方药：

猪苓 10g　云茯苓 10g　滑石 15g　泽泻 10g　阿胶 10g　夜交藤 10g　酸枣仁 10g

5 剂，水煎服，日 1 剂，日 1 剂。

上药服 5 剂后排出小结石 1 粒，诸症消除，随访至今未复发。

按语：白头翁汤本用于治疗热利（痢），著名中医学家姚荷生认为本方有息风清热的作用，曾用本方合导赤散治疗癃闭，取得了 1 剂知，2 剂已得疗效。本人受其启发，用于治疗石淋属肝风下迫者，也取得了显著的疗效。目前白头翁汤常用于治疗细菌性痢疾、阿米巴痢疾、溃疡性结肠炎、风热眼病、泌尿系感染等疾病。其用于下利（痢）时，主要为肝风下迫证，鉴别要点在于：赤多偏热，偏重血分，白多偏寒，偏重气分，风重热重均可见里息后重，但热重没有风重里急后重明显，热重入血分之里急后重，没有肝风下迫来得窘急，热证疼痛多明显，肝风下迫坠胀最为痛苦。总之一者以疼痛为主，腹痛拒按，伴窘迫；一者以窘迫为主，日夜无度，肛门坠胀灼热。

当归贝母苦参丸

《金匮要略·妇人妊娠病脉证并治》中记载："妊娠，小便难，饮食如故，当归贝母苦参丸主之。"

方解：当归活血润燥；贝母利气解郁，兼治热淋；苦参利湿热，除热结，与贝母合用，又能清肺而散膀胱郁热，合而用之，可使血得濡养，郁热解除，膀胱通调，则小便自能畅利。

案一百三十五 淋证（泌尿系感染）

赵某某，女，23岁。

初诊

患者1周前发现小便频数急痛，伴以腰部疼痛。曾查尿蛋白+，红、白细胞++++，遂诊断为泌尿系统感染。经治数日，诸症不减，伴以带下，转来我院门诊。观其舌质略红，脉象细滑而数，此属阴虚湿热下注。

诊断：淋证（泌尿系感染）。

方药：当归贝母苦参丸：

当归12g　贝母12g　苦参12g　生地25g

4剂，水煎服，一日3次，日1剂。

二诊

上方服到第3剂时，腰痛、尿频急等症状明显改善，白带较前明显减少，服4剂后基本消失，舌脉同前，复查尿常规正常。遂将初诊方加入滑石30g、甘草6g，再服3剂为之善后。

按语： 本例加入生地者，因患者舌红、脉细，取其养阴清热之职，且使利湿不致有伤阴之弊。本方加减法：习惯性便秘者，加麻仁、生首乌、莱菔子、玄参以滋阴润肠；前列腺炎，湿热结于下焦者，加滑石合知柏地黄汤，以滋肾养血清热利湿；妊娠小便涩痛重者，加甘草梢、滑石以通利；热盛小溲色深者，加扁蓄、瞿麦、野菊花、败酱草等以清热解毒。当归贝母苦参丸目前主要用于治疗妊娠小便难和大便难、肾盂肾炎、前列腺炎小便不利、泌尿系感染等。其病位属下焦，病因是湿热，从气血来说属血分，从表里来说属里证，从阴阳来说属阴证（肝肾），症状为小便淋沥不尽，尿时涩痛，尿色黄赤，或兼大便干燥，舌质红、苔黄，脉弦或兼滑。本方脉迟缓者不宜，因为苦参有减慢心律的作用。关于本方的贝母，如有燥咳，则用川贝；如前列腺肥大，则用浙贝。

案一百三十六 发热（产后感冒）

邓某某，女，43岁。

初诊

分娩4～5日，忽然恶寒发热头痛，其夫以产后不比常人，恐生恶变，急邀余治。患者面赤如妆，大汗淋漓，恶风发热，头痛气喘，语言迟钝，脉象虚浮而弦，舌苔淡白而润，询得口不渴，腹不痛，饮食二便均无变化，已产数胎，皆无病难，向无喘痰，而素体欠强。仔细思量，其发热，恶风头痛，是风邪在表之候；面赤大汗气喘，为虚阳上浮之征；语言迟钝，乃气液两虚，明系产后中风，虚阳上浮之证。幸发病未久，尚可施治，若稍迁延，法难图也。观其脉象虚浮而弦，已伏痉病之机矣。当温阳益气以固其内，搜风散邪以解其外，偏执一面，证必生变。《金匮》云：产后中风，发热，面正赤，喘而头痛，竹叶汤主之"。师其旨书竹叶汤原方一剂与之。

诊断：外感发热。

方药：竹叶汤：

竹叶 12g　葛根 12g　桂枝 9g　防风 9g　桔梗 9g　西党参 15g　附片 9g（先下 20 分钟）甘草 5g　生姜 6g　大枣 5 枚

3 剂，水煎服，日 1 剂，一日 3 次。

二诊

翌日复诊，喘汗俱减，热亦渐退，仍以原方加减：

竹叶 9g　葛根 9g　桂枝 5g　防风 5g　桔梗 5g　西党参 9g　附片 6g（先下 20 分钟）　甘草 5g　生姜 3g　大枣 5 枚　白芍 6g

3 剂，水煎服，日 1 剂，一日 3 次。三诊病已痊矣。

按语： 本案所现与竹叶汤证完全吻合，师仲景之旨，书竹叶汤依法服之即效。

案一百三十七　发热（术后发热）

赵某某，女，47 岁。

初诊

近一年月经紊乱，一月行经数次，量多有块，有时经行淋漓不尽，持续月余。经西医检查确诊为多发性子宫肌瘤而行子宫全切手术，术后第三日感畏寒，发热，体温 37.8℃，口服退热西药二日，体温增至 38.7℃，全身酸痛，动则有汗，虚烦不眠，上肢酸痛兼有麻胀感。又输液三日，发热持续，余往会诊。症见面色发黄兼青，口唇亦青，头额有汗，舌胖嫩，苔白腻，脉紧。

诊断：产后发热（里虚兼湿，复受表邪侵袭）。

方药：竹叶汤：

党参 20g　淡竹叶 10g　葛根 10g　防风 6g　桔梗 10g　桂枝 10g　生甘草 6g　生姜 10g　大枣 15g　附子 60g（先下 2 小时）

3 剂，水煎服，日 1 剂，一日 3 次。

二诊

3 剂后，体温降至 37.2℃，热退汗止，唯身体酸困，疲乏无力，苔腻已减六七，脉转沉迟。此乃表邪已解，营卫不和，用新加汤加味以调和营卫、益气化湿：

太子参 30g　桂枝 10g　杭芍 15g　白蔻仁 6g　生姜 10g　甘草 6g　大枣 15g　麦芽 10g

3 剂，水煎服，日 1 剂，一日 3 次。

服药 3 剂，身痛消失，体力增强，饮食正常，病遂痊愈。

按语： 术前月经量多，气血损伤于先。术中更伤气血，正气大亏，风邪乘虚侵入，致发本案，虽非产后，情同产后，依旧是竹叶汤运用范围，服之见效。

防己茯苓汤

案一百三十八　皮水（水肿）

汪某某，男，28 岁。

初诊

病浮肿 1 年，时轻时重，用过西药，也用过中药健脾、温肾、发汗、利尿法等，效果不明显；当我会诊时，全身浮肿，腹大腰粗，小便短黄，脉象弦滑，舌质嫩红，苔薄白，没有脾肾阳虚的证候。进一步观察，腹大按之不坚，叩之不实，胸膈不闷，能食，食后不作胀，大便每天 1 次，很少矢气，说明水不在里而在肌表。因此考虑到《金匮要略》上所说的"风水"和"皮水"，这两个证候都是水在肌表，但风水有外感风寒症状，皮水则否。所以不拟采用麻黄加术汤和越婢加术汤发汗，而用防己茯苓汤行气利尿。诚然，皮水也可用发汗法，但久病已经用过发汗，不宜再伤卫气。

诊断：水肿（脾阳不足，水饮停滞）。

方药：防己茯苓汤：

汉防己 15g　生黄芪 15g　带皮茯苓 15g　桂枝 6g　炙甘草 3g　生姜 2 片　红枣 3 枚

2 剂，日 1 剂，水煎服，一日 3 次。

用黄芪协助防己，桂枝协助茯苓，甘草、姜、枣调和营卫，一同走表，通阳气以行水，使之仍从小便排出。服 2 剂后，小便渐增，即以原方加减，约半个月症状完全消失。

按语： 本案全身浮肿，腹大腰粗，小便短黄，但其腹按之不坚，叩之不实，胸膈不闷，能食不胀，此水不在里，而在肌表。患者并无外感风寒症状，故又绝非风水，而是皮水。服用防己茯苓汤通阳行水，小便渐增，症状亦随之渐消，实属良方。

案一百三十九　鼓胀（肝硬化腹水）

万某某，男，62 岁，农民，1995 年 11 月 30 日

初诊

自诉患肝炎 5 年，近月余腹胀、纳呆、尿少、下肢肿。刻诊：面色黧黑，左颧及前颈有血痣四枚，形体消瘦，腹大有水，脉沉弦，舌淡紫苔薄白。查肝功能：黄疸指数 6U，麝浊>20U，麝絮（+++），锌浊>20U，谷丙转氨酶<40U，白蛋白、球蛋白比值为 2.10/5.20。尿检：尿蛋白（+）、红细胞（++）。A 超探测：肝剑突下 4cm，肋缘下 2cm，余（-）。西医诊断：肝性腹水，肝肾综合征。治宜健脾益肾，活血导水。

诊断：鼓胀。

辨证：脾失健运，肾摄无权，气虚血滞，水湿停留治宜健脾益肾，活血导水。

方药：防己茯苓汤：

防己 10g　桂枝 10g　红花 10g　黄芪 30g　茯苓 30g　泽兰 30g　灯心 3g　济生肾气丸 20 克（分 2 次以药汤送服）

30 剂，日 1 剂，水煎服，一日 3 次。

二诊

腹水消失，仅两足微肿，饮食增加，二便如常，精神明显好转。继以归身、熟地、丹参、巴戟天等加入方内，服药半载，诸症悉退，久病获痊。1996 年 7 月 12 日复查肝功能各项均达正常值，白蛋白、球蛋白比值为 3.85/2.10，尿检无异常。停药观察 2 年，情况一直良好。

按语： 本例患者为肝硬化并发腹水，辨证属脾肾阳虚型。防己茯苓汤合加味肾气丸，补先天益性命之根，培后天养百骸之母。脾肾功能恢复，肝有所养，本可条达，病虽沉疴，尤可再起。

案一百四十　颤证（肌肉颤动）

蔡某某，女，49岁，农民。

初诊　1995年10月12日。

患者近2年来常感四肢肌肉阵发性跳动，心烦不安，失眠多梦。来诊见：形体肥胖，面白睑肿，肢体肌肉颤动，时作时止，甚则筋惕肉颤，纳差乏力，小便短少。动则汗出，下肢轻度浮肿，舌质淡，苔薄白，脉沉弦。

诊断：肌肉颤动。

辨证：脾虚水泛，饮阻阳遏。治宜健脾制水，通阳化气。

方药：防己茯苓汤加味：

防己15g　桂枝10g　茯苓30g　黄芪20g　炙甘草6g　制附片10g（先下30分钟）　白术10g

5剂，水煎服，日1剂，一日3次。

二诊

服药5剂小便增多，颤动大减。继续服药。

防己15g　桂枝10g　茯苓30g　黄芪20g　炙甘草6g　制附片10g（先下30分钟）　白术10g　白芍15g　白芷15g

10剂，水煎服，日1剂，一日3次。

三诊

服药后，诸症咸安。改以六君子汤调治逾旬，以防饮邪复聚。拟方：

人参9g　白术9g　茯苓9g　炙甘草6g　陈皮3g　半夏4.5g　桂枝10g　白芍15g　当归12g

按语：脾虚不能制水，水泛四肢，留积不去，阻遏阳气输布，邪正相争而发为肌肉颤动之证。正如《金匮发微》所云："水渍肌肉，则脾阳不达四肢，而四肢肿，肿之不已，阳气被郁，因见筋脉跳荡，……"。今拟防己茯苓汤振奋脾阳，化气行水，更加附子、白术温阳健脾，药证合拍，故见效迅捷。

黄土汤

《金匮要略》："下血，先便后血，此远血也，黄土汤主之。"

案一百四十一　崩漏（青春期功能性子宫出血）

梁某，女，15岁，学生。

初诊　2019年5月16日。

患者自12岁初潮，月经一直先后不定期，半月一行或数月一至，行则时崩时漏。西医诊为"青春期功能性子宫出血"，服西药疗效不佳，遂来我院中医门诊治疗。刻诊：阴道流血淋漓不尽反复发作2个月余，量时多时少，色淡质稀，面色白，身倦乏力，头晕心悸，四肢不温，舌质淡，苔薄白，脉虚细。诊断为崩漏，辨证属气血亏虚，冲任不固。治以温阳健脾，收涩止血。

诊断：崩漏。

方药：黄土汤加减：

赤石脂 25g　生地黄 12g　白术 12g　黄芩 6g　炮附子 6g　阿胶 12g（烊化）炙甘草 6g
参三七 6g（冲服）　血余炭 10g　蒲黄炭 10g　黄芪 15g　升麻 6g

4 剂，水煎，分 2 次温服，日 1 剂。

二诊　5 月 20 日。

出血已止，诸症好转。守上方加当归、川断、桑寄生，继服 3 剂，症状基本消失。于 6 月 12 日经潮，经量中等，1 周净。随访 1 年，月经正常。拟方：

赤石脂 25g　生地黄 12g　白术 12g　黄芩 6g　炮附子 6g　阿胶 12g（烊化）　炙甘草 6g
参三七 6g（冲服）　血余炭 10g　蒲黄炭 10g　黄芪 15g　升麻 6g　当归 6g　川断 6g　桑寄生 12g

3 剂。日 1 剂，水煎服。

按语： 本案属脾阳不振，心脾两虚所致崩漏。黄土汤乃《金匮要略》方，为温经止血方剂，多用于脾气虚寒不能统摄血液而致的出血证。唐容川《血证论》谓："崩漏者……古名崩中，谓血乃中州脾土所统摄，脾不摄血，是以崩溃，名曰崩中，示人治崩，必治中州也"。赤石脂易黄土，治妇人崩中久下效捷。方中赤石脂收敛固涩，善于止血为主药；配以附子、白术温阳健脾，且附子又通行十二经，走而不守，不使停瘀；生地、阿胶滋阴养血；甘草甘缓和中为辅药；黄芩苦寒为佐，以减术、附之刚燥。本方寒温并用，刚柔相济，温阳而不伤阴，滋阴而不碍脾，有滋阴维阳、健脾补血、收湿止血之功用，主治多种缠绵不愈之出血证，且止血不留瘀。故用治崩漏，收效满意。

下瘀血汤

案一百四十二　癥瘕（痛经）

叶某某，女，27 岁。

初诊

月经常衍期，经来量少，腹痛拒按，色紫黑成块，有血块排出后，痛即缓解。舌边瘀紫苔薄白，脉沉涩。

诊断：痛经（癥瘕积聚，瘀血阻滞）。

方药：下瘀血汤加减：

桃仁 6g　大黄 6g　䗪虫 3g　桂枝 9g　芍药 24g　甘草 6g　香附 9g

7 剂，水煎服，日 1 剂，一日 3 次。

按语： 下瘀血汤活血化瘀，专治月经瘀滞不爽。桂枝与大黄同用，治月经延期。芍药甘草汤加香附治经行腹痛。药后经来正常。

案一百四十三　崩漏（功能性子宫出血）

张某某，女，46 岁。

初诊

患者从 1982 年开始出现月经过多，虽经中西医多种药物治疗效果均不明显，每次月经要用卫生巾 5 包以上。1986 年 9 月底月经突然如崩，持续不断，B 超探查示子宫略增大，月经一直持续到 10 月 24 日方尽。自诉经期小腹部有坠痛感觉，血块多，疲乏无力，大便干结而 5～

6 日一解，诊见舌质淡苔薄，脉沉细而数。患者经血过多，气阴两虚，但刻下经血多，有血块，伴小腹部疼痛，血瘀现象显见，虚实兼有，当以治实为主，

诊断：崩漏（气虚血亏，虚实夹杂）。

方药：下瘀血汤加减：

地鳖虫 10g　桃仁（打）10g　白术 10g　女贞子 10g　全当归 10g　木香 10g　莪术 15g　太子参 30g　大黄 3g　甘草 5g

15 剂，水煎服，日 1 剂，一日 3 次。

二诊

月经再临时小腹坠痛已除，精神转佳，月经量较前减少。继续服方药：

桃仁（打）10g　白术 10g　女贞子 10g　全当归 10g　木香 10g　莪术 15g　太子参 30g　酒大黄 3g　甘草 5g　地鳖虫 5g

15 剂，水煎服，日 1 剂，一日 3 次。

三诊

上方隔日服 1 剂，月经量明显减少，但经期仍较长。继续服方药：

桃仁（打）10g　白术 10g　女贞子 10g　全当归 10g　木香 10g　莪术 15g　太子参 30g　酒大黄 3g　炙甘草 8g

25 剂，水煎服，日 1 剂，一日 3 次。

四诊

所有症状全部消失。下方再巩固治疗 2 个月，上述症状未再复发：

桃仁（打）10g　白术 10g　女贞子 10g　全当归 10g　木香 10g　莪术 15g　党参 20g　酒大黄 3g　炙甘草 8g

按语：《医宗金鉴·妇科心法要诀》云："妇人……经血忽然大下不止，名曰经崩，若其色紫黑成块，腹胁胀痛者，属热瘀。……瘀者消之，热者清之。"患者经血如崩，有血块，大便干，热、瘀现象兼有，因此，用仲景下瘀血汤加减，以破血、逐瘀、通下，瘀血渐去，新血资生，则崩漏向愈，而贫血亦得纠正。

案一百四十四　血瘀腹痛（宫外孕）

黄某某，女，35 岁，教师。

初诊

患者停经 40 余天，间歇性左下腹部剧痛一天入院。检查：血压 122/80mmHg，心率 76 次/分，体温 37℃，发育中等，营养尚可，神清合作，心肺听诊未见异常，肝脾未扪及，左下腹有明显压痛，可扪及一鸭蛋大包块，质软，阴道后穹隆穿刺有不凝血液，超声波探及前后径 3～5cm 大小包块，妊娠免疫试验两次阳性，诊其脉弦涩，舌偏紫，苔黄。宜活血化瘀、理气止痛。

诊断：少腹血瘀。

方药：下瘀血汤加味：

酒炒川军 12g　桃仁 9g　䗪虫 6g　香附 12g　蜈蚣 4 条（去头足）　川牛膝 15g　甘草 3g

7 剂，水煎服，日 1 剂，一日 3 次。

二诊

腹痛消减轻，妊娠免疫试验阴性，超声波未探及包块。拟方：

川牛膝 10g　炮甲珠 10g　全当归 15g　酒炒川军 12g　桃仁 9g　䗪虫 6g　香附 12g　甘

草 3g

4 剂，水煎服，日 1 剂，一日 3 次。

三诊

服药后腹痛消失，继合八珍汤善后：

川牛膝 10g　炮甲珠 10g　全当归 30g　茯苓 30g　桃仁 9g　人参 6g　香附 12g　甘草 5g
白术 30g　川芎 30g　白芍药 30g　熟地黄 30g

10 剂，水煎服，日 1 剂，一日 3 次。

按语： 本例宫外孕属不稳定型，因出血量不多，只用中药治疗。患者少腹部疼痛有包块，痛有定处，舌紫，均为少腹瘀血之征，此与本方原旨颇相吻合，故用本方加川牛膝、蜈蚣、香附等增强行气逐瘀之力而取效。

枳术汤

案一百四十五　心下痞（心下悸动）

吴某，女，21 岁。

初诊

2 个月前因口渴，饮凉水一大碗，即感心窝部跳动，日发 2～3 次，服用安定药无效，又自购天王补心丹 3 盒，服后悸动更甚，反增心下痞满之症。近日病情加重，日发作 5～6 次，自感心下悸动慌闷难忍，脘腹痞胀，恶心欲吐，泛吐清水，食纳无味，精神欠佳，苔滑腻，脉沉缓，详审此证，当为水饮内阻，中焦失运所致。

诊断：心悸（脾阳虚湿盛）。

方药：枳术汤：

枳实 15g　桂枝 15g　白术 20g　茯苓 18g　丹参 10g　炒麦芽 20g　五指毛桃 30g

3 剂，水煎服，日 1 剂，一日 3 次。

二诊

悸动减轻，小便增多，但仍感腹胀不舒，纳食不香。此乃余邪未尽，脾气未复之故，继续服方药：

枳实 60g　白术土炒 120g

研细末，每日 3 次，每次 10g，姜水送服。服后 1 个月随访，心下动悸消失而告愈。

按语： 患者饮凉水后受凉后发病，致水停气滞，阻于心下，犯于心宫，故见心下痞满突出之症，仍当下气利水，用枳术汤。加茯苓者，一者健脾行水，二者宁心定悸；加桂枝者，一者温化水饮，二者温心阳平冲悸。配以丹参引药入心，炒麦芽、五指毛桃运脾、健脾益气。诸药合用，标本兼治，疗效良好。

案一百四十六　脱肛（直肠脱垂）

谢某某，男，12 岁。

初诊

患儿素体较差，2 个月前患腹泻，跑步时发生脱肛。现每次大便时或稍微运动脱肛即发，不能自收，需用手托回，感下腹窘迫，坠痛难忍。令其大便，视之肛脱出 10cm 许，红肿充血。

面色㿠白，腹胀纳差，大便稀薄，舌淡苔薄腻，脉濡。曾服补中益气丸 2 盒，反致肛出坠痛加重，考虑可能是补益升提太过，湿滞中焦不化之故。思其枳实大剂量可治内脏下垂，又能行气消痞，若配以健脾化湿之白术，升陷之升麻，正合脾气下陷，湿滞中焦之病机。

诊断：脱肛（脾气下陷，阻滞中焦）。

方药：枳术汤：

枳实 20g　白术 15g　升麻 3g

5 剂，水煎服，日 1 剂，一日 3 次。

二诊

上方服后，频频矢气，腹胀大减，下腹及肛周坠痛感消失，脱肛次数减少。效不更方，改汤为散：

枳实 120g　土炒白术 120g　升麻 10g

研细，日 3 次，每次 6g，开水送服。

1 个月后随访，脱肛泄泻均愈，食量增加，恢复如常。

按语：脾胃同居中焦，为升降之枢纽，脾之升，胃之降，相反相成，升降相因。若胃气不降，可致脾气不升；反之，脾气不升，亦可致胃气不降。本案患者素弱，又患腹泻，按证应为脾气不升，然用补中益气汤何故不效？概因升脾有余，降胃不足，不能升降相因也。用枳术汤加升麻而倍用枳实，正所谓欲升先降也。倬欲降者降、欲升者升，大气一转，其气乃运，则脱肛自愈。

甘麦大枣汤

《伤寒论》："妇人脏躁，喜悲伤欲哭，像如神灵所作，数欠伸，甘麦大枣汤主之。"

案一百四十七　脏躁（神经官能症）

徐某，33 岁，农民。

初诊

心烦意乱，整日关门闭户，面壁而卧，似睡非睡，闻响动则烦，饮食懒进，不理家务，已 3 个月有余。其夫谓其病前后判若两人，少忤其意轻则独坐独卧、暗自抽泣，重则摔盘掷碗、无名火起。自称意外怀孕 5 个月后引产，术后心中惕惕不安，如被人追捕，剑突下如揣兔，突突而动，按之亦不可歇。坐卧不宁，夜不能寐，昼则神思恍惚，懒于劳动。3 个月来数易其医，皆谓神经衰弱，中西药物并进，间有小效，终则无效。后于精神病院诊断为神经官能症，服药 10 多日亦无效，病反有加剧之势。观其病历，所用中药为当归、熟地、白芍、枣仁、麦冬、龙骨、牡蛎等养血安神之属。细观其面，虽神情悲伤淡漠，但绝无血虚之病色。舌质淡红，苔薄白，脉细弦。因思患者妊娠 5 个月，实属不易，虽被说服引产，其实心中不甘，情志抑郁，肝郁化火伤阴，灼伤内脏阴液，发为脏躁。于是投以甘麦大枣汤加味：

诊断：脏躁。

方药：甘麦大枣汤加减：

甘草 10g　小麦 30g　大枣 15 枚

15 剂，水煎服，日 1 剂，一日 3 次。

二诊

自诉服上方 15 剂后，月经来潮，腰腹略有胀痛，经色正常，四天月经干净，诸症渐向愈。

按前方续服 1 个月。随访 2 年月经按期来潮。拟方：

甘草 10g　小麦 30g　大枣 15 枚　益母草 15g

30 剂，水煎服，日 1 剂，一日 3 次。

按语：《金匮》甘麦大枣汤，妇人脏躁喜悲伤，精神恍惚常欲哭，养心安神效力彰。《金匮要略论注》："小麦能和肝阴之客热，而养心液，且有消烦利溲止汗之功，故以为君。甘草泻心火而和胃，故以为臣。大枣调胃，而利其上壅之燥，故以为佐。盖病本于血，心为血主，肝之子也，心火泻而土气和，则胃气下达。肺脏润，肝气调，躁止而病自除也。补脾气者，火为土之母，心得所养，则火能生土也。"《绛雪园古方选注》："小麦，苦谷也。经言心病宜食麦者，以苦补之也。心系急则悲，甘草、大枣甘以缓其急也，缓急则云泄心。然立方之义，苦生甘是生法，而非制法，故仍属补心。"患者虽为心血虚之证，实为情绪所致脏躁，因此，选甘麦大枣汤治其本也。

案一百四十八　脏躁（产后失血）

王某某，女，35 岁。

初诊

患者 19 岁结婚，生育二胎，因在 24 岁分娩第二胎时出血过多，自此月经一直未潮 11 年，伴有头晕目眩，胃中嘈杂，神疲肢倦，腰膝酸软，两颧发红，心悸，夜寐多梦，善太息，舌质淡红，苔薄黄，脉弦细。病由产后失血过多，血虚无以灌注冲任之脉，心火亢盛，脾阴不足，拟甘润滋补以益心脾之法。

诊断：脏躁。

方药：甘麦大枣汤加减：

甘草 15g　大枣 15g　小麦 50g　生地 10g　熟地 10g　白芍 10g　苏梗 10g

3 剂，水煎服，日 1 剂，一日 3 次。

二诊

3 剂后，见其喜形于色，云服药后美睡一大觉，醒后顿觉心中豁然开朗，四肢酸懒消失。

甘草 15g　大枣 15g　小麦 50g　生地 10g　熟地 10g　白芍 10g　川牛膝 20g　山药 20g

5 剂，水煎服，日 1 剂，一日 3 次。

三诊

服完上药后，症状痊愈。神疲肢倦，腰膝酸软的症状还没有明显缓解。拟方：

甘草 15g　枣皮 5g　小麦 20g　生地 10g　熟地 10g　白芍 10g　川牛膝 20g　山药 20g　五指毛桃 20g　枸杞子 10g

15 剂，水煎服，日 1 剂，一日 3 次。

按语：患者因生产时失血过多，血虚为本，久病后导致脏躁。甘麦大枣汤服用两次后，症状缓解。最后再服药半个月补血药，补其不足，缓解其致病之根本。

案一百四十九　脏躁（失眠）

王某某，女，35 岁。

初诊

2011 年 4 月 15 日初诊。患者 20 岁结婚，2 年后生育一胎。分娩后经潮 2 次，自后 5 年月经未潮，经多方医治罔效。形体消瘦，胃纳不佳，四肢倦怠，夜寐多梦，心悸气短，时有盗汗，口燥咽干，颜面午后潮红，舌红少苔，脉弦细而数。脉症合参，为火盛灼津，脾阴暗耗，肝木失养，水亏精伤之候，拟滋阴润燥之法。

诊断：脏躁。

方药：甘麦大枣汤加减：

甘草 15g　小麦 60g（浮沉各半）　红枣 20 枚

20 剂，水煎服，日 1 剂，一日 3 次。

二诊

服上药后，夜能安卧，少梦，盗汗止，食欲大启，精神较前好转，余症皆减，但月经未潮，舌质淡红，苔薄白，脉象较前平和，知心肾初交，津液渐复，继进半月。

甘草 15g　小麦 60g（浮沉各半）　红枣 20 枚　枸杞子 20g　五味子 8g　酸枣仁 20g

15 剂，水煎服，日 1 剂，一日 3 次。

三诊

自诉服至第五天月经来潮，腰不痛，腹不胀，月经量多色正，3 天经净，余症皆除。要求再拟一方以求得育，拟合逍遥散加味以善其后。于 2018 年冬生一女孩：

甘草 15g　小麦 60g（浮沉各半）　红枣 20 枚　枸杞子 20g　五味子 8g　酸枣仁 20g　当归 15g　白芍 15g　醋柴胡 5g　茯苓 15g　生姜 15g　薄荷 3g（后下）

15 剂，水煎服，日 1 剂，一日 3 次。

按语：《景岳全书·妇人规》谓："凡妇女病损，至旬月半载之后，则未有不闭经者。正因阴竭，所以血枯，枯之为义，无血而然……欲其不枯，无如养营；欲以通之，无如充之……奈何今之为治者，不论有滞无滞，多兼开导之药。其有甚者，则专以桃仁、红花之类，通利为事。岂知血滞者可通，血枯者不可通也。血既枯矣，而复通之，则枯者愈枯，其与榨干汗者何异，为不知枯字之义耳。"张氏之论，明确指出了经闭由于血枯或血滞的治疗原则。临床上可概括为虚、实两大类，虚劳多为血枯，实者多为血滞，治疗上当依"虚者补之，实者泻之"的法则。

案一百五十　胸痹（冠心病心绞痛）

刘某某，女，75 岁。

初诊　2017 年 3 月 19 日。

患者 2016 年 3 月初晨练慢跑时，突然出现心前区闷痛，呈压迫状，遂至县医院就诊。心电图检查示心肌缺血，诊为冠心病心绞痛。住院治疗半月，症状缓解出院。近 1 周又觉心前区闷痛，劳累后加重，自服改善心肌供血药物，效果不明显，遂求治于中医。目前患者症见：心前区闷痛，乏力，心悸，畏寒肢冷，无口干口苦，舌质紫暗，苔薄白，脉细涩。

诊断：胸痹。

辨证：心阳不振，血行不利，心脉痹阻。

方药：黄芪桂枝五物汤：

黄芪 15g　桂枝 10g　白芍 10g　生姜 15g　大枣 10g　甘草 5g

5 剂，日 1 剂，水煎服，一日 3 次。

并嘱适寒温、调情志。5 日后复诊，诸症缓解。后以初诊方加减服用 15 剂，诸症不显而停药。

按语：胸痹之病，是由于心气心血不足，阴寒、痰浊、瘀血等邪气留踞胸中，脉络痹阻而出现胸痛、背痛，或者肩胛间痛、两臂内痛等为特征的常见心胸病证。《金匮要略·胸痹心痛短气病脉证并治》云："阳微阴弦，即胸痹而痛。"阳微言本虚，阴弦言标实，阳微阴弦，即心之阴阳气血虚损，邪气郁阻脉络。患者为老年女性，畏寒肢冷而无口干口苦，阳气心血之不足可知。黄芪桂枝五物汤方中，黄芪益气，桂枝通阳祛邪，芍药养营，生姜、大枣温通卫阳，调和营卫，共奏通阳行痹之功。正如清·陈念祖《金匮方歌括》所说："此即桂枝汤去甘草之缓，加黄芪之强有力者，于气分中调其血，更妙倍用生姜以宣发其气，气行则血不滞而痹除，此夫唱妇随之理也。"此外，若胸痹见黄芪桂枝五物汤证又兼瘀血之象明显者，本方又可与桂枝茯苓丸合方。

案一百五十一　自汗（术后自汗）

张某，女，40岁。

初诊　2017年2月15日。

病人2016年12月份因小腿骨折而行切开复位内固定术，术后出现自汗，时发时止。自服止汗类中成药，效果不显，遂来求诊于中医。患者症见：自汗，动则尤甚，面色无华，神疲乏力，畏寒，眠差，胃纳欠佳，大便时溏，舌淡苔薄，脉细弱无力。

诊断：自汗。

辨证：表气不固，营卫不和。

方药：黄芪桂枝五物汤加减：

黄芪15g　桂枝10g　白芍10g　生姜15g　大枣10g　浮小麦30g

5剂，日1剂，水煎服，一日3次。

服5剂，诸症减轻。又续服本方半月，自汗症状消失。嘱其自行配服玉屏风散，以巩固疗效。

按语：汗证乃由阴阳失调，腠理不固，汗液外泄而致。其中时时汗出，动则尤甚，不受外界影响者为自汗。其临床常见证型有肺卫不固、营卫不和、阴虚火旺、邪热郁蒸等。该患因手术损伤气血，气虚失于固摄而出现自汗，血虚失养则面色无华。治当益气养血，调和营卫。方中以黄芪益气固表，桂枝温经解肌，白芍和营敛阴，二药一散一收，调和营卫，配以生姜、大枣，助桂、芍调和营卫，加浮小麦加强其敛汗之功。诸药合用，切中病机而收止汗之效。

案一百五十二　心悸（室性早搏）

徐某，女，56岁。

初诊　2017年5月10日。

患者近一年来无明显诱因出现心悸、气短、乏力，劳累及休息欠佳时加重。心电图检查示偶发室性早搏。住院用药后症状有所减轻。患者半月前因家事操劳，使心悸症状加重，遂来求诊于中医。患者症见：心悸，乏力，气短，面色无华，身体消瘦，畏寒，肢冷，舌淡紫，苔薄白，脉结代。

诊断：心悸。

辨证：心血亏虚，阳气不足，血行不利。

方药：黄芪桂枝五物汤：

黄芪25g　桂枝20g　白芍10g　生姜15g　大枣10g

7剂，日1剂，水煎服，一日3次。

二诊

7日后复诊，心悸、乏力诸症缓解，续服方药：

黄芪 15g 桂枝 20g 白芍 10g 生姜 15g 大枣 10g 炙甘草 15g

7 剂，日 1 剂，水煎服，一日 3 次。服药后，诸症消失而停药。

按语：心悸的形成，常与心虚胆怯、心血不足、心阳虚衰、水饮内停、瘀血阻络等因素有关。本案患者乃气血两虚、心阳不振、血行不利所致。心阳不振，鼓动乏力，心脉不利故见心悸，气血不足，血虚失养故见乏力、气短、畏寒，舌淡紫、脉结代亦为血行不利之象。黄芪桂枝五物汤用黄芪补气生血，鼓舞卫气以畅血行，桂枝通阳，芍药和血，姜枣调和营卫，且生姜辛散，可增强桂枝温煦之力，又可增强桂枝通脉之力。诸药合用，通过补气方法来和血通脉，温助阳气，故服用 14 剂而诸症皆失。

案一百五十三 中风后遗症（脑梗死）

谢某某，男，65 岁。

初诊 2016 年 5 月 23 日。

患者患原发性高血压病 10 年余，3 个月前因过劳突然出现右侧肢体瘫痪，急于县医院行头部 CT 检查诊为脑梗死，经住院治疗后病情好转，遗留有右侧肢体活动不利。为进一步治疗，求诊于中医。患者症见：右侧肢体活动不利，上、下肢肌力 2 级，伴见右侧肢体麻木，乏力，言语不清，面色萎黄，舌淡，苔薄白，脉细涩。

诊断：中风后遗症。

辨证：气虚血瘀，血脉痹阻。

方药：黄芪桂枝五物汤加味：

黄芪 35g 桂枝 15g 白芍 30g 生姜 15g 大枣 15g 川芎 15g 牛膝 20g 天麻 10g

7 剂，日 1 剂，一日 3 次，水煎服，并嘱其功能锻炼。

二诊

7 剂后自觉右侧肢体麻木有所减轻。后以初诊方加减，继续服方药：

黄芪 25g 桂枝 10g 白芍 20g 生姜 15g 大枣 15g 川芎 10g 牛膝 10g 天麻 10g 鸡血藤 25

15 剂，日 1 剂，一日 3 次，水煎服，并嘱其功能锻炼。

三诊

右侧肢体活动较前好转，麻木不显，言语较前清晰。拟方：

黄芪 30g 桂枝 10g 白芍 20g 生姜 15g 大枣 15g 川芎 10g 牛膝 10g 天麻 10g 鸡血藤 25 蜈蚣 5g（免煎剂，冲服） 炙甘草 15g

30 剂，日 1 剂，一日 3 次，水煎服，并嘱其功能锻炼。

服 30 剂后，右侧肢体活动基本恢复正常，上、下肢肌力 4 级，生活基本可以自理，言语较清。

按语：中风后之半身不遂，多由于气虚不能运血，气不能行，血不能荣，气血瘀滞，脉络痹阻所致。该患年老体虚，复因劳倦困伤，脏腑阴阳失调，气血逆乱，脑脉痹阻而发为中风。方中以黄芪桂枝五物汤益气养血和血，温阳能脉，川芎、牛膝化瘀通络，天麻平肝息风祛痰以治其言语不清。临床上，本方应与补阳还五汤相鉴别，前者治在温补、温通，而后者治在补气以行血。

案一百五十四 饮证（冠心病）

付某某，男，52 岁。

初诊

形体肥胖，患有冠心病心肌梗死而住院，抢治 2 个月有余，未见功效。现症：心胸疼痛，心悸气短，多在夜晚发作。每当发作之时，自觉有气上冲咽喉，顿感气息窒塞，有时憋气而周身出冷汗，有死亡来临之感。颈旁之血脉又随气上冲，心悸而胀痛不休。视其舌水滑欲滴，切其脉沉弦，偶见结象。

诊断：饮证（水气凌心，心阳受阻，血脉不利）。

方药：苓桂术甘汤：

茯苓 30g　桂枝 12g　白术 10g　炙甘草 10g

3 剂，水煎服，日 1 剂，一日 3 次。

二诊

服上药后，气冲减轻，心神稍安，诸症有减轻。但脉仍带结，犹显露出畏寒肢冷等阳虚见证。继续服方药：

茯苓 30g　桂枝 12g　白术 10g　炙甘草 10g　肉桂 6g　附子 9g（先下 30 分钟）

3 剂，水煎服，日 1 剂，一日 3 次。

三诊

服 3 剂手足转温，而不恶寒，然心悸气短犹来，继续服方药：

党参 10g　五味子 10g　茯苓 30g　桂枝 12g　炒白术 10g　炙甘草 10g　肉桂 6g　山药 30g
附子 9g（先下 30 分钟）

7 剂，水煎服，日 1 剂，一日 3 次。

以补心肺脉络之气。连服 6 剂，诸症皆瘥。

按语： 本案冠心病由水气上冲所致，由心、脾、肾阳虚，水不化气而内停，成痰成饮，上凌无制为患，心阳虚衰，坐镇无权，水气因之上冲，则见胸痛、心悸、短气等心病证候，用苓桂术甘汤治疗水饮凌心之症，效果最佳。二诊后症状明显好转。但手足畏寒，所以加肉桂 6g、附子 9g，服药后畏寒症状明显减轻，但心脾肾虚还仍然明显，三诊以复心脾肾之气。所以加党参、五味子各 10g，以补心肺脉络之气。山药 30g 以补脾肾之气，连服 7 剂，诸症皆瘥。

案一百五十五　饮证（咳喘）

庭某某，男，17 岁。

初诊

咳嗽、气喘反复发作 5 年有余，每逢感冒加重，但近一年来，整天咳嗽不止，已停课休养月余。曾用中西两法治疗，不但未见减轻，且逐渐出现胸痛、心悸、怔忡、咳喘不能平卧等症，于 1980 年 11 月 20 日来诊。吐大量涎沫，恶心呕吐，胸痛背胀，口渴不欲饮，小便黄，舌质稍红，苔白滑，脉弦滑。

诊断：咳嗽（水饮凌心）。

病机：饮邪留积胃肠，而有化热之象。饮停膀胱，气化不利，水饮上凌心肺而致。

方药：苓桂术甘汤加味：

茯苓 30g　桂枝 12g　白术 10g　炙甘草 10g　杏仁 12g　苍术 15g

14 剂，水煎服，日 1 剂，一日 3 次。

二诊

14 剂转危为安。咳嗽已止，症状均有减轻，继续服方药：

茯苓 30g　桂枝 12g　白术 10g　炙甘草 10g　苍术 15g　五指毛桃 20g

10 剂，水煎服，日 1 剂，一日 3 次。

三诊

症状均有明显缓解，仍以温阳利水之法，以善其后。历时半载随访，疗效巩固，未见复发。

茯苓 30g　桂枝 12g　白术 10g　炙甘草 10g　苍术 15g　五指毛桃 20g　肉桂 4g　白附片 9g（先下 30 分钟）

10 剂，水煎服，日 1 剂，一日 3 次。

按语：脾为生痰之源，肺为贮痰之器，饮邪停留中焦，上逆犯肺，每致咳喘。本案咳喘伴吐涎沫，渴不欲饮，呕恶，舌苔白滑，为饮停脾胃之眼目，故投苓桂术甘剂为治之得法，是获良效。

案一百五十六　饮证（便秘）

程某某，女，52 岁。

初诊

大便秘结，五六日一行，坚如羊屎。伴有口干渴，但又不能饮，自觉有气上冲，头晕，心悸，胸满，每到夜间则上冲之势更甚，而头目眩晕亦更甚，周身有轻度浮肿，小便短少不利，面部虚浮，目下色青，舌胖色淡，苦水滑。此心脾阳虚，水饮上乘，津液不行之证。治以温通阳气，伐水降冲。

诊断：便秘（阳虚水停）。

方药：苓桂术甘汤：

茯苓 30g　桂枝 9g　白术 6g　炙甘草 6g　杏仁 6g　桃仁 12g

3 剂，水煎服，日 1 剂，一日 3 次。

二诊

服药后，头晕心悸及冲气均减，反映了水饮得温则化。上方加减后继续服方药：

肉桂 3g　泽泻 12g　茯苓 30g　桂枝 9g　白术 6g　炙甘草 6g　杏仁 6g　桃仁 12g

3 剂，水煎服，日 1 剂，一日 3 次。

三诊

服上药后，气上冲，头晕，心悸均减轻，身体不浮肿，排便好转，继续服方药：

肉桂 3g　泽泻 12g　茯苓 30g　桂枝 12g　白术 10g　炙甘草 6g　杏仁 6g　桃仁 12g　山药 20g　五指毛桃 20g

3 剂，水煎服，日 1 剂，一日 3 次。

四诊

服药后口干去，大便自下，精神转佳。转方五苓散与真武汤合方，取其助阳消阴、淡渗利水、以行津液：

茯苓 12g　猪苓（去皮）12g　白术 9g　泽泻 20g　桂枝（去皮）10g　芍药 12g　生姜（切）10g　白附片（炮，去皮，破八片，先下 30 分钟）9g

7 剂，水煎服，日 1 剂，一日 3 次。

按语：本案便秘伴心下逆满，气上冲胸，起则头眩，小便不利，舌胖苔滑，乃心脾阳虚，水气内停所致。水气不化，津液不布，则上而口渴，下而便秘。治当从本以温阳化饮，待阳复饮化，津液布达，则便秘自行，口渴自除，此化阴霾为甘露之法也。若误用攻下，则势必雪谷冰川，谷道不行矣。

甘草干姜茯苓白术汤

案一百五十七 肾着（慢性疲劳综合征）

冼某某，男，50岁。

初诊 2009年4月25日。

腰部紧束感5年。时腰腹冷，时小腿胀，无腰腹重坠之感，痰涎多，脉弦紧，舌淡润。多方医治，服药百余剂无效。

诊断：肾着。

方药：甘草干姜苓术汤加味：

干姜100g 炙甘草30g 茯苓60g 白术30g 制半夏20g 砂仁15g

3剂，水煎服，日1剂，一日3次。

二诊 2009年4月28日。

腰部紧束感大减，腰部已觉很轻松，为近年少有，小腿胀消失，仍痰涎多，脉紧稍减仍弦，上方加减继续服方药：

细辛20g 木通10g 干姜100g 炙甘草30g 茯苓60g 白术30g 制半夏20g 砂仁15g

3剂，水煎服，日1剂，一日3次。

按语： 甘草干姜茯苓白术汤，又称肾着汤，《金匮要略》："肾着之病，其人身体重，腰中冷，如坐水中，形如水状，反不渴，小便自利，饮食如故，病属下焦，身劳汗出，衣里冷湿，久久得之，腰以下冷痛，腹重如带五千钱，甘姜苓术汤主之"。该病人诊断为肾着病。肾着之病，为太阴少阴寒湿证；本于脾湿，兼之肾阳温化不足，余着于肾腑。病程5年，6剂治愈，疗效很好，病人颇为高兴。

案一百五十八 肾着（慢性肾炎）

肖某某，男，30岁，干部。

初诊

1998年患输尿管结石施.行手术后，患部（右小腹）经常胀闷不舒，腰际亦作牵引酸痛，腰以下冷而沉重，大便秘结，小便频而浑黄，口不渴，食欲睡眠均差，舌白腻而粗，脉沉细而涩。小便检查：蛋白（++），红细胞（+++），上皮细胞（+）。一再住院治疗，并陆续使用抗生素治疗，无效。1998年11月10日会诊，据上述脉症，认为湿伤腰肾，病名"肾着"，拟甘姜苓术汤。

诊断：肾着。

方药：甘草干姜茯苓白术汤：

炙甘草6g 炮姜6g 云苓9g 白术9g 当归9g 杜仲9g

20剂，水煎服，日1剂，一日3次。

二诊

服药后，腰腹舒适，酸胀之感明显减轻，下肢转觉温和稍轻快，大便恢复正常，沉涩之脉见起，精神、饮食、睡眠均大有进步，小便检查已无异常发现。上方加减继续服用：

炙甘草 6g　炮姜 6g　云苓 9g　白术 9g　当归 9g　杜仲 9g　五指毛桃 8g

20 剂，水煎服，日 1 剂，一日 3 次。

按语： 本案表现符合肾着病特征，故经用甘姜苓术汤治疗。以其脉来沉细而涩，故加杜仲、当归以补肾活血。二诊加五指毛桃以益气健脾。收效良好。

案一百五十九　脱肛（痢疾）

付某某，男，10 岁。

初诊　1984 年 9 月 25 日。

5 月初患痢疾，大便脓血，里急后重，持续 20 余天，经中西药治疗痊愈，但每次便后肛肠均有外脱。先可自回，后来逐渐加重，外脱日趋严重，需以手指托入。曾以补中益气法治疗 60 余天，稍有好转。5 天前，因参加跑步活动，脱肛加重，每次须以温水坐浴十余分钟，才能手指托入。便多稀溏，日 2～3 次，纳食尚可，小便清长，神疲乏力，四肢欠温。活动稍甚，即见气促、头昏。视其面色淡白少华，舌淡，苔薄白，脉濡细。此乃肺脾肾阳气不足，虚寒内生，摄纳失司之故。治以培土为主，佐以敛肺纳肾。

诊断：脱肛（脾肾阳虚，气虚气陷）。

方药：甘姜苓术汤加味：

黄芪 40g　茯苓 15g　山药 20g　炙甘草 10g　炮干姜 10g　土炒白术 20g　大枣 10g　百合 10g　制附片 8g（先煎 30 分钟）　红参（另煎兑服）8g　当归 10g

服药 6 剂，水煎服，日 1 剂，一日 3 次。嘱其避免剧烈活动，多静少动。

二诊

服上药后，症状悉减，继续服方药，以善后：

黄芪 30g　茯苓 15g　山药 12g　炙甘草 10g　炮干姜 10g　土炒白术 10g　大枣 10g　百合 10g　制附片 8g（先煎 30 分钟）　红参（另煎兑服）8g　当归 5g

连服 10 余剂而愈，日 1 剂，一日 3 次。随访一年未见复发。

按语： 肺与大肠相表里，肺气亏虚，失于摄纳，亦致脱肛。肺与脾同属太阴，成子母相应，肺气（阳）虚，可通过健运脾母而治之，此培土生金之大法也。

苓甘五味姜辛汤

案一百六十　咳嗽（慢性支气管炎 1）

患者，男，46 岁。

初诊　2014 年 10 月 3 日。

经年咳嗽，头昏，逢冬则发。大便干燥。舌淡胖，厚苔微黄。脉 96 次/分，浮大左脉短，右脉略长紧虚。辨证：病性之标，证咳、脉数热之象，证大便干燥、舌胖、苔厚、脉大邪实之象，舌淡、脉短阳虚之象，脉紧阳郁欲伸之象，脉症合参。

诊断：咳嗽。

方药：苓甘五味姜辛夏仁黄汤：

茯苓 12g　干姜 9g　炙甘草 9g　五味子 6g　细辛 6g　半夏 6g　杏仁 9g　大黄 9g　桃仁 9g

2 剂，水煎服，日 1 剂，一日 3 次。

二诊

服上药后，大便略有改善，咳嗽减轻。舌淡胖，厚苔微黄。脉 94 次/分，浮大左脉短，右脉略长紧虚。辨证：脉症几无变化，效不更方：

茯苓 12g 干姜 9g 炙甘草 9g 五味子 6g 细辛 6g 半夏 6g 杏仁 9g 大黄 9g

2 剂，水煎服，日 1 剂，一日 3 次。

三诊

服药后，咳嗽基本痊愈，大便略显干燥。半月后感冒，咳嗽复发。舌淡胖，厚苔微黄。脉 94 次/分，浮大左脉短，右脉略长紧虚。辨证：脉症几无变化，效不更方：

茯苓 12g 干姜 9g 炙甘草 9g 五味子 6g 细辛 6g 半夏 6g 杏仁 9g 大黄 9g 桃仁 9g 胖大海 3g

2 剂，水煎服，日 1 剂，一日 3 次。

服上药后，疗效反馈：基本痊愈。

按语： 经方条文依据：《金匮要略》冲气即低，而反更咳嗽胸满者，用桂苓五味甘草汤去桂加干姜细辛治其咳，若面热如醉者，此为胃热上冲熏其面，加大黄以利之。配以桃仁润之，取肺与大肠相表里之意，二诊时减去桃仁，大便就稍难，三诊再加上桃仁、胖大海润肠生津，大便畅行，咳嗽自解。

案一百六十一 咳嗽（慢性支气管炎 2）

李某某，女，70 岁。

初诊 2006 年 9 月 24 日。

有慢性支气管炎病史 10 余年。其人体质充实，脸色缺乏光泽。半月前因胸闷气喘而到当地医院检查后诊断为：慢性支气管炎急性发作，右肺肺不张，胸部 CT 怀疑右肺癌，且右肩胛骨转移可能性大。住院治疗症状稍控制后便由于经济原因而自动出院。现仍有咳嗽，要求中药调理。其人痰多质清，下午至深夜胸闷气喘，对油烟味过敏。易汗，大便易不成形，舌暗淡，苔白腻。

诊断：咳嗽。

方药：苓甘五味姜辛汤：

茯苓 12g 桂枝 6g 肉桂 6g（后下） 细辛 6g 干姜 6g 五味子 6g 生甘草 3g

15 剂，水煎服，日 1 剂，一日 3 次。

二诊 2006 年 10 月 8 日。

复诊时见其脸色转暖，略有光泽。病人谓此药价格便宜，酸甜可口，且药后痰量减少，夜间胸闷气喘缓解，大便成形。原方加减续服：

茯苓 12g 桂枝 6g 肉桂 6g（后下） 细辛 8g 干姜 6g 五味子 8g 生甘草 3g

10 剂，水煎服，日 1 剂，一日 3 次，服药毕，症状全解。

按语： 干姜、细辛、五味子是仲景的经典组合，用来治疗咳喘吐痰水的基本方，此痰吐在地上，呈鸡蛋清状或带有泡沫，很快就会因渗入土中而不见，此所谓的痰饮。同时对于病人自觉有气向上冲心胸，咽喉、胸、腹部有气窒梗塞感、胀痛感，甚至气喘、咳逆等，且出现头昏眼花，特别是在剧烈的咳逆之后，即张仲景所说的"气从少腹上冲胸咽、时复冒"时，那就要合用苓桂味甘汤了。常合方用来治疗慢性支气管炎、支气管哮喘、肺气肿、肺心病等感染不明显，表现为汗多、胸闷气喘并伴有咳吐稀白痰液，且大便偏稀者。如此"饮家"因不慎受寒病情急性发作而有发热无汗等表证且伴有呕吐清水者，可加入麻黄、制半夏、芍药等，即合用小青龙汤来治疗。临床对过敏性咳喘的治疗，有用小柴胡汤加味的，有用玉屏风散加味的，有用小青龙汤加味的，有用半夏厚朴汤加味的，还有用苓甘五味姜辛汤加味的，选方的关键是抓体质，是对于柴胡、黄芪、麻黄、半夏、桂枝等体质的识别。

案一百六十二　咳嗽（慢性咽炎）

范某某，商人，60岁。

初诊　2015年7月18日。

反复咳嗽20天，因下雨天受寒之后，出现咽喉肿痛，咳嗽。在其他中医处服用牛黄等清热解毒之药后，喉咙痛好转，咳嗽未安。现症见：咳嗽，痰易咳出，黄白痰，量少，咽痒，服用二陈汤加木香、百合后，出现胸闷，大便稀溏。咳甚时胸痛，纳可，口中和。

体征：望之唇暗，舌白苔白腻，两侧夹有黄苔。脉弦滑数大，寸脉不足，右寸重按滑数。辨为寒饮上逆，挟有湿热，脾肺气虚体质。

诊断：咳嗽（脾肺气虚，寒饮挟湿）。

方药：苓甘五味姜辛汤合止嗽散：

荆芥10g　桔梗10g　陈皮10g　百部10g　炒薏仁30g　茯苓15g　干姜10g　五味子10g　细辛3g　穿山龙10g　红景天10g　黄芪15g　芦根15g　桃仁3g　甘草3g　炒白芍15g

3剂，水煎服，日1剂，一日3次。

二诊　8月13日。

服3剂后觉胸中大舒，咽痒消失，咳嗽减轻，痰量反增多。舌苔白腻，脉不数。

茯苓15g　干姜10g　五味子10g　细辛3g　南沙参10g　红景天10g　生龙骨、生牡蛎（生煎）各20g　半夏10g　甘草6g　穿山龙10g　杏仁6g　炒薏仁15g　太子参15g　炒白术15g　炙麻黄6g

3剂，水煎服，日1剂，一日3次。

按语： 初诊由清稀痰，胸闷，咽痒，脉弦滑辨为寒饮，当以温药和之，又外寒不显，选用止嗽散相合，以其善治久咳，且有咽痒，易咳。桔梗治胸闷。时正值立秋，湿热弥漫天地，与人相感应，见其舌苔白腻而黄，寒湿郁而有化热之象，用炒薏仁、芦根除湿热，合上苇茎汤，见其唇暗，因便溏桃仁不敢重用（亦有止咳喘），恐耗气动血。虑其久咳耗气，肺气散，而气不足。生脉饮也可用，因有寒湿，而不用麦冬。加入黄芪（五爪龙根可用，咳嗽补气，有沙参更宜，太子参、红参亦可有定见）以补肺气，五味敛肺肾之气。红景天、穿山龙为陈三才前辈用药，红景天温心阳，活血化瘀，祛痰止咳强壮药。穿山龙久咳有瘀，还可通络。故用之。后入芍药甘草，缓解咳嗽气急也。当时寒饮为主、湿热为标，故寒热并用。而今纯用温阳之品，以散寒湿。

案一百六十三　眩晕（脑供血不足）

付某，男，49岁。

初诊　2016年3月2日。

患者1年前因外感风寒后出现眩晕，不能行走，恶心呕吐，但神志清醒，心悸、心慌，持续约1天自行缓解，缓解后自觉头昏重乏力，1~2天后恢复正常。此后每隔10天发作1次，反复发作，痛苦不堪。曾在省城某医院行CT检查，未见异常。检查脑血流图等，诊断为脑供血不足。予以口服西比灵等药，住院20余天，仍未能控制发作而来诊。诊见：头昏重，腰背冷痛，畏寒恶风，乏力，精神差，房事易早泄并有性冷淡，舌淡，苔白腻，脉沉细。证属肾虚髓海不足。治以补气温肾填精。方用金匮肾气丸加味。

诊断：眩晕（脑供血不足）。

方药：金匮肾气丸加味：

制附子 15g（先下 60 分钟）　生地黄 15g　茯苓 15g　牡丹皮 15g　白术 15g　羌活 15g　防风 15g　泽泻 15g　桂枝 10g　山茱萸 10g　水蛭 10g　山药 30g　淫羊藿 30g　仙茅 20g　黄芪 80g

3 剂，一日 3 次，日 1 剂，水煎服。

二诊

药后患者腰背冷痛、畏寒、恶风等症好转，精神转佳，在发作周期第 11 天眩晕复作，但持续时间仅 5 小时，症状较前减轻。以初诊方续服 5 剂。

三诊

续服药 5 剂后，在发作周期又有较轻微发作，时间约 1 小时。又继续二诊方 10 剂。

随访 3 个月未复发。

按语：脑供血不足所致症状多以头晕目眩、站立不稳为主，在中医中属"眩晕""小中风"的范畴，多发生在老年人。人到老年，肾气虚衰，肾为人体阳气的根本，肾衰则人体的阳气不足。阳虚阴盛，"阳化气阴成形"，故气虚不能行血，血行不畅，瘀阻于内。《灵枢·海论》云："脑为髓海""髓海不足则胫酸眩冒"。肾主骨生髓，肾虚则髓海不足，髓海失养，发为眩晕。故考虑以温补肾阳为主治疗老年患者的眩晕病症，以补肾阳的经典方金匮肾气丸为主温阳补肾，配合羌活、防风祛风止痛，水蛭破血逐瘀通经，仙茅补、淫羊藿补肾壮阳，祛风除湿，桂枝解表散寒，疗效明显。

案一百六十四　妊娠癃闭（妊娠小便不利）

陈某，女，39 岁。

初诊　2013 年 2 月。

诉 3 日前突感少腹坠胀，腰酸不适，继则少腹逐渐隆起，小便不通，尿意迫急，但反复用力排之却点滴皆无。患者精神不振，面色萎黄，小腹膨如球形，舌淡红，苔薄白而润，脉沉细而滑，追问病史，上年某月，其子 11 岁溺水身亡，遂取节育环，现妊娠 3 个月余。患者丧子心情不畅，肝木不达，肾阳不振，导致膀胱气化受病，开阖失司。治拟温肾化气，疏肝达木。

诊断：妊娠癃闭（妊娠小便不利）。

方药：金匮肾气丸改汤剂加味：

熟地黄 20g　山萸肉 12g　山药 10g　牡丹皮 6g　茯苓 10g　泽泻 15g　桂枝 10g　附子 3g（先下 20 分钟）　白芍 15g　炒枳壳 10g

3 剂，日 1 剂，一日 3 次，水煎服，同时导尿。

二诊

患者诉紧迫尿急感明显减轻，隔日导尿 1 次，续进初诊方 5 剂。

三诊

续服药 5 剂后，续进二诊方 5 剂。

服药后，能顺利排出小便。随访，该妇足月顺产一健康女婴。

按语：妊娠尿潴留，属于中医"癃闭""转胞"等范畴。本案患者因情志原因所致肝郁不舒，肝木不达，肾阳不足、膀胱气化失司是形成本病的根本原因，故采用金匮肾气丸加减以振奋肾阳，使膀胱气化得行，则小便自然通利。

枳实薤白桂枝汤

此通阳开结，降逆平冲，治胸痹、心中痞之方。临床使用以胸、胃胀痛，短气，气上冲逆，脉寸微尺弦为目标。胸为阳位，心肺所居，为气血循环之所，具有贯通表里、联系上下、濡养内外之功用。胸阳不振，则气血循环障碍，出现气滞血瘀，痰浊内盛等病证，诸如喘息咳唾，胸背痛，呼吸不畅，胃脘憋胀不适，或呕吐痰涎，舌质暗苔白腻，甚者胸痛彻背，短气不得卧。以其阳气痹塞，阴寒内盛，故温通阳气，散寒降逆，逐饮下痰为其治疗大法。

《诸病源候论》云："寒气客于五脏六腑，因虚而发，上冲胸间，则胸痹。胸痹之候，胸中愊愊如满，噎塞不利，习习如痒，喉里涩，唾燥，甚者心里强痞急痛，肌肉苦痹，绞急如刺，不得俯仰，胸前肉皆痛，手不能犯，胸满短气，咳唾引痛，烦闷，自汗出，或彻背膂，其脉浮而微者是也，不治数日杀人。"

案一百六十五　胸痹（慢性冠状动脉供血不足）

王某，女，38岁。

初诊

婚姻不幸，被夫遗弃，与女相依，适又下岗，生活之艰辛可想而知。至夏以来，心胸憋闷，因囊中羞涩，坐待自愈，然逾月更甚，不得已而求诊。望腰短而圆，形似发福。叙讲病症，泪眼婆娑，舌淡红，苔薄白腻，时张口抬肩，做叹息状。胃纳差，大便日一行。肚腹常有冷感，稍冷即泄泻，咽中有痰，质黏不爽。月经正常，带多黄稠。口干苦，不思饮。诊其脉，沉滑有力。触其腹，腹膨隆，心下、脐左拒压。观其脉症，此肝气郁结，痰气交阻之证也。其治当疏肝解郁，下气豁痰。

诊断：胸痹。

方药：枳实薤白桂枝汤加减：

柴胡15g　枳实10g　白芍15g　甘草6g　大黄10g　厚朴10g　香附10g　郁金12g

3剂，水煎服，日1剂，一日3次。

二诊

服药期胸闷略减，停药复胀，且甚于前。询知憋胀以饭后、静止、着凉后明显。再予腹诊，按压心下即呼吸停顿，脐左压痛止。做心电图检查，ST段下移，提示慢性冠状动脉供血不足。脉症相参，此《金匮》胸痹也。胸痹一证，乃胸阳不振，阴寒痰浊上乘，充塞胸膈，气机痞结，故而憋闷不休。似此，良非疏肝解郁可医，当通阳开结，下气化痰。拟方：

枳实15g　薤白24g　桂枝10g　瓜蒌30g　厚朴12g　香附10g　郁金12g　合欢皮10g

炙甘草15g　炒麦芽20g

3剂，水煎服，日1剂，一日3次。

三诊

胸憋略减，胃纳增，腹仍畏寒，矢气多，此阳虚寒盛也。拟方：

附子15g（先下30分钟）　干姜15g　枳实15g　薤白24g　桂枝10g　瓜蒌30g　厚朴

12g　香附10g　郁金12g　合欢皮10g　炙甘草15g　炒麦芽15g

5剂，水煎服，日1剂，一日3次。

四诊

服药后，胸胀基本消失，纳化已复常，做心电图检查，呈正常心电图。拟方：

附子 15g（先下 30 分钟）　干姜 15g　枳壳 15g　薤白 20g　桂枝 10g　瓜蒌 15g　厚朴 12g　香附 10g　郁金 12g　合欢皮 10g　炙甘草 10g　炒麦芽 12g

为巩固疗效，再服 10 剂，水煎服，日 1 剂，一日 3 次。

按语：本案乃胸痹最恰当之选，患者因心情不悦，致胸中憋闷，为胸痹主症。所以，方中以柴胡为主，香附，郁金为辅行肝之气郁之证，解其发病原因。又因气郁日久，气滞较重，则张口表现为呼吸时张口抬肩，用枳实、厚朴宽中下气，配合大黄以行大肠之气，使气行而有所出。方中肝气犯胃，则胃纳差，病久后引起脾胃阳不足，在二诊，三诊时加炒麦芽，健脾行气、桂枝温通阳气。因寒气太重，服药后，腹部寒气不解，所以再配附子、干姜以散内寒，且效率明显。

案一百六十六　胸痹（慢性疲劳综合征）

王某，女，20 岁。

初诊

初夏，午后剧烈劳作于稻田，归家便喘息短气，胸脘胀满。每呼吸五六息，必抬肩张口一深呼吸，自觉呼吸二气欲断。阴天或傍晚少腹胀满，喘息尤甚。常自汗出，胃纳一般，二便尚可。月经正常。舌淡红润无苔，六脉微弱似无。

诊断：胸痹（气虚气滞、气陷）。

方药：升陷汤加味：

黄芪 15g　白术 10g　知母 10g　升麻 3g　柴胡 6g　桔梗 10g　桂枝 3g

3 剂，水煎服，日 1 剂，一日 3 次。

二诊

喘不减。时值阴天，喘息较前尤甚，自觉气不归根。又询知腰脊酸困，体倦乏力，脉象微弱，改从肾不纳气着手。拟方：

山药 15g　芡实 15g　龙骨 15g　牡蛎 15g　党参 15g　白芍 15g　五味子 6g　沉香 3g（冲）

3 剂，水煎服，日 1 剂，一日 3 次。

三诊

症不见轻。仍喘息抬肩，声高息涌，胸胀气粗，气憋不能成寐。稍用力即呼吸停顿，饭后喘息尤剧，且胸痛彻背，心下拒压。至此，方悟为脉所惑，此乃胸痹也。胸痹一证，为胸阳不振，阴寒所乘，弥漫胸膈，致气机阻滞，升降失调，故喘息短气，胸痛彻背。治宜宣阳通痹，化气行滞。以枳实薤白桂枝汤加味：

枳实 12g　薤白 12g　桂枝 8g　瓜蒌壳 15g　半夏 10g　苍术 10g　厚朴 10g　白芍 8g　炙甘草 8g

5 剂，水煎服，日 1 剂，一日 3 次。

四诊

喘息短气大减，胸背疼痛亦轻，感觉舒畅轻松，如释重负。仍自汗畏冷，不能多食，多食则胸脘胀满。腹诊心下仍觉不舒，脉反较前有力。汗出恶寒者，阳虚之症也。拟方：

枳实 12g　薤白 15g　桂枝 12g　瓜蒌壳 15g　半夏 10g　苍术 10g　厚朴 10g　附子 6g（先下 30 分钟）　白芍 8g　炙甘草 8g

5剂，水煎服，日1剂，一日3次。

五诊

症状基本消失，四诊方续服5剂而愈。

按语： 饱食后劳作于稻田，湿邪侵袭，阻滞于胸膈，致喘息胸满，心痛彻背；湿为阴邪，蒙蔽胸阳，故阴天、午后喘息较甚；阴盛则阳虚，故见冷汗如露。治宜宣阳益阳为主，理气行滞佐之，犹如拨云驱雾，天空自得晴朗。故用附子桂枝薤白之属宣阳通痹，枳朴半夏行气化滞。

因六脉微弱，视为虚喘。或大气下陷，或肾不纳气。两次补益不效，更证实而非虚。本案杂治一年不效者，想必皆因脉微之故也。《灵枢·海论》云："气海有余者，气满胸中，悗息面赤；气海不足，则气少不足以言。"今患者胸满气粗，声高息涌，气长而有余，而非声低息微；且虚喘者喜温喜按、得食可减，而非拒压、食后更甚，故而舍脉从证。

下篇 医海拾萃

本篇是张永杰教授及其学生在学术会议上的讲稿或论文，内容较杂，有中医理论的深入探讨，有在中医药研究应用的思考，有个人验案介绍，有临床遣方用药心得，有古方今用的总结，有疾病研究的论述等，共计10篇，都是围绕着中医学术而论。

再谈经方治疗的应用思路

"经方"的源流

对于"经方"的说法很多，见仁见智，难以统一。有的人认为"经方"者，乃经验之方也。也有人认为"经方"乃是《伤寒论》方子的尊称。追溯经方起源："经方"是东汉对西汉及其以前有关医药方书中方剂的统称，如班固于《汉书·艺文志》曰："右经方十一家，二百七十四卷，经方者，本草石之寒温，量疾病之浅深，假药味之滋，因气感之宜，辨五苦六辛，致水火之齐，以通闭解结，反之于平。"又如严器之于《注解伤寒论·序》曰："医之道源自炎黄，以至神之妙，始兴经方。"可见，首言"经方"之源者并非专指《伤寒杂病论》中的方剂，而是概言东汉之前有关医药著作中的方剂。"经方"源于神农之药，发展而成"汤液"之方，又发展而成仲景之论。"经方"最早来自殷商时期伊尹所著的《汤液经法》，其上而又源于《神农本草经》及《桐君采药录》。《汤液经法》为方三百六十首，而《伤寒杂病论》包括重复方在内，大约有三百七十五张方子，把方证有机地结合在一起，故今人多以仲景方为"经方"。

"经方"是传统医学的璀璨明珠，药少而精，出神入化，起死回生，效如桴鼓。张永杰教授勤求古训，博采众家之长，临床上善运用"经方"，所治者皆有所应。如何在临床上正确用好经方值得我们去探讨学习。

1. 抓药证

药证，是中医用药的指征和证据。如用麻黄的指征和证据，为麻黄证；用桂枝的指征和证据，为桂枝证。用柴胡的指征和证据，为柴胡证。这是古已有之的命名方法，《伤寒论》中就有"桂枝证""柴胡证"的提法。"一个萝卜一个坑"，一味中药一味证，严格来讲，都有其特异性的指征和证据，而不是像有些人理解的那样：用补气药，人参、黄芪一把抓；用活血药，当归、川芎、牡丹皮、桃仁一起上。举例来说，桃花汤（赤石脂、干姜、粳米）治虚寒滑脱血痢，就是取赤石脂的吸附和对肠膜的局部保护作用，是对证疗法；竹叶石膏汤用人参、麦冬、甘草以养阴，更有粳米以支持营养，主治伤寒解后，虚羸少气，气逆欲吐，是支持疗法；黄连治痢，白头翁治阿米巴痢疾，属对抗疗法；小建中汤用饴糖，桂苓五味甘草汤就是治疗肺气肿的专方，半夏泻心汤是治疗热痞的专方，甘草就是治疗心律失常的专药，属专治疗法；桂枝汤只要脉弱自汗就能用，四逆散只要胸胁苦满、四肢冷、腹中痛者就能用，故使用面非常广，属通治疗法。

2. 抓配伍

配伍是经方中最富有魅力的部分。这些配伍的结构，是学习经方的关键。比如小青龙汤，关键是细辛、干姜、五味子；小柴胡汤，关键是柴胡、甘草。从张仲景原文的加减法就可以看出这个结构。麻黄要配伍甘草，石膏要配伍甘草，这个通过经方配伍统计可以看出。附子、干姜、甘草治虚寒证，如此配伍，增效而解附子之毒。人参、半夏、干姜、甘草、大枣可以矫味，可以增食欲，可以护胃气，来源于半夏泻心汤、生姜泻心汤、旋覆代赭汤、厚朴生姜半夏甘草人参汤等。同是治悸，桂枝、甘草治动悸，桂枝、甘草、茯苓治眩悸，桂枝、甘草、龙骨、牡蛎治脐下悸、胸中悸、失精的惊悸，桂枝、甘草、人参、麦冬、阿胶治虚悸，半夏、茯苓、生姜治眩呕而悸，黄连、黄芩治烦热而悸。枳实、芍药治气滞腹痛便秘，大黄、桃仁、桂枝治瘀血少腹痛。《伤寒论》《金匮要略》中的那些小方，是经方的精华，应当多研究，如四逆汤、桂枝汤、承气汤、芍药甘草汤、四逆散、枳实芍药散等，均是千锤百炼的经典配伍。

3. 抓药量

仲景用药，极为重视用量。麻黄附子细辛汤用于温经散寒，附子用 1 枚；大黄附子汤治胁下偏痛，附子则用 3 枚。附子量越大止痛效果越明显。再如半夏：大剂量（2 升）治呕吐不止，方如大半夏汤；而小剂量（半升），仅治恶心呕吐或喜吐、咳喘、胸满、噫气、心悸和声哑，方如旋覆代赭汤、小陷胸汤、竹叶石膏汤、半夏泻心汤等。黄连大量除烦，方如黄连阿胶汤，量至 4 两，而小量除痞，量仅 1 两。大黄大量（4～6 两）治腹痛便秘、其人如狂，配枳实、厚朴、芒硝、甘遂，方如大承气汤；小量（1～2 两）治身热、发黄、心下痞、吐血衄血，配黄连、黄芩、山栀、黄柏，方如泻心汤、茵陈蒿汤；中量（3～4 两）治少腹急结、经水不利，配桃仁、牡丹皮、水蛭、地鳖虫，方如桃核承气汤、抵当汤。厚朴大量（8 两）治腹胀满，方如厚朴半夏生姜甘草人参汤、厚朴三物汤；小量（2～4 两），治咳喘、咽喉不利，方如桂枝加厚朴杏子汤、半夏厚朴汤。白芍大量（6 两）治挛急，方如芍药甘草汤，小量（3 两）和营卫，方如桂枝汤。柴胡大量（半斤）治寒热往来，小量（2 两）治胸胁苦满。

4. 煎服药方法

（1）药物先煎与后下：《伤寒论》中涉及药物先煎的方剂有 35 首，约占全书方剂的 31%，张仲景熬药有规律可循。凡是有麻黄、葛根的方剂均先煎，去上沫，后内诸药，麻黄用量最多至 6 两。凡是有芒硝、阿胶、饴糖的方剂，先煎诸药，去滓，后内其药，再微煮令沸，以充分溶入药中，久煎可使其沉入药罐底部变焦糊而改变药性，代表方剂有大承气汤、黄连阿胶汤、小建中汤等。含有豆豉的方剂，先煎诸药，去滓，后内其药，再微煮令沸，令其香气大出即可，是取其性味，以透宣其邪，代表方剂有栀子豉汤、栀子甘草汤等。

（2）煎药液体：《伤寒论》中用什么液体熬药，对不同的方剂要求也不一样，分清水、甘澜水、白饮水和服、清酒合水、潦水、苦酒、清浆水七种。甘澜水亦称劳水，用瓢将水反复扬起和倒下，看到水面上有无数水珠滚来滚去便是，后世医家多取"甘澜水"补助肾气以用，代表方剂有苓桂甘枣汤。白饮是指米汤，取其护胃气，即桂枝汤后啜稀粥之意，代表方剂有五苓散、牡蛎泽泻散。清酒合水，清酒就是指一般的酒，但是度数不能太高，以黄酒代替为好，取其温通血脉之功，代表方剂有炙甘草汤、当归四逆汤加吴茱萸生姜汤。潦水，即下雨后在地上汇聚的雨水，流动的水称行潦，不动的水称停潦，此处泛指雨水，取其气味俱薄，不助湿邪，代表方剂有麻黄连翘赤小豆汤。

（3）服药后调护法：《伤寒论》中很重视药物与食疗协同治病的作用，如桂枝汤后啜热稀粥，四逆散、牡蛎泽泻散、五苓散后服白饮，猪肤汤中的白粉（大米粉），竹叶石膏汤、桃花汤、白虎汤及白虎加人参汤中的粳米，三物小白散后的热粥及冷粥服，十枣汤后的糜粥自服，五苓散后的多饮温水。其中粳米、大米粉、米汤、米粥、温水有益胃和中之效，均能防治药物过寒过凉，体现张仲景固护胃气的学术思想。

经方，不仅仅是单纯的临床技术问题，还涉及科学思想、医疗道德、人才培养、科研方法等关系中医发展的诸多方面。只有真正认识经方，才能在临床上充分运用好经方。

脾胃病诊治思路及用药特点

一、何为"脾胃病"

脾胃病是临床中最常见的疾病之一，病在胃而关乎脾，盖脾与胃同居中焦，通过胃纳致脾运、脾升胃降、脾燥胃湿（润）功能的协调完成对水谷的纳化、谷精的输转以化生气血。脾胃病是脾胃的纳与化、升与降、燥与湿失衡而引起的病证，调治脾胃病以纠其偏，以平为期。但病位有在胃在脾之偏重，病性有实与虚之异，病势有逆与滞之不同，治病以求其平，贵在用药适中，用药不及不能纠其偏，若用药太过反伤其正，亦可致偏。

二、健脾当和胃，燥湿防伤津

胃为市，主纳谷消食，脾为使，主转谷化精，脾胃纳化相助以完成消化功能。脾转谷化精，以运为健，脾不健则运化失常。脾何以不健，多缘于湿，脾为太阴湿土之脏，性喜燥恶湿，脾虚不胜湿，湿滞中焦，临床可见纳呆、食少、脘腹胀痛、舌苔腻。

除湿可健脾，然严格来讲，健脾有益气健脾与燥湿健脾，临床一般二者联用，如香砂六君子汤。单纯脾虚失运以乏力、纳差为主，补气健脾如四君子汤。然湿过盛而困脾气，见纳呆、苔腻、呕恶者当燥湿健脾，燥脾湿健脾运莫过于用平胃散配伍草果、砂仁等。芳香燥烈之药，用之太过，易耗伤胃阴脾津，若见口略干或苔腻少津可仿制《温病条辨》玉竹麦冬汤甘润养阴，乃刚柔相济，以柔缓刚之意也。若脾湿不重，白术、茯苓、砂仁、陈皮即可。脾不健多兼胃不和，胃不和表现为胃不纳、不降，以饱胀为主，配半夏、枳壳、佛手、香橼行气消胀；嗳气频者，用半夏、佛手与旋覆花相配和降胃气。总之，健脾通过燥湿可恢复脾之本气，但燥之过盛则伤津。健脾又当与和降胃气相配合，可恢复胃纳脾运之功能。

三、滋胃当柔肝，慎防助脾湿

胃为阳明燥土，喜润恶燥，与脾太阴湿土喜燥恶湿特性恰恰相反。脾胃病气虚病偏于脾，运化有所不及，气滞、湿阻、食积可旋即而生；阴虚病偏于胃，胃络多有滞涩，络枯络滞为病。临床见口干思饮、舌红少苔或无苔，斯为胃阴亏虚，常用太子参、麦冬、石斛、玉竹滋养胃阴润胃络；若咽干燥，胃阴虚及肺，用沙参、麦冬、天花粉为宜。胃阴亏虚，胃络枯滞，临床见口干思饮、胃脘隐痛、食少、舌红少苔，此症状在慢性萎缩性胃炎最多见。单纯养阴滋胃难见效，阴伤在胃，但络滞关肝，盖"肝主痛"，可滋胃柔肝。丁甘仁说："论肝宜柔，治胃宜通。"滋胃非麦冬、石斛、玉竹、沙参甘凉滋润之品莫属。柔肝重用白芍（30g）、木瓜、炙甘草酸甘合用，柔肝缓急止痛。著名方剂一贯煎配伍即是此意。

此外胃阴虚还有几个变证：一是胃阴虚，燥结于腑，见大便干结难下，可用增液承气汤滋胃润燥通便；二是胃阴虚积热移脾，见口干口臭，口唇肿胀或干裂（如唇炎）。盖"脾开窍于口"，用上述滋胃养阴药配泻黄散滋胃阴而泻脾火；三是胃阴虚而心火有余，见口干舌燥，口舌生疮，盖"舌为心之苗"，用上述滋胃养阴药配知母、石膏、黄连、竹叶、白薇滋胃阴而泻心火。

同时，强调滋胃用药要有度，滋胃太过则恋湿，用药以沙参、麦冬、石斛甘凉滋润之品为妥，不宜用生地黄、熟地黄、山萸肉等腻重养阴药，以免恋湿碍脾运。胃阴虚临床可兼湿，但化湿用药要有据，化湿太过反伤阴。其据：一是见口干不欲饮，不欲饮者仍有湿，湿属阴，水亦属阴，胃阴伤见口渴，但湿拒水，故又不欲饮；二是有湿必见腻苔，无论是湿浊白腻或湿热黄腻，苔腻总为有湿的指征。阴虚兼湿，化湿用药以白蔻仁、佩兰、陈皮芳香化湿，或薏苡仁、茯苓淡渗利湿，不宜用苍术、草果、砂仁等燥烈之品，以防燥化反伤阴。

四、泻热佐养阴，防伤胃碍脾

阳明胃腑阳气隆盛，胃壅邪易从热化；太阴脾土乃主湿之脏，脾滞邪易从湿化，故脾胃病湿热者不少。叶天士曰："在阳旺之躯，胃湿恒多；在阴盛之体，脾湿亦不少，然其化热则一。"从体质因素指出了脾胃病从湿热转化的病机特点。在脾胃病早期，胃阳尚旺，病在胃，湿热蕴胃者不少，病在肠，湿热滞肠者也不鲜见。湿热蕴胃是慢性胃炎的常见证型之一。"诸呕吐酸……皆属于热"（《素问·至真要大论》），临床见嘈杂、反酸、口苦、舌苔黄，张永杰教授常用戊己丸（吴茱萸、黄连、白芍）加栀子、枳实泻热和胃。若脾气虚弱，湿热壅郁见胃脘痞满或干呕，苔薄黄，用半夏泻心汤辛开苦降，开泻湿热。若湿热蕴伏，脾胃失和，胸脘痞闷，或吐利并作，用连朴饮可去香豉、芦根，清化湿热，理气和胃。湿热蕴胃常以伤胃阴为代价，慢性萎缩性胃炎湿热蕴胃兼胃阴不足是临床常见证型之一，且湿热往往与幽门螺杆菌感染有关，在清泻湿热中若见口干不欲饮，苔黄少津者，常配以玉竹麦冬汤（玉竹、沙参、麦冬、甘草）甘凉滋润之品兼养胃阴，防止苦寒清泻伤胃，也不用腻重碍脾。湿热滞肠者，如溃疡性结肠炎患者，黏液脓血便久延不愈，不少见有口干思饮、腹痛等阴虚血亏表现，用黄连、马齿苋、椿根皮清化湿热，当归、白芍和营血，同时配太子参、麦冬养胃阴。若便血甚者，证属虚寒用炙黄芪、白术、肉桂、炮姜统血温经止血。若血便久久不除配侧柏叶、地锦草、仙鹤草、白及清热收涩止血，但不忘配阿胶、白芍、麦冬等养阴之品。

五、降胃配升阳，慎防脾气陷

胃宜降则和，脾宜升则健，脾胃为气机升降之枢纽。脾主升清，升发清阳之气转输水谷精微。胃主降浊，通降胃腑气机，疏导糟粕下泄。脾胃的升与降既是脾胃的消化功能表现形式，又是胃肠动力的表现形式。当脾胃升降失常，气机阻滞于中，以胃脘痞满为主要表现，常见于慢性萎缩性胃炎，处方用半夏泻心汤辛开苦降，开结除痞。若胃失和降，临床表现为嗳气、呃逆、呕吐、反胃，常发生在慢性胃炎、胆汁反流性胃炎、胃食管反流等病中，治法以和降胃气为主。

　　和降胃气分为除湿和胃、泻热和胃与养阴和胃。除湿和胃适用于脾湿滞胃，胃失和降，以脘胀、恶心呕吐、纳呆、苔腻为主，用平胃散配藿香、苏梗、砂仁等。泻热和胃适用于肝胃郁热，胃失和降，临床皆以反酸、口苦为主，可用左金丸加橘皮、竹茹之属。养阴和胃适用于胃阴受损、润降失常，临床以口干思饮、嗳气欲呕、胃隐痛为主，用太子参、麦冬、石斛配白芍、佛手、竹茹之属。另有食管癌，吞咽困难、呕吐，多为痰气毒瘀结聚食管，当消痰散结和降胃气，用小半夏汤配沙参、苏梗、夏枯草、浙贝母、石见穿之属。

　　不论是何种证候类型的胃失和降，当久用和降胃气，或小腹出现坠胀感，要适当配升阳药以防脾气虚陷。升阳之药黄芪升阳防虚陷，升麻升阳气举重若轻，葛根升阳可生津，藿香叶升阳而和胃，荷叶升阳而疏散。笔者配升阳药，非久病气虚、小腹坠胀、脏器下垂者不用黄芪、柴胡、升麻之辈，以防提升太过反使胃气难降。七味白术散中用藿香升阳和胃，并喜用荷叶升阳疏肝，荷生于水中污泥浊水而不黏污，叶浮露于水面升清形似肝而疏散，在和降胃气方中常配荷叶升清气而降浊阴。

胸痹心悸从脾论治

　　冠心病心律失常属中医"胸痹、心悸"范畴，由冠状动脉血流障碍引起的心肌缺血伴随一系列心律失常的临床表现，中医以"胸痹心悸"命名。其病机为"本虚标实"，病位在心，因气血亏虚致病，涉及五脏，与肺、脾、肾相关。五脏精气亏损，气血津液运化失司而聚湿成痰，气虚无以助血行，血虚无以濡养心脉，痰瘀痹阻则心脉不畅，三者合而致病，遂使心脉失常。

　　《灵枢·邪客》云"宗气积于胸中，出于喉咙，以贯心脉，而行呼吸"，宗气贯注于心脉之中，促进心脏推动血液运行。因此，凡气血的运行、心搏的力量及节律等皆与宗气有关。同时宗气是由后天脾胃化生的水谷精微和自然界的清气合成，脾的运化转输功能对宗气的产生和盛衰有着直接的关系。另外，《素问·平人气象论》曰："胃之大络，名曰虚里，贯膈络肺，出于左乳下，其动应衣，脉宗气也。盛喘数绝者，则病在中……绝不至曰死。乳之下，其动应衣，宗气泄也。"从五行理论而言，心（火）与脾（土）乃相生、母子的关系，母生则子旺，子病亦能犯母。因此宗气的盛衰、脾胃的强弱与心脏的搏动、血液的运行密不可分。心胃相关主要表现在以下几个方面。

1. 部位相邻

　　心居膈上，为君主之官，胃居膈下，为水谷之海，二者仅一膜之膈。如郑寿全在《医法圆通》中指出"心居膈膜之上，下一寸即胃口，胃口离心不远"。沈金鳌在《杂病源流犀烛》中指出脾与心的毗邻关系："脾也者，心君储精待用之腑也……为胃行精液，故其位即在广明之下，与心紧切相承。"

2. 经络相通

　　"胃之大络，名曰虚里，贯膈络肺，出于左乳下，其动应衣（手），脉宗气也""心手少阴之脉，起于心中，出属心系，下膈络小肠"。"下膈"即是过胃，明确指出胃络通心，心胃通过经络相连。"脾足太阴之脉，其支者，复从胃，别上膈，注心中""营气之道，内谷为宝，谷入于胃……与太阴合，上行抵髀，从脾注心中，循手少阴出腋"，明确指出心脾二者经络相贯，营气通过足太阴脉注入心中，同时心脾还通过经别、经筋等相通，"足阳明之正，太阴之正……属胃，散之脾，上通于心""足太阴之筋……结于肋，散于胸中"。以上论述说明了脾胃与心经紧密联系，经气互通，是心胃同治的基础。

3. 五行相关

脾胃属土，心属火，心与脾胃乃母子关系。阳明胃土必得心火的温煦才能生化不息。母子相生，母病及子，子病及母，心病可以传脾，脾胃之病也可以波及心。

4. 功能相关

心气依赖脾胃化生的宗气以资助，心血赖脾胃化生的营气以充养。心与脾胃能够共同化生血液，以运行周身，内以濡养五脏六腑，外以滋润皮肤、官窍、皮毛。心主血，脾胃主受纳、运化水谷，乃多气多血之脏腑，为气血生化之源。如《素问》所云："食气入胃，浊气归心，淫精于脉。"《灵枢》云："人受气于谷，谷入于胃，以传于肺，五脏六腑，皆以受气，其清者为营，浊者为卫。"脾胃为气血生化之源，但需心气的气化作用和心阳的温化作用才能化生血液，如《灵枢》指出："中焦受气取汁，变化而赤，是谓血"，再如唐宗海在《血证论》中论述："食气入胃，脾经化汁，上奉心火，心火得之，变化而赤，是谓之血。"胸中阳气，又名宗气，是由肺吸入的清气与脾胃化生的水谷精气相结合而形成，聚于胸中，贯心脉而行气血，如《灵枢》说："五谷入于胃也，其糟粕、津液、宗气分为三隧，故宗气积于胸中，出于喉咙，以贯心脉而行呼吸焉。"可见心脏血脉中气血之盈亏，实由脾之盛衰来决定。

张永杰教授认为：①冠心病心律失常患者以气虚血瘀痰阻型多见。发病年龄偏大，随着疾病发展与加重、病程的延长，五脏都多有虚损，脾为后天之本，气血生化之源，脾气亏虚则无法运行津液，津液停聚而生痰。气为血之帅，气虚则血不行，血脉停滞后则成血瘀。痰浊日久化热灼伤津液，导致阴血虚弱，无以濡养心神，心失所养故心悸。因此，本病的基本病机为本虚标实，其本为脾气亏虚，其标是痰浊、水饮、血瘀。②中医学理论中的"脾主运化"（脾虚则运化失司，水湿停聚成痰）相当于临床医学的消化系统，已知在脂蛋白代谢中，脂蛋白脂肪酶、肝脂酶、胆固醇酰基转移酶起重要作用。肝脏能合成、分泌各种载脂蛋白及上述各种酶，直接参与血脂、脂蛋白的转运和代谢，肝脏合成与分泌等功能异常可致脂质代谢紊乱，脂肪沉积，一定程度上影响动脉粥样硬化的形成。痰浊的形成可归结为两个方面：外因，长期过食肥甘厚味，酿湿生痰，蕴热蒸痰，与西医学所谓的脂肪和糖类等高热量饮食摄入过多相关。内因，多责之于脾，中医有"脾为生痰之源，肺为贮痰之器"之说。张景岳也指出：痰之化无不在脾，痰之本无不在肾。脾与肾有后天与先天之紧密联系，若脾失健运。肾失开阖，气化不利，则津液代谢障碍，以致水谷不能输布转化精微为人体利用，而酿生痰浊。中医的痰浊可分为"有形之痰"和"无形之痰"两种，因其黏涩，窜流经脉，既可滞着于动脉壁上形成肿块（粥样硬化斑块），又可导致血流凝滞不利，产生瘀血。这与冠状动脉粥样硬化形成机制的脂质浸润学说、血栓形成学说、内皮损伤学说相符，多由于长期高脂血症，导致纤维脂肪病变，纤维斑块的形成及血小板的黏附，附壁血栓形成，促使动脉硬化。因此，从脾胃调治冠心病心律失常，具有良好的指导意义。③结合海南地理环境，地处热带、亚热带，四面环海，气候潮湿，饮食多以鱼肉腥味为主，故发病多以痰湿为主，与脾胃关系密切。综上提出胸痹心悸（冠心病心律失常）从脾论治的观点，自拟方调脾宁心汤在临床取得良好疗效。调脾宁心汤组成：瓜蒌、半夏、黄连、石菖蒲、茯苓、陈皮、黄芪、党参、白术、苦参、丹参、炙甘草。用法：水煎法，日1剂，分早晚两次，3周为一个疗程。主治胸痹心悸（气虚血瘀痰阻型冠心病心律失常）。

调脾宁心汤实际上以小陷胸汤、二陈汤、四君子汤化裁而来。小陷胸汤，出自《伤寒论》，由黄连、半夏、瓜蒌组成，主治小结胸病。《医宗金鉴》载："黄连涤热，半夏导饮，栝楼润燥下行，合之以涤胸膈痰热，开胸膈气结，攻虽不峻，亦能突围而入，故名小陷胸汤。"二陈汤源于宋代《太平惠民和剂局方》，由法半夏、陈皮、茯苓、甘草组成，是一种能燥湿化痰、理气和中的中医药方。四君子汤由《伤寒论》中的"理中丸"将秉性燥烈之干姜换成性质平和之茯苓而成。方中人参甘温，益气补中为君；白术健脾燥湿，合人参以益气健脾为臣；茯苓养心安神、渗湿健脾为佐；炙甘草和中益脾，脾健则湿不生，又能调和诸药，为使。四味皆为平和之品，温而不燥，补而不峻。苦参治疗原发性心律失常和继发性心律失常均有良好的疗效，张永杰教授在临床中运用苦参治疗心律失常经验丰富，最大量可用至 30g。《本草正义》云："菖蒲味辛气温，辛能开泄，温胜湿寒，凡停痰积饮，湿浊蒙蔽，胸痹气滞，舌苔白腻垢秽或黄厚者，非此芬芳利窍，不能疏通。开心孔，补五脏者，亦以痰浊壅塞而言；而俗谓菖蒲能开心窍，及反以导引痰涎，直入心包，比之开门迎贼者，过矣。且清芬之气，能助人振奋精神，故使耳目聪明，九窍通利。"《本经逢原》云"菖蒲，心气不足者宜之"，《本经》言"补五脏者，心为君主，五脏系焉"。诸药合用共奏健脾益气、祛湿化痰、活血化瘀之功效；痰浊瘀血得去，心血得养，则心悸、胸闷诸症自除。

老年人中药的合理应用

我国已进入老龄化社会。据统计，在 60～70 岁人群中，大部分人至少患有一种慢性病，80～90 岁人群则患有三种或更多慢性病，一般将这些疾病称为老年病。老年人如何合理使用中药，已成为极为重要的问题。

老年人出现药物不良反应主要有以下原因：①未注意体质差异而乱用补药、保健药，甚至无适应证用药。②药不对证，难以愈病，相反会产生不良反应。③给药时间、间隔、途径不当，耽误了病情。④用药剂量过大，药物不良反应突现。⑤为求速效，使用毒性较强的药物，以致药物中毒。⑥使用非地道药材，造成内脏损害。⑦治病未把握病情好转即停药的"度"，长期用药，损害身体。⑧用药导致过敏，出现意外险情。⑨不适当的联合用药，增加不良反应。⑩不注意老年用药禁忌，致损伤正气，加速病情恶化。充分认识老年人的体质特点，对老年病的预防与治疗至关重要。

一、老年人的体质特点

《素问·上古天真论》说："女子七岁肾气盛，齿更发长……三七肾气平均，故真牙生而长极；……丈夫八岁，肾气实，发长齿更，二八肾气盛，天癸至，精气溢写；三八肾气平均，筋骨劲强……五八肾气衰，发坠齿槁……。"这里讲的肾气，是受于先天之精气，由父精母血而成，具有促使生长发育的作用。肾气充盛则健康、长寿，肾气不足则早衰、夭亡。张教授认为人的生命从 40 岁始，逐渐出现肝、心、脾、肺、肾五脏功能虚衰的现象，随着年龄的增长这种虚衰呈现由轻到重、由外到内、从局部到整体的渐进的发展态势，揭示了人体衰老导致功能减退的生理特征。人至老年，由于脏腑组织的萎缩和功能的衰退，临床上表现出一系列的以松弛、衰退为特征的虚弱表现。例如，消化、吸收过程发生障碍，营养物质得不到有效的吸收，使老年人血容量减少，血红蛋白和免疫功能均呈现渐进性的降低而表现为正虚；排解过程发生障碍，代谢废物不能及时排出体外反而蓄积体内，则可形成痰瘀等病理产物而成为导致疾病的内生实邪。

五脏或其中几脏气机虚衰，则吐故纳新无权，代谢废物和不化精微的水谷等物质蓄积体内而化生痰浊。脏腑功能衰退，代谢废物积蓄体内，逐渐形成病理性的产物。脾肾亏虚是痰浊（饮）生成的主要原因，《景岳全书·杂证谟》云："五脏之病，虽俱能生痰，然无不由乎脾肾，盖脾主湿，湿动则为痰，肾主水，水泛亦为痰，故痰之化无不在脾，而痰之本无不在肾，所以凡是痰证，非此则彼，必与二脏有涉。"《医贯·痰论》曰："肾虚不能制水，则水不归源，如水逆行，洪水泛滥而为痰"。瘀血的形成与心、肝二脏关系密切，如《医方集解》所云："人身之中，气为卫，血为营。经曰：营者水谷之精也。调和于五脏，洒陈于六腑，乃能入于脉也，生化于脾，总统于心脏，受于肝，宣布于肺，施泄于肾，灌溉一身。"若五脏功能衰退，必伴气机的亏虚，则推动和统摄营血的功能减弱，血行迟滞而凝塞，或溢出脉外而形成内生瘀血。血既成瘀，既可使正常血液失却濡养功能，组织脏器失养，进一步导致器官虚衰，又可因瘀血作为一种病理性产物瘀阻血脉，使瘀血程度更加严重。

二、合理用药原则

1. 辨证论治

严格掌握适应证：老年人体虚多病，病情往往复杂多变，若药物使用不当使病情急转直下，甚至无法挽救，故首先应明确是否需要进行药物治疗。不辨证无法选择中药，掌握辨证之后，还需要知道哪些中药是治疗此证型的。辨证有误则药不对证，会使机体阴阳偏盛或偏衰，以致病情更趋严重。

2. 选择合适的用药剂量

老年人肝肾功能多有不同程度的减退或合并多器官严重疾病。因此，用药要因人而异，一般应从"最小剂量"开始。如甘草 1～3g 能调和药性，5～15g 能益气养心，大量服用或长期服用，可现水肿、低血钾、血压升高等；大黄用量 1～5g 泻下，小剂量 0.05～0.3g 收敛而便秘；苏木量小和血，量大破血；川芎耗气，红花破血。这些中药应根据需要，选择用量。尤其对体质较弱，病情较重的患者切不可随意加药。最好做到按照病情决定用量。故慢性患者长期服用中药需注意调节药物品种，避免不良反应。

3. 合理服用滋补药

严格遵循辨证论治方法，按需行补，不需不补。所以老年人选用补药应弄清自己的体质，属于哪一种证型，再根据补药的药性，合理选用。阴虚选用轻补型滋补剂，如生脉饮；偏于阳虚应服用温补型滋补剂，如龟龄集；肾阴虚宜服用六味地黄丸；心虚宜服人参归脾丸。除此之外，患者还有寒热虚实之别。辨证应用补药，才能药到病除。使用滋补药，应按季节服用，"春暖平补""夏暑清补""秋燥润补""冬寒大补"，四季比较，以秋冬为佳，尤以冬季最佳，使体质得到增强，起到扶正固本的作用。

4. 治应补泻兼施

老年疾病虚实缠绵，正虚难复，邪实难除，单纯扶正补虚则有壅积实邪之患，单纯泻实祛邪又有再伤已虚的正气之虞，故老年疾病的治疗原则应补泻兼施，以补虚为主，泻实为辅。虽在标实紧急之时，还当根据病情以治标为急务，但在祛邪之时，需随时固护正气，标实解除后，还应继续以扶正为主。老年疾病病程缓慢持久，加之生理性衰老，故老年疾病的治疗需较长的时间。但只要根据扶正气、化痰瘀的原则，即可以收到较好的疗效。

高尿酸血症临床治验

随着经济的迅速发展，我国人民的生活方式和饮食习惯发生了巨大改变，逐渐形成以高嘌呤、高蛋白、高脂肪为主的饮食结构，伴随人们日常活动量的减少，高尿酸血症的发生率逐年上升。高尿酸血症是指在正常嘌呤饮食状态下，非同日 2 次空腹血尿酸水平男性高于 420μmol/L，女性高于 360μmol/L。尿酸是人体嘌呤代谢的最终产物，正常情况下血液中的尿酸以单盐形式存在，微溶于水，但当其浓度持续超过生理饱和度后，可溶性尿酸盐即析出形成结晶，引起痛风发作。高尿酸血症不仅是痛风的发病基础，更是心血管疾病、脑卒中、慢性肾脏疾病、代谢性疾病等的独立危险因素。在高尿酸血症状态下引起机体的氧化应激、炎症等反应，则是高尿酸血症引起胰岛素抵抗、脂质代谢紊乱的作用基础。目前中药治疗高尿酸血症取得了一定的疗效，具有降尿酸、抗炎、镇痛、消肿等多重作用。邱晓堂，师承全国名中医张永杰教授，现任广州中医药大学附属海南省中医院主任医师、副院长，为海南省优秀专家，广州中医药大学硕士研究生导师，全国优秀中医临床人才。临床工作近 30 年，擅长中西医结合治疗内分泌代谢性疾病，如糖尿病及其并发症、痛风等。跟随张永杰教授侍诊多年，张永杰教授在临床上治疗高尿酸血症有着独特经验，疗效甚好，现将经验总结如下。

一、病因病机

高尿酸血症临床无明显症状，仅表现为血尿酸的增高，因此传统中医药古籍中对此并无明确记载。王新陆教授在《脑血辨证》一书中提出"血浊"的概念，并对此做了进一步的阐释及相关临床、实验室研究，明确血浊为血液受体内外各种致病因素影响，使其失去了原有的清纯状态，影响了血液的生理功能，并扰乱脏腑气机的病理现象，血液流变学异常、血液中滞留有害代谢产物及循行障碍等皆可称为血浊。而尿酸为嘌呤代谢的产物，各种原因引起尿酸的生成过多与排泄减少，导致血液中的尿酸不断累积，从而出现高尿酸血症，即血液的物质成分发生改变。因此，高尿酸血症可归于"血浊"的范畴。"血浊"二字，首见于《灵枢·逆顺肥瘦》，其曰："刺壮士真骨，坚肉缓节监监然，此人重则气涩血浊。"因尿酸盐沉积在关节囊、滑囊等组织中，从而引起病损及炎症反应，进一步形成痛风性关节炎，表现为关节周围组织明显的红肿热痛，故也可以将其归为"痹证""白虎历节""痛风"等病的范畴。《素问·痹论》对痹证有这样的描述"风、寒、湿三气杂至，合而为痹"，提出风、寒、湿三种邪气同时侵犯机体，致病邪流注肌肉、筋骨、关节，造成经络壅涩、气血运行不畅，表现为肢体筋脉拘急疼痛麻木。张仲景在《金匮要略》中首次采用"历节"病名，阐述"盛人脉涩小，短气，自汗出，历节痛，不可屈伸，此皆饮酒汗出当风所致"，并提出其主方，"诸肢节疼痛，身体虚羸，脚肿如脱，头眩短气，温温欲吐，桂枝芍药知母汤主之"。《太平圣惠方》则曰："夫白虎风病者，是风寒暑湿之毒，因虚所起，将摄失理，受此风邪，经脉结滞，血气不行，畜于骨节之间，或在四肢，肉色不变，其疾昼静而夜发，即彻骨髓酸疼，其痛如虎之啮，故名曰白虎风病也。"《丹溪心法·痛风》云："痛风者，四肢百节走痛是也，遍身骨节疼痛，昼静夜剧，如虎啮之状。"并对其病因做出相应的描述为："彼痛风也，大率因血受热，已自沸腾，其后或涉冷水，或立湿地，或扇取凉，或卧当风，寒凉外搏，热血汗法凝湿，所以夜则痛甚，行于阴也。"其中强调了痰浊与瘀血阻滞气机的重要性。

张永杰教授认为，高尿酸血症期相当于痛风性关节炎发作缓解期，可称为无症状期。现代医学检查表现为血尿酸常高居不下，亦有部分患者因急性痛风性关节炎反复发作，给予降尿酸中西药物治疗，在某阶段生化检查血尿酸可为正常。对于此类患者，治疗目的在于近期可预防痛风性关节炎的发作，远期可减少心血管疾病、痛风结石、痛风性肾病等病的发生。但常因部分患者缓解期无任何症状，给中医辨证论治带来无证可辨的尴尬。邱晓堂根据临床跟诊观察张永杰教授治疗高尿酸血症病例，并结合自己多年的临床经验提出：血尿酸作为体内物质，其值正常，为人体生理正常所需，当其值超过正常范围，则属于中医"病"的范畴。从中医辨证的角度看，凡物质过盛积蓄，即为实证，故高尿酸血症可辨为邪实之证。体内物质，适度则为正、为常，多余则为实、为邪浊。对于过多的血尿酸，是可定性为浊邪，为痛风急性期阶段的"余邪未清，内伏于体内"的基础，因此高尿酸血症为浊邪实邪稽留所致。同时观察此类亚健康人群常懒动喜卧、不愿锻炼，平素嗜食肥甘厚味，导致形体肥胖，尤以腰部明显，为《素问·奇病论》"此人必数食肥甘而多肥者"，中医体质可辨证为痰湿体质。此类人群相当于西医亚健康人群，亦是中医"不治已病治未病"的对象。舌体的观察常有助于辨证，邱教授临床观察此类人群舌体多为胖大舌，边有齿印，舌质淡红，苔腻，该舌象亦提示湿浊内阻。综上其病性为湿浊内阻、壅滞血脉。

高尿酸血症湿浊内阻的成因，主要包括两个方面：其一为地理因素，海南为我国最南端，地处热带北缘，属热带季风气候，长夏无冬，气候湿热，湿度较大，同时因四面环海，为久居湿地的环境，此为湿浊形成之外因。其二，海南省海产资源极为丰富，形成当地居民以海产品为主的膳食结构，即长期的高嘌呤饮食。尽管从总量来说，饮食尚在合理范围，但长期进食含某种成分较高的食物，已属"饮食不节"之范畴，久则脾失健运、湿浊内阻、酿生湿热，影响血液运行，病程进展则湿浊痹滞筋脉，发而为病，此为湿浊形成之内因。天人相应，同气相求，形成了大部分海南地区高尿酸血症亚健康人群湿浊内阻的体质。对于此类亚健康人群，若不积极干预治疗，后天饮食不节，过食肥甘厚腻、酒热海鲜等发物，损伤脾胃，进一步发展为脾失健运、升清降浊无权，则湿浊排泄障碍，湿浊内生，久则致瘀；同时病程日久，久病及肾，肾失气化，分清泌浊失司，精郁为毒，水郁必浊，浊毒结聚。病程进展，湿浊瘀毒等病理产物内壅，日久化热蓄于脏腑而成积热瘀毒体质，若遇诱因引动，则湿浊瘀毒积热流注关节肢体经络，痹阻经络关节，不通则痛，故见关节肌肉红肿热痛、拒按、屈伸不利等症状，导致急性痛风性关节炎发作。同时，湿热内阻，流注下焦，煎熬尿液，成为结石，或痰、热、瘀互相胶结于络脉，则形成肾络微型癥瘕。综上，湿浊内阻为发病的病理机要。《证治准绳·痛风》认为："痛风因风湿客于肾经，血脉瘀滞所致。"

二、辨证论治

《黄帝内经》云："是故圣人不治已病治未病，不治已乱治未乱，此之谓也。"根据临床高尿酸血症的病因病机，沿承中医"治未病"中"既病防变"的思维，治疗以"除湿泻浊，理气通络，佐以清热"为原则，组方以四妙散加味，创立化湿降浊汤：土茯苓 30g，萆薢 20g，苍术 15g，黄柏 15g，薏苡仁 30g，威灵仙 30g，木瓜 20g，当归 15g，丹参 15g，鸡血藤 20g。四妙散出自清代张秉成的《成方便读》，由二妙散（苍术、黄柏）加味而来。方中黄柏苦寒清热燥湿，苍术苦辛温燥，燥湿健脾，薏苡仁淡渗利湿，利痹为佐，牛膝活血引药下行为使药，共奏祛湿泻浊、舒筋利痹之功。现代中药药理及临床研究表明，四妙散降低血尿酸水平疗效确切。在此基础上，加用土茯苓、威灵仙，土茯苓甘淡性平，泄浊解毒；威灵仙辛散宣导，走而不守，宣通十二经络，"积湿停痰，血凝气滞，诸实宜之"，张永杰教授临床用药，尊前贤之经验，此二药用量较大，常在30g以上，具有明显的降尿酸作用。佐以当归、丹参、鸡血藤者，亦是从中医的整体观念出发。湿浊内阻，常影响气的升降出入、血液的正常运行，致经络筋脉瘀滞，故在化湿泻浊的前提下，常配合活血通络利滞之品，共达湿浊去、血脉通、筋脉利之效。因高尿酸血症为慢性代谢性疾病，疗效较慢，且易反复，故服中药前应与患者沟通，嘱其坚持服药1～3个月，且血尿酸降至正常后，不能立即停药，嘱其每2天1剂，坚持1月余，再改为每3天1剂，以巩固疗效。

高尿酸血症的患病率与发病率呈显著增长并有年轻化趋势，并且与患者的生活方式、饮食习惯等密切相关，因此在服中药期间及平素的生活调养过程中，结合现代食物成分研究，嘱患者低嘌呤饮食，养成健康的饮食习惯，多饮水，加强锻炼，适度活动，则是邱教授临床治疗期间经常向患者讲解的内容，且反复强调，以取得事半功倍且长久之效。

三、验案举隅

案例

陈某，男，48岁。

初诊 2017年3月10日。

主诉：发现血尿酸升高5年。

现病史：平素稍感全身困倦懒动，会阴部潮湿，双下肢踝关节及足趾常有不适感，但未发作疼痛，舌质淡红，舌体胖大，苔薄黄腻，脉弦。

查体：血压130/70mmHg，心率70次/分。

既往史：患者5年前无明显诱因出现左足趾关节红肿疼痛，住院治疗，查血尿酸617μmol/L，诊断为痛风性关节炎急性发作，予秋水仙碱、依托考昔片口服后症状缓解，平素间断口服苯溴马隆、别嘌醇等药物，服药监测血尿酸可下降至500μmol/L左右，但停药后常反复，持续5年。近2年来每当饮酒或食海鲜及喝浓汤均可诱发痛风性关节炎发作，有时每月发作1～2次，严重影响患者的生活及工作，3月10日体检测血尿酸617μmol/L，查血脂：胆固醇6.4mmol/L、低密度脂蛋白2.7mmol/L，血常规、尿常规、肝功能正常。

中医辨证：湿浊内阻，壅滞血脉。

治疗：以祛湿泻浊，舒筋通络为主，佐以清热。

方药：土茯苓30g 萆薢15g 黄柏20g 苍术20g 薏苡仁30g 威灵仙40g 当归15g 丹参15g 地龙20g 鸡血藤20g 大血藤20g 甘草5g

水煎服，每日1剂，分2次服，每次200ml。

二诊 2017年3月25日。

患者服中药半月，自觉精神明显改善，全身困倦乏力、双下肢踝关节及足趾不适感减轻，走路轻松，但会阴部仍感潮湿，纳可，舌质淡红，苔薄黄腻，脉弦。守上方加车前子20g、赤芍15g。

三诊 2017年4月10日。

患者服中药30剂，自述感觉全身轻松，无明显不适感觉，舌体仍胖大，边有齿印，舌淡白，苔薄白。查血脂：胆固醇5.11mmol/L，低密度脂蛋白1.04mmol/L。肾功能：尿酸406μmol/L；血常规、尿常规、肝功能正常。

四诊

患者基本守方治疗 3 个月，再次检查，血尿酸 315μmol/L，后给予每 2 日 1 剂，口服 1 个月后停药，并坚持生活方式干预，每 3 个月复查血尿酸，均维持在 300μmol/L 左右。

本例患者以痛风反复发作来就诊，结合患者症状、舌脉，辨证为湿浊内阻，壅滞血脉，属本虚标实，当以先祛邪、后扶正。故以除湿泻浊、理气通络为主，佐以清热，后期以健脾益肾为法，标本同治，故使患者病情得以稳定。

四、小结

综上所述，辨证思维及经典案例体现了在沿承中医"治未病"中"既病防变"思维的基础上，坚持辨病与辨证相结合治疗高尿酸血症的中心思想。高尿酸血症是痛风的病前状态，又是心脑血管等疾病的独立危险因素，因此在治疗当中应针对其病因病机，以除湿泻浊、理气通络为治则，佐以清热，并根据现代药理研究成果重用土茯苓、威灵仙二药，以达湿浊去、血脉通、筋脉利之效。

糖尿病防治"三观"浅谈

整体医学观、个体化医学观和治未病医学观，是具有中医学特色，集中代表东方思维和智慧的医学观。它对于未来医学的发展是一个重要的启迪，对于糖尿病的治疗具有十分重要的指导意义。

一、整体医学观

糖尿病的治疗不是单纯的、孤立的，而应回放到疾病、患者、环境的综合背景中去分析和考虑，才能准确把握，统筹兼顾。

整体医学观，是指看待疾病的时空观。具体来说，就是把患在同一个人身上的若干种疾病联系起来看待，把疾病和所患疾病之人联系起来看待，把患者与所处的环境（自然环境、人文环境、生活环境等）联系起来看待。

具体到糖尿病，可从以下两个方面来看。首先，从时间上看，有自身的演变规律，从糖尿病的前期，到糖尿病的早期、中期、晚期。处于不同阶段的糖尿病患者，他们的临床表现和中医辨证治疗可能会有很大差异。其次，从空间上看，一是要考虑到发病类型的不同，即原发性糖尿病和继发性糖尿病。对于继发性糖尿病，要把糖尿病看成整个疾病发展过程的一种表现，在治疗方针上，要充分关注原发性疾病的治疗，如肝源性糖尿病、胰源性糖尿病、类固醇性糖尿病等。二是糖尿病合并的代谢性疾病不同。有的是"糖脂病（糖尿病合并高脂血症）"，有的是"糖压病（糖尿病合并高血压病）"，有的是"糖酸病（糖尿病合并高尿酸血症）"，有的是"肥糖脂压病"等，有其不同的组合。其对于动脉硬化及由动脉硬化所导致的心、脑、肾、足等大血管疾病的贡献度不一样。

临床上有一部分患者，即使降糖药的种类和剂量不断增加，血糖仍居高不下，除药物因素（如继发性磺脲类失效）、饮食因素（如饮食控制不严格或结构不合理）、运动因素（如由于疾病等原因运动不足）外，常可找到严重干扰降糖的因素，如失眠、便秘、情绪波动、抑郁、焦虑、慢性感染、月经不调、疼痛、带下等。这些因素往往通过受体前途径，即促进胰岛素对抗激素的分泌来加重胰岛素抵抗，我们称之为血糖难控因素。只注重药物降糖而忽视血糖难控因素，即使降糖力度再大，也往往疗效不佳。因此，当血糖用药物控制不佳时，寻找出血糖难控因素，并加以有效控制，往往事半功倍。此外，合并有心力衰竭、肾病综合征、高血压病、病毒性肝炎、胰腺炎、肠梗阻等疾病，也常会影响血糖控制。

二、个体化医学观

个体化是医学的最高境界，尤其救治急危重症，非"化"不足以救危急，非做到"化"的地步，难以挽倾颓于一刻，毕其功于一役。

个体化医学观，是指分析和治疗疾病的"求异观"，强调的是辨证论治的个性化。同为糖尿病，往往有较大的个体差异：在类型上，是遗传因素为主，还是环境因素为主；是原发性糖尿病，还是继发性糖尿病；是1型，还是2型；是体形肥胖，还是消瘦，抑或是体形中等；在发展上，有的糖尿病视网膜病变很早出现，有的则出现很晚，甚至不出现，有的糖尿病肾病很重，而没有视网膜病变；有的一开始就合并大血管病变，有的始终不出现大血管病变。在治疗上，对不同种类的降糖药物反应性差异很大，有的胰岛素抵抗明显，有的继发性磺脲类药物失效很早出现。在药物剂量方面，更需要注重个体化，如西医抢救心力衰竭有洋地黄化，救治休克有阿托品化，中医同样有"化"，清气有石膏化，凉营有生地化，救脱有参附化，糖尿病酮症有黄连化，不全肠梗阻有大黄化。加上体质、性别、年龄等差异，糖尿病发展的阶段不同，证候类型不同等，如果治疗上不充分考虑个体的差异，很难得心应手。

三、治未病医学观

根据多年的临床经验看，应该是从糖尿病发现的那一天起，即着手糖尿病并发症的治疗。在这一点上，转变观念，至为重要。

治未病医学观，是指治疗上的预见性和前瞻性。糖尿病防治关口必须"前移"和"旁扩"。所谓"前移"，是指对于潜证和可预见证的提前干预，在疾病的全过程中重视预防。从提倡饮食文明、健康生活方式方面预防肥胖；从肥胖阶段预防糖尿病前期——糖耐量受损的发生；积极对糖耐量受损进行干预，防止2型糖尿病发病；从发现糖尿病起即着手并发症的预防。

糖尿病并发症是糖尿病致残、致死的根本原因。在众多的并发症中，大血管并发症往往出现在代谢综合征的背景下，同时伴有高血压病、血脂紊乱、肥胖等；微血管并发症主要由高血糖的糖毒性引起，是糖尿病的特异性损害，也是糖尿病慢性并发症最基本的病理基础，主要表现为眼底和肾脏的损伤。

基于对叶天士"久病入络"理论的传统认识，许多临床医生往往在糖尿病中期显现微血管并发症征兆，甚至后期出现明显微血管并发症时才着手治疗，然而此时即使应用大量活血化瘀药似乎仍然鞭长莫及，病情持续恶化。国内外一些研究表明，单纯性肥胖患者即存在血管内皮功能异常。我们的一些实验结果显示，在不控制血糖的情况下早期单纯活血化瘀通络，可以显著减轻糖尿病大鼠肾脏和视网膜微血管病变。临床中也发现早期使用活血通络药的患者其并发症的进展程度明显比中、后期应用的患者轻微。"久病入络"是指络病的显证阶段，而"初病入络"是指络病的隐证阶段。"久病"方治，为时已晚，只能"亡羊补牢"，以"初病入络"来指导并发症的预防，意义重大。

所谓"旁扩"是指"多方位观照"。看到某一显证一定要想到可能出现的其他潜证，"见一叶而知秋"。比如看到眼底病变，要立即想到其他微血管病变，如肾脏、神经、皮肤、肌肉甚至心肌可能存在损害或损害的潜在可能性；看到了肥胖，就要想到代谢综合征；看到了糖尿病出现，就要想到未来高血压病、高血脂、高尿酸等的相继出现。

三大医学思想指导糖尿病的防治，就是要在时空中动态地认识和把握现代糖尿病的基本发病特点和演变规律，在复杂多变之中找到共性；同时，又要在共性中把握个性。以三大医学观为指导，历经多年、数以千人次糖尿病的临证实践，我们把糖尿病的治疗概括为，治糖、治络、治变三个方面。治糖即控制血糖，治络即防治大小血管并发症，治变即治疗糖尿病的合并症。

糖尿病临床治验

2型糖尿病相当于中医学"消渴病"范畴，中医学认为，该病的病因病机为阴虚燥热，气阴两虚，其原因乃因糖尿病患者，无论体质如何，持续长期高血糖引起"三多"，在此基础上，最终导致"一少"的阴虚燥热，再进一步发展，耗气伤阴导致气阴两虚。

一、病因病机

2型糖尿病为食、郁、痰、湿、热、瘀交织为患。其病机演变基本按郁、热、虚、损四个阶段发展。发病初期以郁为主，病位多在肝、脾（胃）；继则郁久化热，以肝热、胃热为主，亦可兼肺热、肠热；燥热既久，壮火食气，燥热伤阴，阴损及阳，终致气血阴阳俱虚；脏腑受损，病邪入络，络损脉损，变证百出。病位在五脏，以脾（胃）、肺、肾为主，涉及肝、心，尤以肾脏为关键。三脏腑之中，虽有所偏重，但往往又相互影响。肺主治节，为水之上源，肺受燥热所伤，治节失职，水液直趋下行，故小便频数，肺不布津，故口渴喜饮。胃为水谷之海，胃为燥热所伤，胃火炽盛，故消谷善饥，大便干结。脾主运化水湿，将水谷之精微输布全身，若饮食等伤及中焦脾胃，运化失职，虽多食，但不为肌肉吸收，而日渐瘦削；统摄无权，血糖等水谷精微直趋下行，从小便而出。《灵枢·五变》指出："五脏皆柔弱者，善病消瘅。"其中，脾为后天之本，气血生化之源，居中属土，以灌四旁，若脾气虚弱，四肢百骸失于营养，则消瘦乏力；升降失职则阴津不能正常地通达三焦，正如《血证论》所云："……则气为血阻，不得升，水津因不能随气上布。"肾主水，又主藏精，燥热伤肾，阴亏于下，气化失常，不能主水，则小便量多，肾失固摄则精微下注，故小便浑浊而味甜。

标本辨证者，阴虚或气虚为本，痰浊血瘀为标，多虚实夹杂。初期为情志失调，痰浊化热伤阴，以标实为主；继之为气阴两虚，最后阴阳两虚，兼挟痰浊瘀血，以本虚为主。阴虚血脉运行涩滞、气虚鼓动无力、痰浊阻滞、血脉不利等都可形成瘀血。痰浊是瘀血形成的病理基础，且二者相互影响，瘀血贯穿糖尿病病机演变的始终，是并发症发生和发展的病理基础；痰浊瘀血又可损伤脏腑，耗伤气血，使病机错综复杂。

张永杰教授在长期临床观察的基础上，认为糖尿病的临床证候特点十分复杂，其病因病机也十分复杂和多样多变，单一的"阴虚燥热"的病机认识与目前现代糖尿病患者的发病特点不尽符合，故结合西医学对本病的认识，对其病因病机提出独特的观点。

（一）瘀浊内阻为发病机制

2型糖尿病是临床上最为常见的内分泌疾病之一，其占糖尿病总发病率的90%以上，在2型糖尿病患者中，约80%的患者伴有肥胖或超重。张永杰教授认为，中医在临床上是根据"三多一少"症状对消渴病进行认识和诊断的,而糖尿病是根据血糖检查结果进行诊断的,两者诊断方法的差异导致了消渴病和糖尿病内涵的不对等性。随着检查手段的应用,糖尿病的早期发现率大大提高。2型糖尿病约80%的患者没有明显的"三多一少"症状,50%为无症状性糖尿病。"消渴"是以"症"定"证",必因"渴"而"消",糖尿病是以血糖升高定"病",可以无"渴",也可以无"消"。同时现代糖尿病患者即使患病多年,由于降糖西药的应用,可能仍然肥胖;古代消渴病则不然,即使发病时的体形肥胖,经过长期的"三多"之后终归要走向"一少"(消瘦)。因此,要利用现代研究手段重新认识肥胖2型糖尿病的病机,张永杰教授提出瘀浊内阻为2型糖尿病中医的发病机制,尤其是早期及无症状的糖尿病患者,其形成机制如下。

1. 痰浊的形成

随着人们生活水平的提高及生活方式的改变,消渴病患者由于饮食不节,过食肥甘厚味,损伤脾胃,脾胃运化失司,水谷不能化生精微而酿生痰浊。浊毒内阻,积热内蕴,消谷耗液,损耗阴津,易发生消渴病。或忧思劳倦伤脾,以致脾气虚弱,健运失职,水湿内停,积聚成痰;或肺气不足,宣降失司,水津不得通调输布,津液留聚而生痰;或肾虚不能化气行水,水泛而为痰。长期过度的精神刺激,情志不舒,或郁怒伤肝,肝失疏泄,则中焦气机郁滞,形成肝脾气滞、肝胃气滞;脾胃运化失常,饮食壅而生热,滞而生痰;气郁化火,上灼肺胃阴津,下灼肾阴;或思虑过度,心气郁结,郁而化火,心火亢盛,损耗心脾精血,灼伤胃肾阴液。以上均可导致消渴病的发生。近年国内外大量流行病学的调查资料表明,随着经济的发展,生活水平的提高,由于长期摄取高热量饮食,或过多膳食,加之体力活动的减少,身体肥胖,糖尿病的发病率也逐渐增高。这与传统医学的认识是完全一致的。

2. 血瘀的形成

血瘀的形成有以下几种原因。①血行失度:2型糖尿病血瘀主要是"挟瘀",以血瘀为主要表现的相对较少。血瘀的本质在于"血"和"脉","血在脉中,如环无端,周流全身"。血的运行靠气的推动,气能行血,一旦血糖升高,或在"痰""湿"等某些病理因素的作用或影响下,则"血凝而不流""血瘀滞不行""血涩而不通",由此形成血瘀,乃"内结为血瘀",血瘀一旦形成,则可阻滞脏腑血脉,导致全身或局部的功能障碍,作为继发因素或第二病理产物,导致各种血管并发症。②阴虚血瘀:津血同源,互为资生。阴虚燥热,津亏液少,势必不能载血循经畅行,瘀血在里又化热伤阴,津液大量亏耗,血液浓缩,血液循环滞涩不畅,致阴虚血瘀并存。周学海在《读医随笔》中说:"夫血犹舟也,津液水也。"又说:"津液为火灼竭,则血行愈滞。"论述了热灼津亏导致血瘀的病理过程。③气滞血瘀:精神刺激,情志失调,肝失条达,心气郁结,气机阻滞,阻碍血之运行而致血瘀,即气行血行,气滞血瘀之意。④气虚血瘀:消渴病日久,阴损耗气则致气阴两虚。气为血帅,气行血行,若气虚运血无力,可致血流不畅而致血瘀。⑤阳虚寒凝而致血瘀:消渴病日久,阴损及阳而致阴阳两虚,血宜温、温则通,阳虚则寒,寒则血凝而致血瘀。《素问·调经论》云:"寒独留,则血凝泣,凝则脉不通。"此即寒凝血瘀之意。痰湿阻络而致血瘀:过食肥甘,其性壅滞,易损脾胃,痰湿内生,脾胃受损,气机升降失调则痰湿阻络,而致血瘀。⑥久病多瘀:因目前糖尿病只是靠药物治疗控制病情的缓慢发展,而不能根治,故糖尿病为慢性病,久病入络,导致血瘀形成。《素问·痹论》云:"病久入深,营卫之行涩,经络时疏,故不通。"2型糖尿病为终身性疾病,不仅伤阴,而且耗气,甚至可致阴阳两虚,脏腑功能减退,血行迟缓,形成血瘀证。

（二）肾脏虚损为发病之本

张永杰教授认为，消渴病的发生虽与五脏有关，但关键在于肾脏虚损，因消渴的发生多与先天禀赋有关，如《灵枢·五变》说："五脏皆柔弱者，善病消瘅。"五脏之中肾为先天之本，脾为后天之本，故脏腑虚弱最关乎脾、肾。中医学认为，肾为先天之本，乃元阴元阳之脏，五脏之阴非此不能滋，五脏之阳非此不能化。禀赋不足，年老体衰，饮食失节，情志失调，劳欲过度等各种因素致病，穷必及肾。肾虚则脏腑先天不足，功能低下，导致肾之阴阳的虚损。故治疗上重在补肾。如张仲景认为，肾虚是导致消渴病的主要原因，创肾气丸治疗消渴病，开补肾治消渴之先河。《外台秘要》指出"消渴者，原其发动，此则肾虚所致"。赵献可力主三消肾虚学说，指出"治消之法，无分上中下，先治肾为急"。陈士铎也说："消渴之证，虽分上中下，而肾虚以致渴，则无不同也。"近代著名医家施今墨也认为本病虽有肺、胃、肾之分，但病本在肾，即标虽有三，其本为一也。近年国内对男女糖尿病患者性激素变化与肾虚关系研究及补肾治疗观察表明，男患者呈雌二醇（E_2）浓度及雌二醇（E_2）/睾酮（T）值增高变化；女性患者呈 E_2 及 E_2/T 值下降变化，男女患者均呈现性腺功能明显减退的肾虚表现，采用补肾益气调补阴阳的中药治疗后，不仅肾虚症状明显改善，血糖明显降低，而且性激素也趋于恢复正常。这一研究成果不仅说明了传统医学肾虚致消渴理论的正确性，而且也证实了补肾是治疗糖尿病的一种有效方法。

（三）重视脾阴虚致消

《黄帝内经》云："脾者土也，治中央，常以四时养四脏。"《素问·生气通天论》云："阴者，藏经而起亟也。"张锡纯云："脾阴足自能灌溉诸脏腑。"《周慎斋遗书》云："善多食不饱，饮食不止渴，脾阴不足也。"从功能主治方面，中医脾脏相对于西医学的脾和胰脏。糖尿病的发生主要病因之一为饮食不节，加之素体脾虚致转输失调、升降失司。由于脾的转输升降功能失常，气血无所化生，脏腑百骸皆无所养而病，外邪更易乘虚而入成患，致糖尿病变证丛生。

总之，以"阴虚燥热"概括糖尿病的病因病机不符合现代临床实际，结合《黄帝内经》以来各医家的论述和观点，张永杰教授认为，糖尿病不仅病因复杂，而且病机特点多样多变，尤其是不同患者的年龄、遗传背景、体质状态、饮食生活习惯，以及病程阶段、合并疾病和用药特点等都影响疾病的发展，绝不可能一言以概之。概括起来，糖尿病的特点无外乎本虚标实两端。其中"本虚"主要为肾虚，气阴两亏；"标实"主要为肝郁气滞、瘀血、热盛、湿阻为患，主要证型有肝气郁结、肺胃燥热、湿热内阻、热扰心神、血热壅滞、血脉瘀阻等。

二、治疗经验

1. 益气养阴

对于消渴的治疗，张永杰教授在用药功效上，善用补气生津、清热生津之品，共奏养阴生津、清热润燥之效，并兼以利水渗湿、活血化瘀等法；在选药性味上，药性以寒平为主，药味以甘苦为正；在选药归经上，重视对应病变的脏腑，分经论治补益药中补气药。在所用的补气药中，太子参、山药、西洋参、党参、黄芪等药物兼具补气生津、滋阴润燥的功效。气能生津、化津、固津、摄津，津液的生成与运行有赖于胃的游溢精气、脾的运化与升腾、肺的宣发肃降与敷布。其中，脾的运化与升清是水谷精微产生与运行的关键，脾气健运，则精微津液充盛；脾气虚衰，则不仅津液匮乏，不足之津液也不能上归于肺而敷布周身。张永杰教授并非一味滋阴生津，而是借助补气生津的升清之法，使脾胃之气健旺，津液自生。多选用寒、平、甘、苦药物居多，寒能清热养阴，苦能泄、能燥、能坚，甘能补、能和、能缓。苦寒配伍，清热坚阴，甘寒配伍，润燥生津，共奏养阴生津、清热润燥之功。平性药所具有的双向性，使其药物作用比较和缓，无论寒证、热证、虚证、实证、表证、里证，皆为适宜，故而使用范围也较广。在治疗消渴病归经用药中，脾、肺、肾、肝四类是构成治疗的主要归经类药物。消渴病古有上、中、下三消之分，但张永杰教授论治消渴，基于三焦而不固于三焦，据病证之不同，病位之属脏属腑，上下内外之异，治疗上亦据此选用对应归经之方药。

2. 重视脾阴

《素问·五脏生成》云："脾欲甘。"《素问·脏气法时论》云："脾主长夏，足太阴阳明主治，其曰戊己，脾苦湿，急食苦以燥之。"又云："脾欲缓，急食甘以缓之，用苦泻之，甘补之。"脾之味为甘，故健脾滋阴药物总以甘味为主，佐以甘淡、甘微寒或苦味药等。甘味药性多平缓，宜于滋养脾阴。脾喜燥恶湿，淡能渗利脾湿，甘淡相合，寓补于泻，滋而不腻，渗利水湿而不燥，宜选用生津质润、甘淡平和、守阴健脾之品；甘微寒以滋养脾阴，所选药物宜微寒不碍脾；甘苦以坚脾阴，所选药物宜化湿健脾、滋而不腻。常用药物如山药、茯苓、白术、葛根、扁豆、薏苡仁、杏仁、蔻仁等；佐以甘寒或酸甘滋阴化阴之品，如石斛、沙参、麦冬、玉竹、天冬、天花粉、乌梅等；另可配伍益气温阳之品，如附子、肉桂、菟丝子等，阳中求阴，以达"益火之源，以消阴翳"之效。

3. 活血化瘀

消渴病病机各阶段中，瘀血贯穿始终。即使瘀血症状不明显，也应防患于未然，本"疏其气血，令其条达"之理。《灵枢·五变》曰："五脏皆柔弱者，善病消瘅……"又云："血脉不行转而为热……故为消瘅。"瘀血不仅是消渴病发病的致病因素之一，同时也是疾病发展过程中形成的病理产物。消渴病早期，气虚无以助血运行致瘀；阴虚燥热，灼津耗液致血脉涩滞致瘀。消渴病后期，阴阳两虚，阴损及阳，寒凝可致脉络凝滞成瘀。一旦发现有糖尿病的存在即可酌情使用活血化瘀法；糖尿病多以气阴两虚为本，以血瘀、气滞、湿阻为标，故要考虑到标本兼治的问题；糖尿病合并并发症可采用中医辨证论治配合使用活血化瘀药，常用黄芪桂枝五物汤、桃红四物汤、血府逐瘀汤。各个时期的治疗用药中常使用丹参，剂量在15~20g。正如《本草汇言》所说："丹参，善治血分，去滞生新，调经顺脉之药也……故《明理论》以丹参一物，而有四物之功，补血生血，功过归、地，调血敛血，力堪芎芍，逐瘀生新，性倍芎芍。"常用的养血活血药还有当归尾、川芎、红花、桃仁、赤芍、白芍、蒲黄、鸡血藤、三七等。同时强调老年消渴患者多存在脾虚气阴两虚或脾肾亏虚情况，如因病情需要使用破血攻伐或通络之品，也应中病即止。针对消渴合并严重并发症或晚期时应予以活血通络之品。常用药如地龙、水蛭、蜈蚣、僵蚕等，注意剂量不宜太大，尽量选择毒副作用小者，不宜长期服用，该治法对消渴合并痹病者效果较佳。

消渴病基本病机是气阴两虚，血瘀脉络，以虚证为主，基本治法是益气养阴、活血化瘀。但是消渴病患者也存在一些邪实证，如痰湿、肝胃郁热胃肠实热、兼痰、兼湿浊等，疾病后期可出现阴损及阳。因此，对消渴病的治疗来说，在多种治法综合运用中应注意三点：一是重点突出，这个重点就是益气养阴，活血化瘀。二是主次分明，何时以补为主，何时以祛邪为主，何时补泻并重。三是灵活配伍,即根据具体病情灵活应用多种治法方药,根据病情进展,及时加减变化。例如,胃肠实热可选大黄黄连泻心汤通腑泄热,药用大黄、黄连、石膏、葛根等;脾虚胃热可选半夏泻心汤辛开苦降,药用半夏、黄芩、黄连、党参、干姜、炙甘草等。阴阳两虚可选金匮肾气丸阴阳双补,药用桂枝、附子、熟地黄、山茱萸、山药、茯苓、牡丹皮、泽泻、枸杞子、杜仲、菟丝子、肉桂、当归等。兼痰证之嗜食肥甘,形体肥胖者可选二陈汤行气化痰;偏痰热可选黄连温胆汤,药用半夏、陈皮、茯苓、枳实、竹茹、黄连。兼湿证之头重昏蒙,四肢沉重,倦怠嗜卧,脘腹胀满,食少纳呆可选用三仁汤健脾燥湿,药用杏仁、蔻仁、薏苡仁、厚朴、半夏、通草、滑石、竹叶等。兼浊证之腹部肥胖,实验室检查血脂或血尿酸增高者,可选大黄黄连泻心汤消膏降浊,药用大黄、黄连、枳实、石膏、葛根、红曲、生山楂、红花、土茯苓、威灵仙等。

疑难病辨治思路探析

张永杰教授非常重视中医理论对临床的指导,特别强调辨证论治,并能采撷现代医学为我所用,力求辨证精确,立法精当,选方用药丝丝入扣。他知识渊博,所治甚广,举凡中医内科、妇科、儿科及外科等疾病,皆有所长,尤擅诊治中医内科疑难重病,即使是一些疑难怪病,包括西医诊断不明、治疗乏效的疾病,经过张永杰教授缜密的辨证和精心的处方,也往往是应手而效,妙手回春。笔者常思考老师处理疑难病临证思维的"常"与"变",即其规律性与变化性,兹分步阐析,从中略窥老师处理疑难病的临证思维。

疑难病是在医学发展某一时期内,学术界公认的具诊断辨证难、临床治疗难等特点的临床各科疾病的总称。"疑"指辨证存疑、诊断不清;"难"指治疗不效或疗效不佳。

一、疑难病的临证模式

1. 辨病

张永杰教授认为,辨病的关键是辨疾病的主要病机,每种疾病的发生均有其独特的机制存在,也就是邪与正相互交争的结果,所以能够抓住其中的病机关键,可对治病起到提纲挈领的作用。辨病施方是中医诊疗之始,《五十二病方》是以 52 类疾病为归类记载的方剂书,体现了辨病施治的思想。比如对于糖尿病来说,张老师认为脾虚为早期糖尿病肾病的病机之本,瘀、痰为其病理产物。当糖尿病肾病进一步发展加重,出现大量蛋白尿及肾病综合征,与发病初期相比,此期病变已由脾及肾,由中焦至下焦,由气及血,阴损及阳。病机核心是脾肾两虚,脾肾气机升降失常,清浊逆乱。此期除可能兼见"痰""湿""瘀""热"等外,"水饮"也是此期病程中最为常见的病理要素。因此,治疗上早期注重健脾,后期调补脾肾入手,兼顾痰饮瘀血。

2. 辨证

疾病的每一阶段在外部可反映出相应的症候群,而所有症候群中有一些是对疾病起到决定性作用的,即为主证;而另一部分是随着主证的产生而连带产生的,属于疾病的合并症或并发症,不具有特异性,这些就是兼证。主证代表疾病当前所处阶段的主要矛盾,故而辨清主证是精准辨证施治的前提,以主证为中心进行四诊资料的分析,有利于清晰诊疗思路、突出治疗重点。如《伤寒论》辨治要点，抓主证"但见一症便是，不必悉具"。

3. 病证结合

病证结合即辨证论治与辨病论治相结合，也就是将疾病全过程共性与个性相结合，才能全面客观地反映疾病的规律。《伤寒论》中以"辨某某病脉证并治"列于篇首，辨病后辨证，当属病证结合之典范。张老师指出"把中医的证和西医的病结合起来能弥补中医辨证的不足"。临证应在中医理论指导下，结合现代先进的理化检查方法，拓宽诊断视野，从中医角度揭示贯穿疾病始终的内在规律，探求疾病内在的病因病机、传变规律。同时中医辨证也弥补了西医疾病诊断难以体现人体与疾病之间动态变化特性的不足。

二、辨治原则

1. 辨证以气血为纲

气血是维持人体正常生命活动的主要物质，也是各种疾病的病理基础。脏腑经络的病理变化无不影响气血，内、外、妇、儿临床各科的病证无不涉及气血。因此，气血病理变化在八纲、脏腑、卫气营血等辨证方法中占首要地位。气血病理变化是临床辨证的基础，也是疑难病证的辨证基础。

《灵枢·营卫生会》曰："气为血之帅，血为气之守。"在诊治疑难病证时必须重视气血流畅这个重要环节，疾病袭来首先干扰气血的正常功能，使之紊乱，以致阴阳失衡，经脉瘀阻不通，气血循行失常。《素问·调经论》曰："气血不和，百病乃变化而生。"尤其疑难病的发病特点多涉及气血功能紊乱，而致阴阳失衡，经脉瘀阻不通，气血循行失常，进而造成脏腑组织功能的异常。

2. 怪病多痰瘀

古今疑难杂症有"怪病多痰""怪病多瘀"之立论。《类证治裁》曰："痰则随气升降，身皆到，在肺则咳，在胃则呕，在心则悸，在头则眩，在背则冷，在胸则痞，在肋则胀，在肠则泻，在经络则肿，在四肢则痹，变化百端，昔人所谓'怪病多痰'。"另外，疑难病证患者由于久病，正气日衰，气衰无力，血液最易成瘀。近代有"久病顽疾，多有瘀血阻滞之势""久病血瘀，瘀生怪病"等认识。凡疑难病久治不愈，应考虑活血化瘀治法，正如《普济方》所说："人之一身不离乎气血，凡病经多日疗治不愈，须当为之调血。"邪之伤人，始而伤气，继而伤血。因此，针对痰瘀证的致病特点，主张对痼疾、顽症、劳伤沉疴、累年积月之内伤杂病、疑难重症等慢性病从痰瘀论治。在活血化瘀、化痰方剂中，必然配以一些理气之品，以增强行血祛瘀作用，如血府逐瘀汤中用柴胡、枳壳，身痛逐瘀汤中用香附。同样，治气亦可治瘀。如气虚不能推动血行使血液瘀滞、痰浊阻滞的，应采用补气活血法，使气旺而促血行。

《素问·阴阳应象大论》说："治病必求其本。"治病求本是在谈病因疗法，其实这是西医所指的病原；而中医所指的"本"，是指凡属一切造成疾病的因素的综合性名称，当然也包括西医所指的病原，对这些因素能加以调节、纠正或消除，从而使病体恢复，"谨察阴阳所在而调之，以平为期"就是"治本"。中医疑难病证的辨治要充分体现现代系统理论的综合原则和方法，以系统调节和修复为主，撷中西医之长，融中医辨证论治、特殊疗法与现代医学的精华于一炉，博采众长，精辨巧思，从而提高疑难病证的辨治疗效。

从典型病例谈辨证论治的规范性和精准性

一、再谈"辨证论治"

传统的中医辨证论治就是中医学临床为了"谨守病机，各司其属，有者求之，无者求之，盛者责之，虚者责之，必先五胜"而"审查病机"（《素问·至真要大论》），创造的针对病因病机防治疾病的独特方法之一。历代医家认为"辨证论治是中医药学的理论精髓"，甚至说辨证论治"奥妙无穷"。

"辨证"则是《伤寒杂病论》为寻求病因病机创造的一种方法，即辨证的过程就是辨病因病机的过程，正如后世医家常概括的"辨证求因"或"审证求因"。辨证论治便是辨证求因、谨守病机，针对病因病机治疗。尤其是辨证论治贯穿着中医理、法、方、药丝丝入扣的严谨临床思维，强调"辨证"是"论治"的前提，辨证的精准性（对病因病机认识的精准性）决定着论治的有效性。然而，要达到辨证论治的精准和有效，首先要辨证论治规范化；而规范化的关键又在于运用中医理论概念的准确和规范。

二、典型证候分析讨论辨证论治的规范性与精准性

《中西医结合内科学》（第一版）（蔡光先、赵玉庸主编，2005 年出版）关于系统性红斑狼疮的"辨证论治"之"脑虚瘀热证"论述如下。

证候：病情危笃，身灼热，肢厥，神昏谵语，或昏愦不语，或痰壅气粗，舌謇，舌鲜绛，脉细数。

治法：清心开窍。

方药：清宫汤送服或鼻饲安宫牛黄丸或至宝丹。头痛严重者，加全蝎、蜈蚣、白蒺藜；癫痫样抽搐者，加钩藤、制南星、石菖蒲。

《中西医结合内科学》（第二版）（陈志强、蔡光先主编，2012 年出版）关于系统性红斑狼疮的"辨证论治"之"脑虚瘀热证"论述如下。

症状：病情危笃，身灼热，肢厥，神昏谵语，或昏愦不语，或痰壅气粗，舌謇，舌鲜绛，脉细数。

治法：清心开窍。

方药：清宫汤送服或鼻饲安宫牛黄丸或至宝丹。肝风内动，头痛严重者，加全蝎、蜈蚣、白蒺藜；痰热内盛，引动肝风，有癫痫样抽搐者，加钩藤、制南星、石菖蒲。

1. 分析讨论

该教材第二版将第一版的"证候"项改为"症状"；将教材第一版的"方药"项"头痛严重者"及"癫痫样抽搐者"分别改为"肝风内动，头痛严重者"和"痰热内盛，引动肝风，有癫痫样抽搐者"。教材第一版的"证候"表现和教材第二版的"症状"表现，以及"治法"均未修订。

从中医临床角度看，证候（证之外候）和病候（病之外候或症状）都是针对患者的临床表现（包括症状、体征、舌象、脉象等）而言；都是运用中医理论对患者的临床表现进行综合分

析、判断、推理，从而作为辨病诊断或辨证诊断的依据。在求其辨病诊断时，临床表现便称之病候或症状；在求其辨证诊断时，临床表现则称之证候，这是需要明确和规范的。

第二版教材讲系统性红斑狼疮的"辨证论治"，表述的是"脑虚瘀热证"的临床表现，即证的外候，以示辨证的依据；并不是讲"病"（系统性红斑狼疮）的临床表现（病候或症状）。所以应当用"证候"，不应当用"症状"。这样才能保证教材或其他著述用词的标准化和规范化。

2. 关于辨证诊断

该教材对证候为"病情危笃，身灼热，肢厥，神昏谵语，或昏愦不语，或痰壅气粗，舌謇，舌鲜绛，脉细数"的辨证诊断为"脑虚瘀热证"。其辨证欠精准，特别是混淆了"脑虚"和"脑衰"两个不同的概念。"脑虚"者，如《灵枢·海论》曰："髓海有余，则轻劲多力，自过其度；髓海不足，则脑转耳鸣，胫酸眩冒，目无所视，懈怠安卧。""脑衰"者，乃脑功能衰竭或脑衰竭的简称，系指脑部病损发展到严重阶段，或其他脏腑器官、系统的原发疾病累及脑，致使大脑受到严重损害，从而使脑功能发生障碍，并逐渐失去代偿能力，最后发展到脑功能衰竭。故教材证候实为"脑衰瘀热证"表现，而非"脑虚瘀热证"表现。

3. 关于其"治法"

中医临床强调辨证论治、理法方药，依证立法，以法处方，据方选药，随症加减。该教材原文辨证（诊断）为"脑虚瘀热证"，其相应治法当为"补肾健脑，化瘀清热"等。而该教材所设治法为"清心开窍"，即辨证定位在脑，而"治法"却是"清心开窍"，法不对证。按所描述的"症状"而言，辨证当属"脑衰瘀热证"，正确治法当为"醒脑开窍"，才与"脑衰瘀热证"相对应。

4. 关于"方药"及其用法

原文"方药"是"清宫汤送服或鼻饲安宫牛黄丸或至宝丹。肝风内动，头痛严重者，加全蝎、蜈蚣、白蒺藜；痰热内盛，引动肝风，有癫痫样抽搐者，加钩藤、制南星、石菖蒲"。

因此，建议"清宫汤送服或鼻饲安宫牛黄丸或至宝丹"的用法，最好交代安宫牛黄丸或至宝丹的具体用量，如"一般每日1～2丸"；"随症加减"的是中药饮片，如何加也应交代清楚。"头痛"是患者自觉头部疼痛的症状，只有通过问诊才能得知患者是否头痛。昏迷患者对外界一般刺激包括疼痛刺激已无反应。"神昏谵语，或昏愦不语"，明示已神志丧失，不省人事，怎么会诉说（自觉）"头痛严重"？所以在"方药"中出现"头痛严重者"或"肝风内动，头痛严重者""加全蝎、蜈蚣、白蒺藜"不符合临床实际，尤其作为教材，表述定要清楚明白、符合临床实际，精准传授医学知识。

三、辨治思路实例分析

我们在临证中天天都在强调要辨证论治，但又非一言可定。下面从具体病例谈谈临证辨治的思路，可能会更为清晰一些。

案例

孙某，女，32岁。说起自己的病，滔滔不绝，有痛经，白带多、异味重，有口腔溃疡，面部有痤疮，还有颈椎病，时或出荨麻疹。初听，杂乱无章，不知道她来看什么病的。待她说完，余问：您今天来看病，什么是最痛苦的？想让医生解决什么问题？她说：当前口腔溃疡、面部痤疮最痛苦，是否先给我解决这两个痛苦？观其面部，额与面颊满布痤疮，有大有小，大如绿豆，小如米粒，色紫。望其舌，舌质红赤、苔黄腻；切其脉，脉象浮滑，带有紧象。问其二便，云：大便一天一次，不成形，有点黏腻；小便略黄赤。饮食与睡眠均可，别无异常。

对于这样一位患者，如何辨证论治呢？

对于患者所说的几种病症，从中医辨证论治角度，是否有内在联系呢？中医认为，人是一个整体，全身的内外表里，是由经络、血管、淋巴、神经等贯通着的，因此，有了病也是会互相影响的。从症状与脉象、舌象分析，这位患者是湿热体质。湿热的根源是阳明与太阴两经，以及其脏腑脾与胃，湿在脾，热在胃，而面部与口腔都与阳明经有关。

足阳明胃经"起于鼻，交额中，旁约太阳之脉，下循鼻外，入上齿中，还出挟口环唇，下交承浆"。而同气的手阳明大肠经脉，"其支者，从缺盆上颈贯颊，入下齿中，还出挟口，交人中"。由此可知，胃肠道的湿热可以上蒸于面与口腔。这样去分析，其口腔溃疡与面部痤疮就不难理解了。而湿热对于荨麻疹也是有一定关联的，湿热下注也可引起痛经；而颈椎病可以作为一种特殊的疾病去处理。

口腔与面部位于上焦，"上焦如羽，非轻不举"。中医治疗上焦病，多取植物的叶、花、枝，轻清透表的作用较明显；治疗中焦的病，多取植物的枝干，以利升降气机；治疗下焦的病，多取植物的根与金石类药物，以滋补重镇见长。这位患者首选治疗上焦病的方药，因此取轻清的枝叶为主，但湿热离不开肠胃，所以也加一些清利肠胃的药。方选《瘟疫安怀集》解毒化毒汤合封髓丹治之：

荆芥 10g　防风 10g　黄芩 10g　牛蒡子 10g　知母 12g　生石膏 30g　生大黄（后下）5g　黄柏 8g　砂仁 8g　败酱草 15g　薏苡仁 30g　生甘草 10g

如果再加一味炮附子，那就是薏苡附子败酱散。出自《金匮要略》"疮痈肠痈浸淫病脉证治篇"，所以用薏苡仁、败酱草，目的在于"化脓为水"，使其毒从水道而出。薏苡附子败酱散所治病症的部位在下焦，从药性分析，不能把这个方子仅仅限用于疮痈、肠痈等外科疾病，而凡下焦湿热所致之疾病，都可以用之，这就是"异病同治"的思路。患者服药 12 剂后，面部痤疮与口腔溃疡，均有明显好转，白带亦有所减少。

待面部痤疮与口腔溃疡明显好转之后，治疗痛经。第一次来看病时，脉带有紧象，"紧言其力弦言象"，说明紧脉较弦脉有力，是肝气郁而不舒的表现。这位女性的痛经与肝郁血滞有关。治疗肝郁痛经方一是当归芍药散，一是桂枝茯苓丸，一是大温经汤。选用当归芍药散来治疗痛经：

岷当归 10g　赤芍 15g　川芎 6g　炒白术 15g　茯苓 15g　泽泻 15g

加入少量的三棱、莪术、败酱草、薏苡仁，还加了止痛效果比较好的九香虫，调和诸药的生甘草。这个方子在经期前 7 天开始服用，服后痛经明显减轻，下次月经期前可以服用。如此服用三个周期，痛经基本消失了。

为什么选用当归芍药散？

这三个方子的区别在于：当归芍药散是养血活瘀，佐以健脾利湿的方子；桂枝茯苓丸是以活血化瘀为主的方子；大温经汤则是温经化瘀散寒的方子，但它也有清热散瘀的作用。从这三个方子的功效看，用排他法，首先大温经汤是不合适的；桂枝茯苓丸主要作用是活血化瘀的，健脾利湿的仅有一味茯苓，也不大合适；只有当归芍药散，当归、芍药、川芎三味，具有养血活血化瘀的作用，另三味白术健脾，茯苓利湿，泽泻渗湿。既走肝经，又走脾经；既走血分，又走气分。

从这个病例可以看出，中医治病首先要辨证论治，把证搞清楚了，然后分清轻重缓急，标本先后，"抽丝剥茧"，就可以分步将疾病治好。

基于中医治未病思想探讨新型冠状病毒肺炎预防

新型冠状病毒肺炎具有传染性强、传播速度快、影响范围极其广泛等特点。人群具有普遍易感性，特别是伴有基础疾病如高血压病、糖尿病、脑梗死、心脏病等疾病的中老年人感染后病情比较重，预后较差。其潜伏期一般 1～14 天，个别潜伏期甚至长达 24 天。可经呼吸道飞沫传播、接触、粪口传播，存在气溶胶传播的可能，而更为棘手的是处于潜伏期的没有任何症状的感染者同样具有明显的传染性，给该病的防范带来了极大的困难。2020 年 1 月 30 日，WHO 宣布将新型冠状病毒肺炎疫情列为国际关注的突发公共卫生事件。到目前为止没有专门针对该病毒的特效药，最新研究发现，感染新型冠状病毒肺炎的患者康复后其血浆可用于该病重症的治疗，目前主要还是以中西医结合对症支持治疗为主。

中医对疫病的认识早在《黄帝内经》时期就认识到其具有较强的传染性，如《素问·刺法论》曰："余闻五疫之至，皆相染易，无问大小，病状相似。"到了明清时期，其理论及认识更加完善，如吴又可在《温疫论》中也指出"此气之来，无论老少强弱，触之者即病。邪自口鼻而入……邪之所着，有天受，有传染，所感虽殊，其病则一……"可见该时期人们对疫病的传染性、流行性和传播途径有了详尽的认识。清代温病学家叶天士提出"温邪上受，首先犯肺"的思想。这些理论为后世对传染病的认识及治疗提供了理论指导。

《素问·刺法论》曰："正气存内，邪不可干，邪之所凑，其气必虚。"《灵枢·百病始生》所言"风雨寒热，不得虚，邪不能独伤人"等都指出当人体正气充足，即使有外邪入侵机体也不会发病，即使发病，也容易恢复，当人体正气不足时机体才会容易被邪气入侵而发病。现阶段面临新型冠状病毒肺炎暴发期，笔者从以下几个方面谈谈中医治未病思想在其预防中的指导作用。

一、适应四时变化规律——四气调神

新型冠状病毒肺炎发生于冬季，该时期，武汉地区天气该寒却反暖，加上阴雨绵绵的天气，给疫病发生提供了良好的外界因素，正如戾气说中"非其时而有其气"。其气候变化不顺应四时变化规律就会出现传染性疾病。而人，不顺应四时变化规律，同样也会导致疾病发生。《素问·四气调神大论》中曰："春三月，此谓发陈……此春气之应，养生之道也。逆之则伤肝，夏为寒变，奉长者少……夏三月，此谓蕃秀……此夏气之应，养长之道也。逆之则伤心，秋为痎疟，奉收者少，冬至重病……秋三月，此谓容平……此秋气之应，养收之道也，逆之则伤肺，冬为飧泄，奉藏者少……冬三月，此谓闭藏，水冰地坼，无扰乎阳，早卧晚起，必待日光，使志若伏若匿，若有私意，若已有得，去寒就温，无泄皮肤，使气亟夺，此冬气之应，养藏之道也。逆之则伤肾，春为痿厥，奉生者少。"又如《素问·阴阳应象大论》曰："冬伤于寒，春必病温；春伤于风，夏生飧泄。夏伤于暑，秋必痎疟。秋伤于湿，冬生咳嗽。"可见，违背自然规律，人体就会得病。而新型冠状病毒肺炎的病因是以湿为主要导向，归属于"湿毒疫"范畴。因此该时期应该遵从《内经》提及的冬季养生理念：注意保暖，防止阳气外泄，早卧晚起，保持若有所得的心态，以防疾病的发生。

二、体质调养——因人制宜

中医理论认为，体质是先天与后天因素共同作用而形成的，在形体结构、生理功能及心理活动等方面都具有相对稳定性，是每个人处在自然和社会环境中的个性特征。因此可以通过体质辨识来发现不同体质对某些病的易感性，有针对性地进行调节与干预，防止疾病的发生。王琦教授将中国人的体质分为九种，包括平和质、气虚质、阳虚质、阴虚质、痰湿质、湿热质、血瘀质、气郁质及特禀质，其中平和质是健康状态的体质，其余八种体质称之为偏颇体质。针对此次新型冠状病毒肺炎，杨家耀等对90例普通型新型冠状病毒肺炎患者中医证候与体质分析发现，该病患者中痰湿体质者占50%，气虚体质者占41.7%，认为气虚体质因卫外不固，易感疫疬之邪；痰湿体质，外由寒湿疫疬之邪引动内湿，内外合邪而发病。因此，他们认为这两类体质人群是此疾病的易感人群。基于不同体质，人们可以通过精神调摄、正确的饮食调养、导引运动摄生来调护，还可以在中医的辨证指导下遣方用药来预防本次新型冠状病毒肺炎。

1. 精神调摄畅肝气

《素问·上古天真论》曰："恬淡虚无，真气从之，精神内守，病安从来。"提出了精神调养在疾病预防中的重要性。肝主疏泄，喜条达而恶抑郁，《灵枢·寿夭刚柔》曰："风寒伤形，忧恐忿怒伤气。"因此精神调摄顾名思义就是保持肝气舒畅，避免情绪过激。面对这场突如其来的新型冠状病毒肺炎，人们猝不及防，无症状感染者也具有传染性，近距离接触15秒可以造成传播，没发病者居家观察，轻症及疑似病例居家隔离或者定点隔离，有部分轻症患者突然转为重症，无疑给广大民众造成极度恐慌，给确诊患者也带来了极大的心理压力，《素问·举痛论》曰："悲则气消，恐则气下……惊则气乱……思则气结。"当人体处于惊、恐、思、悲等情绪状态下，人体气机逆乱，不利于病情恢复，还会导致五志过极，损伤人体正气，使外邪乘虚而入。因此应保持豁达的心态，平时除了通过网络、电视宣传及时了解正确的防护措施外，还可以根据个人喜好听听音乐以畅情志。对于已经感染该病的患者除了必要的医学治疗外，还需要专业的心理指导师及时的心理疏导，正确的心理疏导可以缓解患者的紧张情绪，有利于疾病的康复。魏华民等也认为情绪调节对减少新型冠状病毒肺炎后遗症的发生至关重要。

2. 饮食调养防偏颇

由于体质的偏颇，日常生活应该针对性地通过调整饮食结构来调节体质，使机体处于"阴平阳秘，精神乃治"的状态。关于饮食调养，《素问·脏气法时论》曰："五谷为养，五果为助，五畜为益，五菜为充。"《素问·生气通天论》又曰："阴之所生，本在五味；阴之五宫，伤在五味。是故味过于酸，肝气以津，脾气乃绝。味过于咸，大骨气劳，短肌，心气抑。味过于甘，心气喘满，色黑，肾气不衡。味过于苦，脾气不濡，胃气乃厚。味过于辛，筋脉沮弛，精神乃央。是故谨和五味，骨正筋柔，气血以流，腠理以密，如是则骨气以精。谨道如法，长有天命。"可见，均衡饮食是人体保持健康的关键。针对不同体质进行饮食调节，可以将偏颇的体质调整至平衡状态。如气虚质，因卫气不足，防御能力下降，容易感受外邪而致病，还容易罹患脏器下垂方面的疾病，平日需要益气健脾的养生方法，饮食中可以多食一些益气健脾的食物，如山药、粳米、白术，还可配合黄芪、人参、党参等煲汤或代茶饮；阳虚质容易出现体内水液代谢失常的水肿、腹泻及虚寒方面的疾病，饮食可进食羊肉、牛肉、生姜、韭菜等温阳之品，慎食寒凉之品，生活起居应注意保暖，配合艾灸以温阳；阴虚质容易出现内热、虚劳方面的疾病，感邪也容易化燥，针对该类体质，饮食上可加用沙参、麦冬、燕窝、阿胶等滋阴之品，该类体质切记不能熬夜；痰湿质有罹患中风、高血压病、心脏病、糖尿病等风险，也是本次疫情的易感人群，该类体质饮食上可加入薏苡仁、茯苓、陈皮、山药、芡实等化痰祛湿之品，不宜食用过甜及肥甘厚腻之品，以防助痰化湿；湿热质则容易患痤疮、淋证、疮疡等疾病，饮食方面可加入赤小豆、薏苡仁、绿豆、冬瓜等清热利湿之品，尽量避免煎炸类食品；血瘀质易患肌瘤、脂肪瘤及痛证等，饮食方面可加入山楂、三七、丹参具有活血化瘀之品。气郁质易患焦虑、抑郁方面的疾病，饮食上可食用陈皮、山楂、茴香、橘子或者玫瑰花泡茶饮以行气，平时注意心理疏导，听轻快的音乐，多参加一些娱乐交流活动；特禀质因先天禀赋特殊，可能不易感受某些疾病，但也有部分人属过敏体质，比如易患过敏性鼻炎、哮喘、荨麻疹等，此种体质比较特殊，日常应该多注意饮食调理，生活起居规律，多运动。注意防止海鲜、蛋类及奶制品过敏。中医可针对不同体质，采用不同饮食调节，达到未病先防的目的。

3. 导引功法扶正气

新型冠状病毒肺炎发病时间如此之长，人们难免会出现焦虑烦躁情绪，导引不仅可以强身健体，还可以缓解紧张焦虑情绪。武汉市 2020 年 2 月 1 日也出台了方案，明确要求把中医药（包括导引功法，如八段锦）介入新型冠状病毒肺炎的防治当中。海南省中医院援鄂的护士们 2 月 12 日在湖北省方舱医院带病友们练习八段锦，充分调动了大家的兴趣，缓解了患者紧张的情绪，对患者病情的恢复十分有利。邹旭教授认为，八段锦对慢性病、急性病、重症等患者的正气恢复有协同作用。通过八段锦锻炼能强健身体、畅行气血，提升人体阳气及代谢功能，增强机体抗湿毒的能力。关于何为导引？《一切经音义》曰："凡人自摩自捏，伸缩手足，除烦去劳，名为导引。"导引功法讲究调身、调息、调神，是基于中医基础理论，以精、气、神的锻炼为核心，通过辨证来针对性运用不同的功法及动作调整脏腑功能，使后天精气充实，从而达到防病治病的目的。古人发明了很多种导引功法，包括八段锦、太极拳、五禽戏、易筋经、六字诀等，这些功法要求动静结合、平心静气以守神，具有简、便、验、廉的优点，非常适合居家观察或者隔离观察及轻症的人群推广运用。针对不同体质的人群，运动方面要求也不一样，如平和质的人群适合坚持、有规律地锻炼，气虚质运动方面可以配合八段锦、太极拳及注重呼吸吐纳的导引功法，户外运动可以选择散步、慢跑；阳虚质不宜进行剧烈的运动，适合八段锦、太极拳、六字诀等比较静态一些的功法，户外可以选择散步、慢跑；阴虚质运动可以选择呼吸吐纳导引、八段锦等功法。注意劳逸结合，避免熬夜；痰湿质运动方面宜多动，五禽戏、太极拳都是合适之选，户外可跑步、打球以增加汗出；湿热质运动方面同阳虚质，都比较适合选择运动量比较大的项目；血瘀质及气郁质人群也比较适合多动以行气活血，户外运动方面可选择慢跑、瑜伽；特禀质人群应坚持适度锻炼，增强体质，以上方法都可以选择。通过不同体质不同的运动及导引功法的锻炼可使周身气血正常运行，使机体阴阳恢复平衡，最终达到"精神内守，病安从来"的目的。

4. 辨证施治以求本

辨证论治是中医诊治疾病的基本原则，个人禀赋差异，即使感染同一种邪气，发病的表现也不尽相同，这就是三因制宜中的因人制宜，也即体质辨识。本次新型冠状病毒肺炎中医可以针对不同体质辨证遣方加以预防，气虚质以补中益气汤为主方加减变化以达到益气健脾的目的；阳虚质以金匮肾气丸或者右归丸为主方加减变化以扶阳；痰湿质以半夏白术天麻汤为主方加减变化以健脾祛湿祛痰浊；阴虚质以六味地黄丸或左归丸为主方加减变化以滋阴；气郁质以柴胡疏肝散或越鞠丸为主方加减变化以行气解郁；瘀血质以四物汤或血府逐瘀汤为主方加减变化以活血化瘀；湿热质以三仁汤为主加减变化以达清热利湿之功；特禀质可以玉屏风散为主方根据不同兼症加减来调护。通过不同体质辨证论治最终使人体经络通畅，气血正常运行，阴阳恢复平衡以保持健康。

三、针灸调理畅经络

针灸作为一种绿色疗法，在疾病的预防及治疗中均发挥着重要的作用，通过针刺可疏通经络，调和气血阴阳，使人体保持健康状态，新型冠状病毒肺炎大部分患者起病表现为发热、乏力、咳嗽为主，少数患者可伴有纳差、腹泻、腹痛，因此笔者认为，针刺可选取肺经尺泽穴、列缺穴以宣肺气，督脉之百会穴以升提阳气，任脉之中脘穴，脾经之阴陵泉、三阴交，胃经之足三里等穴位以调理脾胃，健脾祛湿。如果不会针刺，可点按上述穴位，每穴点揉 10 次。艾灸作为针灸的一个重要组成部分，在传染病的防治中也发挥着不可或缺的作用，如 2003 年"非典"期间，广州中医药大学第一附属医院采用熏艾的方法来预防，降低疾病的传染风险。针对此次新型冠状病毒肺炎，仝小林院士提出可通过艾灸神阙、关元、气海、胃脘、足三里等穴位以温阳除湿散寒、调理脾胃，提高机体免疫力，促进患者的康复。艾条的主要成分是艾叶，艾叶具有温通经络的作用，利用艾条燃烧所产生的温热来刺激穴位，调整经络，使机体阴阳恢复平衡，达到保健及治疗的目的。《神灸经纶》曰："取艾之辛香作炷，能通十二经，入三阴，理气血，逐寒湿，以治百病，效如反掌。"有研究发现，艾灸具有增强体质、提高机体免疫力的功效，因此非常适用于本病的治疗及预防，使用时将艾条点燃用来熏屋子进行消毒，也可以艾灸穴位的同时熏屋子可起到事半功倍的效果。

四、佩香囊以防"新冠"

中医几千年的对抗疫病过程中，也不断地寻找关于其预防的方法，《素问·刺法论》中有关于如何才能使人们不受感染的方法：于春分之日，日未出而吐之。于雨水日后，三浴以药泄汗。还有就是有服用小金丹来预防疫病的记载。孙思邈提出用"屠苏酒"来"辟邪气，令人不染温病"的预防方法。到了清代《理瀹骈文》中提出了佩戴香囊来预防疫病的方法：将药物研末，绛囊盛之，佩于胸前。国医大师周仲瑛教授针对新型冠状病毒肺炎也提出可以佩戴具有"芳香辟秽、化浊解毒"功效的香囊来预防。张永杰教授的弟子程亚伟主任，带领海南省中医院治未病中心团队研发"避瘟香囊"，其牵头研制的中药香囊源自中医里的"衣冠疗法"，《山海经》曰"佩之可以已疬"，《肘后备急方·治瘴气疫疠温毒诸方》《清宫医案研究》等均记载了疫情应急之方及其用法。历代疫病期间，中药香囊均被广泛使用，充分发挥了其在时疫预防和治疗中的作用，体现了传统中医"治未病"理念。

《新型冠状病毒肺炎诊疗方案（试行第七版）》中医治疗部分明确"本病属于中医疫病范畴，病因为感受疫戾之气"。海南省中医院治未病中心程亚伟团队结合临床实践，依据古方配制出"避瘟香囊"。

组方及作用："避瘟香囊"内置艾叶、丁香、苍术、藿香、佩兰、石菖蒲等多种具有芳香避秽化浊、醒脾化湿安神作用的中药。

使用方法：药味辛香浓郁，可随身佩戴，也可置于口袋、枕边等处。一般 7～10 天香味逐渐减弱或消失后即可更换；受潮后请及时更换。

适应人群：儿童、老年人，体弱者更宜佩戴，固护周身，防止戾气侵入。孕妇及婴幼儿慎用。

现代研究表明，中药香囊的挥发性可以激发上呼吸道黏膜屏障，产生分泌型 IgA，还可以使体内血清 IgA、IgG 水平升高，这些免疫球蛋白对病毒和细菌有较强的灭杀作用。故无论是易感人群还是已经出现上呼吸道感染人群，均可以应用中药香囊提高机体免疫力，预治冬春季节多种呼吸道感染性疾病。香囊的配方除了针对本次冠状病毒肺炎的特点"湿"外，还要结合当地的气候环境来选取药物。中药香囊一般选用具有芳香辟秽开窍的药物，如藿香、薄荷、菖蒲、冰片、丁香、雄黄等，其多含较强的挥发性成分，起到避秽化浊的功效。现代研究表明，藿香、薄荷、佩兰等芳香类中药制成的香囊可有效抑制病毒、细菌。该方法简便，无毒副作用，非常适合疫病时期使用。

五、总结

中医治未病思想源于《黄帝内经》，其包括未病先防、既病防变及瘥后防复。"正气存内，邪不可干"，在疾病还没发生，可通过日常生活调理防止疾病的发生。中医药抗疫病有几千年的历史，无论是对疫病的认识、预防还是治疗都有着丰富的经验，本文基于中医治未病思想从四气调神、体质调理、导引、针灸、佩戴香囊预防等方面探讨新型冠状病毒肺炎的预防思考，希望能给新型冠状病毒肺炎的预防提供一定的参考，同时也希望能为各种疫病提供可借鉴的预防方法。